"十四五"职业教育部委级规划教材

健康管理应用实务

Jiankang Guanli Yingyong Shiwu

刘禾蔚　牟红安　聂小伟◎主编

U0217014

中国纺织出版社有限公司

内 容 提 要

本书从健康管理职业认知入手，将现代健康概念与医学、管理学等相关学科的理论、技术和方法相结合，系统介绍了以促进人人健康为核心的新型医学服务的知识和技能。根据健康管理的特点及职业教育的规律，全书共分为五个项目，包括健康管理职业认知、健康管理工作流程与工作步骤、健康管理工作的具体内容、健康管理工作的常用手段、健康管理的工作领域。

本书特色鲜明，符合高职院校学生的认知规律，可操作性强，实用价值大，既可作为高等院校健康管理、食品营养与健康、营养与食品安全、食品科学与工程等专业的教材使用，也可作为教师参考用书，同时还可作为健康管理人员的选修资料。

图书在版编目（CIP）数据

健康管理应用实务 / 刘禾蔚，牟红安，聂小伟主编

. -- 北京：中国纺织出版社有限公司，2022.11（2025.2重印）

"十四五"职业教育部委级规划教材

ISBN 978-7-5180-8856-0

Ⅰ．①健…　Ⅱ．①刘…②牟…③聂…　Ⅲ．①健康—卫生管理学—高等职业教育—教材　Ⅳ．①R19

中国版本图书馆 CIP 数据核字（2021）第 181617 号

责任编辑：闫　婷　责任校对：高　涵　责任印制：王艳丽

中国纺织出版社有限公司出版发行

地址：北京市朝阳区百子湾东里 A407 号楼　邮政编码：100124

销售电话：010— 67004422　传真：010— 87155801

http://www.c-textilep.com

中国纺织出版社天猫旗舰店

官方微博 http://weibo.com/2119887771

三河市宏盛印务有限公司印刷　各地新华书店经销

2022 年 11 月第 1 版　2025 年 2 月第 3 次印刷

开本：787×1092　1/16　印张：20.5

字数：420 千字　定价：68.00 元

《健康管理应用实务》编委会成员

主　编　刘禾蔚　烟台工程职业技术学院
　　　　牟红安　上海城建职业学院
　　　　聂小伟　威海海洋职业学院

副主编　姜　涛　桂林医学院
　　　　毕　娟　威海职业学院
　　　　李　静　广东轻工职业技术学院

参　编　王晓玲　威海海洋职业学院
　　　　毕可海　威海海洋职业学院
　　　　王美萍　烟台工程职业技术学院
　　　　尚红岩　广东轻工职业技术学院
　　　　贾　娟　漯河职业技术学院
　　　　杨雯雯　漯河职业技术学院
　　　　王佳丽　云南轻纺职业学院
　　　　贾晓鲲　乌兰察布医学高等专科学校
　　　　马跃宇　乌兰察布医学高等专科学校
　　　　杨彦茹　乌兰察布医学高等专科学校
　　　　邓红军　贵阳康养职业大学
　　　　赖科林　惠州卫生职业技术学院
　　　　张玉莹　威海海洋职业学院
　　　　郑　婷　威海海洋职业学院
　　　　王玉刚　东营职业学院
　　　　王梦雅　洛阳职业技术学院
　　　　黄文部　邛崃市职业高级中学

前　言

健康管理起源于 20 世纪的美国,由健康体检发展而来,是通过健康保险的推动,健康信息技术的应用,在一些发达国家逐步发展起来的一种医学理念与医疗保健服务的模式,随着人们不断增长的健康物质和精神需求而壮大。在发达国家,健康管理计划已经成为健康医疗体系中非常重要的部分,并已证明能有效地降低个人的患病风险,同时降低医疗开支;健康管理不仅是一套方法,更是一套完善、周密的程序。随着我国经济建设的发展和人民群众物质文化生活水平的提高,越来越多的人意识到健康的重要性,健康管理在我国应运而生。健康管理概念传入我国近二十年,作为一个新兴学科,相关理论与学科体系逐步形成,人才培养层次逐渐完善,人才队伍建设不断壮大。国家在 2005 年把健康管理师新职业纳入了卫生行业特有职业范围,国家也颁发了相应的政策文件,积极推动健康管理服务业的发展,为健康管理发展的法制化、规范化、科学化提供了有力支持。

为推进我国健康管理理论及实践服务的发展,完善学科体系,适应高等院校管理教学和健康管理师培训的要求,加快健康管理人才培养,本书的编委在有关专家的指导下编写了《健康管理应用实务》。本书围绕现代健康概念,系统介绍了医学、管理学等相关学科的理论、技术与方法,对健康资源进行计划、组织、指挥、协调和控制,以达到最大的健康效果的过程。根据编者们长期的工作实践经验,梳理了健康管理的基本理论和知识,总结了健康管理在实践中的应用方法,将案例与理论相结合,在每个任务后进行技能训练和过程性考核,详细阐述了常用的健康管理干预方法,并且对健康管理工作的流程、具体内容、常用手段以及饮食与慢性病及其危险因素、特殊人群关系及健康管理方法等进行了重点介绍。全书共五个项目,包括健康管理职业认知、健康管理工作流程与工作步骤、健康管理工作的具体内容、健康管理工作的常用手段、健康管理的工作领域。

本书可作为食品与健康、营养与食品安全、食品科学与工程等专业的教材使用,也可作为相关企业科研人员的参考用书。

本书在编写过程中,严格控制编写质量,参阅了大量论著、教材、文献和指南,得到各位编者所在院校的支持与帮助,上海交通大学国家健康产业研究院鲍勇院长和上海市疾病预防控制中心李锐主任医师对教材编写内容提出了宝贵意见,在此一并表示衷心的感谢!

由于健康管理学科发展迅速,内容涉及面广,编著者水平及时间有限,难免有所纰漏与错误,恳请同行专家及读者批评指正,以便再版时修订改正。

编者

2022 年 1 月

目　录

项目一　健康管理职业认知 ·· （ 1 ）
　　任务一　认识健康管理 ·· （ 1 ）
　　任务二　初识医学基础 ·· （ 16 ）
　　任务三　认识智能（慧）健康管理 ································· （ 41 ）
项目二　健康管理工作流程与工作步骤 ································· （ 55 ）
　　任务一　收集、分析、管理健康信息 ······························· （ 55 ）
　　任务二　评估和分析健康风险 ·· （ 70 ）
　　任务三　干预健康危险因素 ··· （ 82 ）
　　任务四　评价健康管理的实施与效果 ······························ （119）
项目三　健康管理工作的具体内容 ······································ （127）
　　任务一　慢性非传染性疾病的健康管理 ··························· （127）
　　任务二　身体活动与健康 ··· （148）
　　任务三　心理健康干预 ·· （163）
　　任务四　膳食健康干预 ·· （181）
　　任务五　中医与康复健康干预 ·· （197）
项目四　健康管理工作的常用手段 ······································ （220）
　　任务一　健康教育与健康促进 ·· （220）
　　任务二　健康管理服务与营销 ·· （243）
　　任务三　流行病学与健康医学统计 ·································· （253）
项目五　健康管理的工作领域 ·· （263）
　　任务一　健康体检与健康管理 ·· （264）
　　任务二　健康保险与健康管理 ·· （283）
　　任务三　功能社区健康管理 ··· （301）
附　录 ··· （318）

多媒体资源总码

项目一　健康管理职业认知

课程思政

学习目标

【技能目标】

1. 能阐述健康管理的概念和策略；

2. 能理解和把握医学基础的主要内容；

3. 能够阐述智能健康及可穿戴设备的应用领域及发展方向；

4. 熟悉健康信息管理的基本概念、说出健康信息技术的类别；

5. 阐述智能健康管理的主要内容和智能健康管理必要性；

6. 会使用 SPSS 软件进行健康统计、掌握可穿戴技术的应用。

【知识目标】

1. 掌握健康管理的概念及在中国的现状；

2. 熟悉医学与健康管理的区别与关系；

3. 了解卫生管理的发展过程及趋势；

4. 熟悉智慧健康的含义及内容；

5. 掌握健康信息管理学的概念、健康信息技术的类别；

6. 熟悉健康信息学的特点、范围和要求。

【素养目标】

1. 培养(树立)尊重生命、热爱健康的理念；

2. 树立(培养)以人为本的服务理念；

3. 建立模块化思维,学会总结和提炼。

任务一　认识健康管理

课件资源

案例导入：

　　目前,我国5%的人口属于基本健康,20%属于不健康,75%属于亚健康。亚健康人口已超过9亿。我国慢性病人群总数量高达2.6亿,65%以上为18~59岁的劳动力人口,其死亡人数占总死亡人数的85%,其中75%为过早死亡。

在庞大的亚健康人群中，有 70% 以上都是年龄在 30~45 岁的青壮年。许多以往是老年人"专利"的高血压、冠心病、糖尿病、脑血管疾病等，越来越多地倾向于中青年人。"心梗青年""癌症青年"越来越多。

北京市，18~30 岁男性血脂异常的患病率已达到 58.5%，30~40 岁男性接近 70%；18~30 岁女性也达到了 27.4%，30 岁以上已超过 30%。

心血管疾病已是导致成年人死亡的"头号杀手"。目前，我国冠心病、脑卒中等心血管疾病，导致每年死亡 300 万人，每天 8200 人，每小时 340 人，每 10 秒钟 1 人。全国每死亡 3 个人中，就有 1 个人是心脑血管疾病患者。

时至今日，地球上仍有很多人死于饥荒，但您知道吗？全世界因肥胖死亡的人数是因饥荒饿死人数的 2 倍多，其危害程度高于吸烟 4 倍。我国血脂异常人群超过 1.6 亿，其中高胆固醇血症者约 3300 万。当您知道这些数据，要怎样看待健康管理呢？

（摘自人民卫生出版社《听体检说：健康都去哪了》作者：曾强等，出版时间：2014 年 7 月）

任务实施：
【理论学习（知识准备）】

一、健康管理的概念

（一）健康管理相关基本概念

1. 健康

世界卫生组织（WHO）1948 年给健康下的定义是："健康是一种躯体、精神与社会和谐融合的完美状态，而不仅仅是没有疾病或身体虚弱。"（"健康不仅仅是没有疾病和虚弱，而是一种身体上、心理上、社会上的完好状态。"）具体来说，健康包括三个层次：第一，躯体健康，指躯体的结构完好、功能正常、躯体与环境之间保持相对平衡；第二，心理健康，又称精神健康，指人的心理处于完好状态，包括正确认识自我、正确认识环境、及时适应环境；第三，社会适应能力良好，指个人的能力在社会系统内得到充分的发挥，个体能够有效地扮演与其身份相适应的角色，个人的行为与社会规范一致、和谐融合。1978 年国际初级卫生保健大会（阿拉木图宣言）中重申："健康不仅是疾病体弱的匿迹，还是身心健康、社会幸福的完美状态。"1986 年 WHO 参与主办的首届国际健康促进大会发布的《渥太华宪章》重新定义了健康："健康是每天生活的资源，并非生活的目的。健康是社会和个人的资源，是个人能力的体现。"（健康应是"生理、心理、社会适应和道德方面的良好状态"。）

健康的定义体现了积极的、多维的健康观，是健康的最高目标。此定义不仅充分阐明了生物学因素与健康的关系，还强调了心理、社会因素对人体健康的影响，这就是三维健康观。"良好的健康是社会、经济和个人发展的主要资源,生活质量的一个重要方面"。

2. 疾病

疾病是指一定原因造成的生命存在的一种状态,在这种状态下,人体的形态和(或)功能发生了一定的变化,正常的生命活动受到限制或破坏,或早或迟地表现出可觉察的症状,这种状态的结局可以是康复(恢复正常)或长期残存,甚至导致死亡。广义的疾病是针对健康而言的,也就是说,只要不符合健康的定义,就可以认为是有"病"了;狭义的疾病是就疾病分类手册而言,也就是指具有一定诊断标准的、具有具体的疾病名称的疾病(包括综合征)。

3. 管理

管理就是要通过计划、组织、指挥、协调和控制,达到资源配置和使用的最优化,目标是能在最合适的时间里把最合适的东西用在最合适的地方发挥最合适的作用。具体说,管理既包括制定战略计划和目标、管理资源、使用完成目标所需要的人力和财务资本以及衡量结果的组织过程,还包括记录和储存为供以后使用的和为组织内其他人使用的事实和信息的过程。因此,管理事实上是一个过程,实质上是一种手段,是人们为了一定的目标而采取的手段和过程。完成管理的最基本方法就是收集管理目标的信息,分析评估管理目标的情况,最后根据分析去执行,即解决被管理目标中存在的问题。

4. 健康管理

"健康"与"管理"合在一起就是健康管理。即针对健康需求,对健康资源进行计划、组织、指挥、协调和控制,达到最大的健康效果的过程。通俗来说,健康管理是以人的健康为中心,长期连续、周而复始、螺旋上升的全人、全程、全方位的健康服务。

我国《健康管理师国家职业标准》中关于健康管理师的职业定义,将健康管理定义为:利用现代生物医学和信息化管理技术,从社会、心理、生物学的角度,对个人或群体的健康状况、生活方式、社会环境等进行全面监测、分析、评估,提供健康咨询、健康指导,并对健康危险因素进行干预管理的全过程。

5. 健康管理学

健康管理学是研究人的健康与影响健康的因素,以及健康管理相关理论、方法和技术的新型交叉学科,是对健康管理医学服务实践的概括和总结。

(二)健康管理目标和内容

1. 健康管理目标

健康管理的目标是让接受健康管理者了解自身的健康状况,通过监测、评估得知自身的疾病现状、潜在疾病危险因素,从而为其设计出个性化的健康维护计划,优化其生活方式,帮助其控制病情、降低疾病危险因素、避免和延缓疾病的发生和发展、减少医疗保健费用的支出、提升健康水平。总之,健康管理的最终目的是提高接受健康管理者的生活质量,使其达到身心健康的生活状态。

在新的医药卫生体制改革方案中,创立现代健康管理创新体系,创新服务模式与技术手段,使慢性非传染性疾病得到有效控制,在实现大幅提高国民健康素质与健康人口构成比例、提高国民平均期望寿命和健康寿命中发挥重要作用。

2. 健康管理的内容

健康管理的内容是对个体和群体健康进行全面监测、分析和评估,提供健康咨询和指导及对健康危险因素进行干预。

(三)健康管理的意义和特点

健康管理的宗旨是调动个体和群体及整个社会的积极性,有效地利用有限的资源来达到最大的健康效果。

1. 健康管理的意义

(1)可以有效降低患病风险。

通过健康管理可以有效降低患病风险,有 2 个或者更少健康危险因素(高血压、高血糖、高血脂等异常指标因素)的参与者数量从 24% 增加到了 34%(随着年龄的增长,人的健康危险因素必然会增长);有 3~5 个健康危险因素的参与者数量从 56% 减少到了 52%;有 6 个或者更多健康危险因素的参与者的数量从 21% 减少到了 14%。

(2)可以有效降低医疗费用开支。

美国的健康管理诞生较早,发展日益迅速。2016 年,有 7700 万美国人在约 650 个健康管理组织中享受医疗服务,超过 9000 万的美国人成为健康管理计划的享用者。美国的权威专家预言:"二十一世纪是健康管理的世纪!"

健康管理参与者与未参与者平均每年人均少支出 200 美元,这表明健康管理参与者每年可以节约 440 万美元的医疗费用。在住院病人中,健康管理参与者住院时间比未参与者平均减少两天,参与者的平均住院医疗费用比未参与者平均少 509 美元。在 4 年的研究期内,健康管理的病人节约 146 万美元的住院费用。

(3)可以有效降低危险行为,培养良好的生活方式。

通过自我行为(如不合理饮食、缺乏运动、吸烟酗酒等不良生活方式)改变,培养良好的生活方式,有效降低危险行为。

(4)健康管理过程慢,回报快。

健康管理参与者在两年或者少于两年的时间内,投资回报为:参与者总的医疗费用净支出平均每年减少 75 美元。

2. 健康管理的特点

健康管理的特点是标准化、量化、个体化和系统化。健康管理的具体服务内容和工作流程必须依据循证医学、公共卫生的标准以及学术界已经公认的预防和控制指南、规范等来确定和实施。

(四)健康管理的基本步骤和常用服务流程

健康管理的具体做法就是为个体和群体(包括政府)提供有针对性的科学健康信息并创造条件采取行动来改善健康。

1. 基本步骤

健康管理是一种前瞻性的卫生服务模式,一般有以下 3 个基本步骤:

第一步是了解你的健康,开展健康状况检测和信息收集。具体收集信息包括:个人一般情况(性别、年龄等),目前健康状况和疾病家族史,生活方式(膳食、体力活动、吸烟、饮酒等),体格检查(身高、体重、血压等)和血、尿实验室检查(血脂、血糖等)。

第二步是评价你的健康,开展健康和疾病风险性评估和健康评价。根据所收集的个人健康信息对个人的健康状况及未来患病或死亡的危险性用数学模型进行量化评估。主要目的是帮助个体综合认识健康风险,鼓励和帮助人们纠正不健康的行为和习惯,制订个性化的健康干预措施并对其效果进行评估。患病危险性评估,也被称为疾病预测,是慢性病健康管理的技术核心,其特征是估计具有一定健康特征的个人在一定时间内发生某种健康状况或疾病的可能性。

第三步是进行健康干预。改善和促进你的健康,开展健康危险干预和健康促进。在健康风险评估的基础上,我们可以为个体和群体制订健康计划,以多种形式来帮助个人采取行动,纠正不良的生活方式和习惯,控制健康危险因素,实现个人健康管理计划的目标。与一般健康教育和健康促进不同的是,健康管理过程中的健康干预是个性化的,即根据个体的健康危险因素,由健康管理师进行个体指导,设定个人目标,并动态追踪效果。

2. 常用服务流程

健康管理的常用服务流程由以下 5 个部分组成:

(1)健康体检。

健康体检是以人群的健康需求为基础,按照早发现、早干预的原则来选定体格检查项目。检查的结果对后期的健康干预活动具有明确的指导意义。

(2)健康评估。

通过分析个人健康史、家族史、生活方式和有关精神压力等情况的问卷获取资料,为服务对象提供一系列评估报告,其中包括用来反映各项检查指标状况的个人健康体检报告、个人总体健康评估报告、精神压力评估报告等。

(3)个人健康管理咨询。

通过去健康管理服务中心咨询或通过电话向健康管理师咨询的方式进行。内容包括:解释个人健康信息和健康评估结果及其对健康的影响,制订个人健康管理计划,提供健康指导,制订随访跟踪计划等。

(4)个人健康管理后续服务。

可以根据个人及人群的需求提供不同的服务。其形式主要有:通过互联网查询个人健康信息和接受健康指导,定期寄送健康管理资讯和健康提示,提供个性化的健康改善行动计划,监督、随访健康管理计划的实现状况、主要危险因素的变化情况,开展健康教育课堂等。

（5）专项的健康及疾病管理服务。

除了常规的健康管理服务外，还可根据具体情况为个体和群体提供专项的健康管理服务。这些服务的设计通常会按患者及健康人来划分。对已患有慢性病的个体，可选择针对特定疾病或疾病危险因素的服务，如糖尿病管理、心血管疾病及相关危险因素管理、精神压力缓解、戒烟、运动、营养及膳食咨询等。对没有慢性病的个体，可选择的服务也很多，如个人健康教育、生活方式改善咨询、疾病高危人群的教育及维护项目等。

（五）健康管理的科学基础及学科

1. 科学基础

疾病，特别是慢性非传染性疾病的发生、发展过程及其危险因素具有可干预性，这是健康管理的科学基础。每个人都会经历从健康到疾病的发展过程，一般来说，是从健康到低危险状态，再到高危险状态，然后发生早期病变，出现临床症状，最后形成疾病。这个过程可以很长，往往需要几年到十几年，甚至几十年的时间，而且和遗传因素、社会和自然环境因素、医疗条件以及个人的生活方式等因素都有高度的相关性，其间变化的过程多不易察觉。但是，健康管理通过系统检测和评估可能发生疾病的危险因素，帮助人们在疾病形成之前进行有针对性的预防性干预，可以成功地阻断、延缓，甚至逆转疾病的发生和发展进程，实现维护健康的目的。

（1）危险性。

存在于人生命中的危险性可分为以下3种。

相对危险性：与同年龄、同性别的人群平均水平相比，个人患病危险性的高低。

绝对危险性：个人在未来五年内患某些慢性病的可能性。

理想危险性：个人在完全健康的状态下得到的数值。

"绝对危险性"和"理想危险性"之间的差距就是个人可以改善而且应该努力摒弃的不良生活行为。

（2）疾病危险因素。

引起疾病的危险因素可以分为"可以改变的危险因素"和"不可改变的危险因素"。"不可改变的危险因素"包括年龄、性别、家族史等。"可以改变的危险因素"包括身体质量指数（BMI）、腰围、血压、血糖、运动水平等。

"可以改变的危险因素"是随着"行为和生活方式"（如合理膳食、增加运动、戒烟等）的改变而改变的。例如，增加运动和合理膳食可以降低 BMI 水平和血压水平。这些危险因素水平的降低将降低患多种慢性病的风险，如糖尿病、冠心病、中风和乳腺癌等。通过有效地改善个人的"行为和生活方式"，个人的"可以改变的危险因素"的危险性就能得到控制并降低。这构成了健康管理的最基本的科学依据。

2. 学科分类及与相关学科的关系

（1）健康管理学学科分类。

从研究维度分，可分为生理健康管理学、心理健康管理学、社会适应性健康管理学等；

从研究层次分,可分为宏观健康管理、微观健康管理;从研究主体分,可分为慢性病风险管理、生活方式管理、健康保险、社区健康管理及劳动生产力管理等;从主要研究对象分,可分为健康人群、亚健康人群和慢性病人群等。

(2)健康管理学科体系。

宏观健康管理学科与服务体系,主要研究政府和社会层面的宏观健康促进与健康管理问题;微观健康管理学科与服务体系,主要研究个体或群体(包括家庭)的健康促进与健康维护改善和管理问题;健康风险控制管理学科与服务体系;健康信息技术学科体系;健康教育培训学科体系;中医治未病与特色养生保健学科与服务体系。

(3)健康管理学与相关学科的关系。

健康管理学是一门新兴的医学学科,又不同于传统的医学,它研究的主要内容、服务对象、服务内容与服务模式,从理论到实践都具有很大的创新性。

二、健康管理在中国的发展

(一)我国健康管理的现状

健康管理这个概念传入我国已近十年,作为一个新兴学科,作为一个国家级的新职业,已被我国相关政府部门确认,并已开始进行职业审批、人才培养、技术开发,在北京、上海、广州等大城市出现了上百家健康管理注册公司,生活质量和身体健康的问题开始被提到议事日程上来,甚至成为一部分人的热门话题。但是从全国所有的地区和全体人群来看,健康管理应该说还只是在局部的。

①人们的健康意识还有差距,对健康管理的认识更是淡薄,绝大部分人还没听说或者根本不能接受此概念,所以在我国还没有形成一个现实的健康管理的需求市场。这主要是因为健康管理是外来概念,这些年还大多在社会上层酝酿和进行学术研究,在部分相关机构、团体中进行科研、实践和推广,并没有在全国范围内全面推开,没能成为全国的主流思想和舆论,没能成为全国主流媒体的中心内容。

②社会的相关部门和团体对健康管理的认识还不到位。有些部门的工作和健康管理直接相关,甚至有些企业的发展能直接从健康管理中受益,但是其管理者对此不感兴趣;有的管理者从理论层面认识到了其重要性及意义,但不愿纳入具体实施,致使健康管理实践在一些地区和领域举步维艰。

③就健康管理自身而言,可以说一切都处于初始阶段。首先,从学术和理论层面讲,迄今在我国并没有一支从事健康管理研究的理论队伍,理论成果缺乏,没有构建完整的理论体系。其次,从实践层面讲,真正能够从事科学的健康管理工作的机构或企业实体甚少。这种实践活动大多还处于科研实践或探索阶段。最后,健康管理作为社会上的独立行业还没有形成。

(二)我国健康管理的发展前景

健康管理是基于个人健康档案基础上的个性化健康事务管理服务,是建立在现代生物医学和信息化管理技术的模式上,从社会、心理、生物的角度来对每个人进行全面的健康保障服务,协助人们成功有效地把握与维护自身的健康。在美国等发达国家早已形成一套完整的、较科学的健康管理服务体系。它将"医院—医生—保险公司"等与医疗有关的机构组成一个医疗资源网络,健康管理组织会为医院、医生等医疗提供者支付一定的酬金,使其医疗收费标准比平常至少低20%。而这些方面将通过健康管理组织的庞大用户群来保证病员的数量与相对固定,以及医疗资源的优化组合而得到补偿。

所以我们应坚信,健康管理具有十分广泛的市场需求,在我国发展前景广阔。是一项利国利民的事业,是一项得民心、顺民意,福在当代、功在千秋的事业。

1. 健康管理是一项利国利民的事业

(1)健康管理是一项利国的事业。

其一,健康管理能促进人民的健康,人民是国家强大的社会资源,是宝贵的生产力,是推动社会发展的重要力量,有了健康的体质,人的社会功能才能更有效发挥。其二,健康管理能够促进劳动者的健康,使其能够以充沛的精力投入工作,从而大大地推动国家经济发展,提高国家的经济实力和竞争力。其三,健康管理旨在促进全民健康,这一工作的深入开展必将推动我国医学科学、社会科学,以及人类学等科学事业的发展,它能提高社会文明程度,综合实力和国家总体形象。

(2)健康管理是一项利民的事业。

首先,健康管理是为广大人民防治疾病,维护和促进全国人民的身心健康。其次,健康管理贯彻了"预防为主、防治结合"的方针,采用多学科知识与高科技手段结合的综合防治措施,采用现代医学模式,科学又省时、省力、省钱,最终培养科学的生活方式,这对于已经全面建成小康社会的中国而言,不失为一种既经济便利又安全实惠的健康措施。最后,健康管理能给人们带来身心健康,使人能始终以强健的体魄、良好的心态和充沛的精力投入生活和工作,使每个人的潜能得以挖掘,创造力得以发挥、才华得以施展。

2. 健康管理市场需求广泛,前景广阔

(1)健康管理的客观对象是所有人,因风险的客观性和不确定性,人人都难免遭受环境危险、生物危险、医药危险等不同健康危险因素的侵袭,都可能成为现实的健康管理的需求者。

(2)我国老年人口已达1.49亿人之多。人到老年就意味着体弱多病,各种疾病、症状相继出现,既需要生活照顾,更需要健康管理。

(3)我国慢性病发病率迅速上升,人数不断增多,慢性病病程长、难治愈、花费高,不仅给患者带来痛苦,而且给国家和患者家庭造成经济压力。慢性病病人成为健康管理的重点对象。

3. 从我国社会的发展看,健康管理由潜在市场需求转化为现实需求

(1)需要强大的社会物质基础。健康管理的全面开展,要求必须有强大的社会物质基础。我国经济实力会不断地、快速地增强,这正是健康管理变为现实需求的强大物质基础。

（2）健康管理是一项社会性的公益事业,它需要全社会来参与,特别是需要国家政府部门的大力支持。现今我国已把市民健康或健康管理纳入到工作议程。相信国家层面在以人为本的科学发展观指导下,会日益关注人民健康问题,适时地制定相关的政策乃至法规,推动全民健康和健康管理的发展。

（3）人民生活水平的进一步提高,健康意识的进一步增强。人们健康意识的觉醒、增强是必须以一定的物质生活条件作为基础的。当吃穿不愁还有富余的资金和精力时,就会想到如何使自己生命更长寿、工作效率更高、创造更多社会财富,来提高自己的人生价值。

三、健康管理的基本策略

健康管理的基本策略是通过评估和控制健康风险,达到维护健康的目的。研究发现,冠心病、脑卒中、糖尿病、肿瘤及慢性呼吸系统疾病等常见慢性非传染性疾病都与吸烟、饮酒、不健康饮食、缺少体力活动等几种健康危险因素有关。慢性病往往是"一因多果、一果多因、多因多果、互为因果"。各种危险因素之间及与慢性病之间的内在关系已非常明确,慢性病的发生、发展一般遵循"正常健康人—低危人群—高危人群—疾病—并发症"的自然规律。从任何一个阶段实施干预,都将产生明显的健康效果,而且干预越早效果越好。健康管理的基本策略有以下 6 种,分别是生活方式管理、需求管理、疾病管理、灾难性病伤管理、残疾管理和综合的人群健康管理,现分别进行介绍。

（一）生活方式管理

生活方式管理是指以个人或自我为核心的卫生保健活动,是在科学方法的指导下培养健康习惯,改掉不健康的坏习惯,建立健康的生活方式和习惯,减少健康危险因素。目前,生活方式管理的重点有膳食、体力活动、吸烟、适度饮酒、精神压力等方面。

1. 生活方式管理的特点

（1）以个体为中心,强调个体对自己的健康负责。

调动个体的积极性,帮助个体做出最佳的健康行为选择。评价个体的生活方式/行为可能带来的健康风险,以及健康风险对个体医疗保健需求的影响。

（2）以预防为主,有效整合三级预防。

预防是生活方式管理的核心,其含义不仅是预防疾病的发生,还在于逆转或延缓疾病的发展历程。一级预防是在疾病还没有发生时进行的预防,属于病因预防,包括防止环境污染,开展健康教育,加强法制管理,预防接种,婚前、产前咨询,孕产妇、婴幼儿保健,良好的卫生习惯和生活方式,预防医源性疾病等。二级预防是在症状出现以前发现疾病或在疾病早期、可治愈的阶段发现疾病,包括人群筛检、定期体检、专科门诊等。三级预防是在疾病症状已经出现时,减慢疾病的进程并促进康复,通过治疗和康复,减少病人的痛苦,减轻病情、致残程度,恢复有效功能,防止并发症、残疾、死亡,延长寿命,提高生活质量。

（3）在实际应用中,生活方式的管理可以以多种不同的形式出现,也可以融入健康管理的其他策略中去。例如,生活方式管理可以纳入疾病管理项目中,用于减少疾病的发生率,或降低疾病的损害;可以在需求管理项目中出现,帮助人们更好地选择食物,提醒人们进行预防性的医学检查等。不管应用什么样的方法和技术,生活方式管理的目的都是相同的,即通过选择健康的生活方式,减少疾病的危险因素,预防疾病或伤害的发生。

2.健康行为改变的技术

生活方式管理主要采用促进行为改变的干预技术。有四类促进行为改变的干预技术。

(1)教育。

教育是大部分生活方式管理策略的基本组成成分。传统的健康教育方法注重改变知识和态度而不关心改变个人的行为。

(2)激励。

通过应用理论学习中得到的知识去改变环境和某种行为之间的关系,行为可以被成功地矫正。激励的过程可以分为六类:正面强化作用、反面强化作用、反馈易化、惩罚、反馈消耗、消除。

(3)训练。

训练是鼓励健康行为的有效方法,通过一系列的参与式训练与体验,培训个体掌握行为矫正的技术。

(4)营销。

通过社会营销和健康交流帮助建立健康管理方案的知名度,增加健康管理方案的需求和帮助直接改变行为。

(二)需求管理

需求管理包括自我保健服务和人群就诊分流服务,帮助人们更好地使用医疗服务和管理自己的疾病。实质是通过帮助健康消费者维护自身健康和寻求恰当的卫生服务,控制卫生成本,促进卫生服务的合理利用。需求管理的目标是减少昂贵的、临床非必需的医疗服务,同时改善人群健康状况。需求管理常用的手段包括:寻找手术的替代疗法、帮助病人减少特定的危险因素并采纳健康的生活方式、鼓励自我保健/干预等。

1.影响需求的主要因素

以下4种因素明显影响人们的医疗消费需求:

(1)患病率。

反映了人群中疾病的发生水平。

(2)感知到的需要。

个人对疾病重要性的看法,是否需要寻求医疗服务是影响卫生服务利用的最重要的因素之一。主要包括:个人关于疾病危险和卫生服务益处的知识、个人感知到的推荐疗法的疗效、个人评估疾病问题的能力、个人感知到的疾病的严重性、个人独立处理疾病问题的能力,以及个人对自己处理好疾病问题的信心。

(3)患者偏好。

强调患者在医疗服务决策中的重要作用,医生的职责是帮患者了解这种治疗的益处和风险。

（4）健康因素以外的动机。

如个人请病假的能力、残疾补贴、保险中的自付比例、疾病补助等都能影响人们寻求医疗服务的决定。

2.需求预测方法与技术

①以问卷调查为基础的健康评估。

②以医疗卫生花费为基础的评估。

（三）疾病管理

疾病管理是一个协调医疗保健干预和为病人（慢性病）提供特定患者咨询的系统，它强调保健服务，主要是在患者自我保健的每个医疗服务系统中为患者协调医疗资源。

1.疾病管理内容

疾病管理内容主要包括：人群识别；循证医学的指导；医生与服务提供者协调运作；患者自我管理教育；过程与结果的预测和管理；定期报告/反馈。

2.疾病管理特点

（1）目标人群是患有特定疾病的个体。

（2）不以单个病例和（或）其单次就诊事件为中心，而关注个体或群体连续性的健康状况与生活质量。

（3）医疗卫生服务及干预措施的综合协调至关重要。

（四）灾难性病伤管理

灾难性病伤管理是疾病管理的一个特殊类型，顾名思义，它关注的是"灾难性"的疾病或伤害。这里的"灾难性"可以是指对健康的危害十分严重，也可以是指其造成的医疗卫生花费巨大，常见于肿瘤、肾衰、严重外伤等情形。

优秀的灾难性病伤管理的特征是：

①转诊及时。

②综合考虑多方面因素，制订出适宜的医疗服务计划。

③具备一支包含各种医学专科及综合业务能力的队伍，能够有效应对可能出现的多种医疗服务需要。

④最大限度地帮助患者进行自我管理。

⑤尽可能使患者及其家人满意。

（五）残疾管理

残疾管理的目的是降低工作地点发生残疾事故的频率和费用。从患者的角度出发，根据伤残程度分别处理，尽量减少因残疾造成的劳动和生活能力下降。对于雇主来说，残疾的真正代价包括失去生产力的损失。生产力损失的计算是以全部替代职员的所有花费来估算的，必须用这些职工替代那些由于短期残疾而缺勤的员工。

1.造成残疾时间长短不同的原因

造成残疾时间长短不同的原因包括医学因素和非医学因素。

医学因素包括:疾病或损伤的严重程度;个人选择的治疗方案;康复过程;疾病或损伤的发现和治疗时期(早、中、晚);接受有效治疗的容易程度;药物与手术治疗的比较;年龄影响治愈和康复需要的时间(年龄大的时间更长),也影响返回工作岗位的可能性;并发症的存在,依赖于疾病或损伤的性质;药物效应,特别是副作用(如镇静)。

非医学因素包括社会心理问题;职业因素;工人与同事、主管之间的关系;工作压力;对工作任务的满意度;工作政策和程序;即时报告和管理受伤、事故、旷工和残疾;诉讼;心理因素(包括压抑和焦虑);过渡性工作的信息通道是否通畅。

2. 残疾管理的主要目标

①防止残疾恶化。

②注重功能性能力而不是疼痛。

③设定实际康复和返工的期望值。

④详细说明限制事项和可行事项。

⑤评估医学和社会心理学因素。

⑥与患者和雇主进行有效沟通。

⑦有需要时考虑复职情况。

⑧实行循环管理。

(六)综合的人群健康管理

综合的人群健康管理模式通过协调以上 5 种健康管理策略来对人群中的个体提供更为全面的健康和福利管理。健康管理实践中基本上都应该考虑采取综合的人群健康管理模式。

四、健康管理产业实施和发展

(一)健康管理兴起的背景及发展趋势

健康管理学源于预防医学和临床医学,是一门新兴的综合性医学学科,主要包括健康监测与评估、健康教育与健康干预、慢性病与生活方式管理、健康管理与健康保险、健康与生产力管理、健康管理与卫生技术评估等。同时,中医"治未病"的理念和实践与健康管理的主要内容可以互为补充和促进,是符合我国特色的健康管理。健康管理学理论和实践的发展对新医改形势下疾病的预防和控制,尤其是慢性非传染性疾病的防治,以及社会卫生资源的合理配置和监督评价,必将产生重大影响,已受到国内各领域专家的关注和业内人士的重视。

2000 年以后我国逐渐兴起以健康体检为主要形式的健康管理行业,健康管理(体检)及相关服务机构明显增多,并逐步成为健康服务领域的一个新兴朝阳产业。自 2005 年以来,有关学会、协会申请成立了健康管理相关学术机构,如中华医学会健康管理分会、中华预防医学会健康风险评估与控制专业委员会等;《中华健康管理学杂志》也于 2007 年创刊发行；多本健康管理学教材编写出版。国内也有高校成立了健康管理专业，为健康管理事业的发展提供人才保障。2013年10月，在《国务院关于促进健康服务业发展的若干意见》（国发〔2013〕40号）中，国家首次明确提出加快发展健康服务业，把提升全民健康素质和水平作为健康服务业发展的根本出发点、落脚点，这是我国健康服务业发展的纲领性、指导性文件，明确了包括健康管理在内的健康服务业未来的发展方向和广阔前景。

（二）健康管理产业的实施原则与策略

1. 健康管理服务是现代服务业的重要组成

健康管理是一个全新的概念和交叉学科，作为现代服务业的一种形式，它本身也遵循了产业的基本规律，按照产业链，健康管理产业的上游指的是健康体检和评估；中游指的是健康干预和管理，包括健康人群的健康教育，以及按病种的干预手段，疾病管理就包含在这一类的服务中，也包括人群的管理；下游指的是医疗的资源管理，包括导医，以及日常医疗服务的管理。

2. 健康管理产业的实施原则

①应该坚持理论研究与实践探索相结合，着力构建中国特色健康管理学科与产业体系。

②坚持需求牵引与产业推动相结合，以学术引领产业，依托政府的支持，以产业推动学术和学科发展。

③坚持体系构建与功能重组相结合，构建健康管理医学服务新模式和中医特色预防保健新体系。

④坚持技术标准与服务规范相结合，努力规范健康管理服务流程，提高行业核心竞争力。

⑤坚持成果示范与推广应用相结合，加大健康管理科技投入与成果转化的步伐，努力满足国人不断增长的健康需求。

⑥坚持引进、消化与自主创新相结合，充分吸收和利用各国先进的健康管理经验和技术，努力构建国际化的健康管理技术合作与服务平台。

⑦坚持政府主导与社会广泛参与相结合。

3. 发展健康管理服务的策略

（1）培育高品质的健康生活。

人民群众生活水平不断提高的同时，对健康的需求日益增长。即通过健康管理，个人学习自主管理，当存在疾病风险时，医生帮助干预，个体和医生共同努力之下的健康管理结果是延长了个体的健康寿命，延迟发病年龄，让个体晚发病、晚生重病，最终延长了个体的寿命。

（2）多途径、多形式开展健康管理服务。

我国的健康管理还处在初始发展阶段，完整的健康管理医学服务模式还没形成。目前，国内5000多家的健康管理机构，主要分为三类：三级甲等医院成立的体检中心；社会民营投资的体检中心,民营投资的健康管理中心(公司运作);三级甲等医院体检中心设立的健康管理中心。应该说今后健康管理的重点在社区,社区卫生服务机构贴近居民,面对的是大量的健康人群,以及亚健康人群和慢性疾病患者,开展以健康为中心、以预防为主的健康管理之后,社区患病人群的比例会随着健康管理的实施而降低,从而体现出健康管理的突出作用。

(3)大力发展健康文化。

一个有不良生活方式的人,在没有经历过疾病痛苦之前,体会不到健康的重要,往往不愿意改变自己的生活方式。若将其置于有健康管理文化氛围的团体中,就会受到群体的影响,而不得不改变自己的生活方式。企业可通过自主或服务外包的方式来开展健康管理,以达到提高生产力和提高员工的健康水平,控制医疗保险费用开支,同时也可以体现对员工的人文与健康关怀,企业开展全员健康管理项目更容易促进个人改变生活行为。

(三)健康管理产业发展趋势

健康管理服务作为一种新的卫生服务模式在我国刚刚起步,但它却迅速成为我国应对重大疾病患病率快速上升和医疗卫生费用急剧增长的重要措施,健康管理服务的普及将对提高我国人民的健康水平及深化医药卫生体制改革起到至关重要的作用。

(四)健康管理工作者的职业道德

①尊重:应尊重不同性别、年龄、职业、民族、国籍、宗教信仰、价值观的个体和群体服务对象。

②知情同意:应当让个体或群体了解健康管理工作的性质、特点,以及个体或群体自身的权利和义务。

③沟通:与客户进行重点沟通并达成一致意见,必要时(如采取某些干预措施)应与个体或群体签订书面协议。

④保密:健康管理人员应始终遵循保密原则。

【技能训练】

一、案例分析

分析提示:从健康管理的原因、健康管理作用和意义来讨论。

二、能力拓展

1.中国人的健康现状特点是什么?

2.健康管理从业人员未来发挥什么样的作用?

过程性考核:

一、选择题(10题)

1.需求管理的目标是(A)。

A.改善人群健康状况 B.寻找手术的替代疗法

C.鼓励自我保健 D.重视术后康复

2.健康体检是健康管理的(D)。

A.服务流程 B.基本策略 C.基本步骤 D.健康干预

3. 健康管理特点(ABC)。

A. 标准化　　　　B. 个体化　　　　C. 系统化　　　　D. 群体化

4. 健康管理产业的实施策略是(C)。

A. 健康方式　　　B. 健康品质　　　C. 健康服务　　　D. 健康体检

5. 存在于人生命中的危险性可分为以下(ABC)3种。

A. 相对危险性　　B. 绝对危险性　　C. 理想危险性　　D. 非理想危险性

6. 健康管理的意义有(ABCD)。

A. 降低医疗费用开支　　　　　　　　B. 减少住院时间

C. 健康管理过程慢,回报快　　　　　D. 减少了被管理者的健康危险因素

7. 影响管理需求的主要因素有(ABCD)。

A. 患病率　　　　B. 感知到的需要　　C. 患者偏好　　　D. 健康因素以外的动机

8. 残疾管理主要目标有(ABC)。

A. 设定实际康复和返工的期望值

B. 评估医学和社会心理学因素

C. 实行循环管理

D. 注重疼痛而不是功能性

9. 生活方式管理主要采用促进行为改变的干预技术。促进行为改变的干预技术指(ABCD)。

A. 教育　　　　　B. 激励　　　　　C. 训练　　　　　D. 营销

10. 健康管理产业的实施原则有(ABCD)。

A. 以产业推动学术和学科发展　　　　B. 努力规范健康管理服务流程

C. 构建中医特色预防保健新体系　　　D. 坚持政府主导与社会广泛参与相结合

二、简答题(5题)

1. 优秀的灾难性病伤管理的特征是什么?

2. 简述残疾管理主要目标。

3. 简述疾病管理内容和特征。

4. 简述健康管理产业的实施原则。

5. 简述健康管理产业服务需求现状和趋势。

课件资源

任务二　初识医学基础

案例导入：

在生物医学模式的推动下，近代医学进入了实验医学时代。在形态学方面，促进了从器官、组织、细胞和分子水平上对人体结构和生理、病理过程的深入研究；在功能学方面，从定性研究发展到精确的定量研究；在应用自然科学研究成果方面，加强了医学与现代科学新技术（特别是计算机、电子学、光学技术等方面）的紧密结合，促进了医学技术的进步，显著提高了临床诊断和治疗水平。但传统的生物医学模式只根据患者身体检查和化验参数是否偏离正常值来诊治疾病，而忽视了心理和社会因素对这些参数的影响。事实上，心理因素、社会因素对人体的健康和疾病的发生有着重要影响。由于生物—心理—社会医学模式是一种既从生物学方面，又从心理和社会因素方面看待人类健康和疾病的新医学模式，因此，生物医学模式向生物—心理—社会医学模式的转变，标志着以健康为中心的医学科学，已迈进一个崭新的发展时期，促进了社会医学、医学社会学和整体医学的建立和发展。

任务实施：

【理论学习（知识准备）】

一、医学基础的基本认识

（一）临床医学的认知

1.临床医学的学科、分类

现代医学通常根据其研究内容、服务对象和服务方式，分为基础医学、预防医学和临床医学。临床医学是研究疾病的病因、诊断、治疗和预后，直接面对患者实施诊断和治疗的一组医学学科，如诊断学、内科学、外科学、儿科学等都属于临床医学。

现代临床医学的一个显著特征是学科分科的不断细化，即专科化。临床医生对日益增长的知识和复杂的技术难以全面掌握，因此形成了各种临床专业学科。迄今已有的临床专业学科大体上有5种建立方式。

（1）按治疗手段建立的学科。

如以药物治疗为主的疾病归在内科学，而以手术治疗为主的疾病归在外科学。此外，按治疗手段建立的学科还有理疗学、放射治疗学、核医学、营养治疗学和心理治疗学等。

（2）按治疗对象建立的学科。

传统的妇产科学、儿科学都有特定的治疗对象及其治疗特点。此外，老年病学、围生医学、危重病医学、职业病学等,都属于按治疗对象建立的学科。

(3)按人体的系统或解剖部位建立的学科。

如口腔科学、皮肤性病学、眼科学、神经病学、耳鼻咽喉科学等。大量以前归于内科和外科(二级学科)的专业现在逐渐形成独立的学科(三级学科),如心血管内科、呼吸内科、泌尿外科、胸外科等。

(4)按病种建立的学科。

这类学科的研究对象往往是具有相同病因或特点的组合疾病,如结核病学、肿瘤学、精神病学等。

(5)按诊断手段建立的科学。

如临床病理学、医学检验学、放射诊断学、超声诊断学等。

临床医学的专科化发展,促进了诊断和治疗水平的提高,但也带来了一系列问题,如重治疗、轻预防,关注疾病而忽略患者,关注本专科的问题而忽略其他专科问题,难以提供连续性的照顾,以及医疗费用的急剧升高等。自 20 世纪中期后,由于疾病谱的改变和人口老龄化,这些问题愈显突出,从而导致了"全科医学"或"家庭医学"的诞生。1969 年,"家庭医学"在美国成为第 20 个医学专科;1993 年,中华医学会全科医学分会成立,全科医学在我国正式成为一个临床医学专科。

2. 临床医学的主要特征

与一般的应用科学相比,临床医学有其显著的特点,如:

(1)临床医学研究和服务的对象是人。

其复杂性大大超过其他自然科学。

(2)临床工作具有探索性。

临床上面对患者,不可能在未知因素全部搞清楚后再去防治,只能探索性地最大限度缓解患者的痛苦,挽救和延长患者的生命。这是与许多其他应用科学的显著区别之一。

(3)临床医学启动医学研究。

医学发展中对疾病的认识通常是从临床上先总结出这些疾病的表现规律,然后才进行基础研究。

(4)临床医学检验医学成果。

无论是基础医学还是其他学科的医学成果,都必须在临床应用中得以检验。离体研究的成果不一定适用于整体或在体的情况,动物实验的结果并不能完全取代人体试验的结果。

3. 临床医学的发展趋势

(1)微观深入与宏观扩展。

随着一大批基于分子生物学、分子医学学科群的形成,研究工作不断由细胞水平向亚细胞水平,甚至分子水平深入。另外,在"生物—心理—社会医学模式"的指导下,环境医学、社会医学、职业医学、临床流行病学等新学科相继出现。

（2）学科体系分化与综合。

随着医学研究不断深入，医学学科也不断分化。有统计显示，全世界在 2013 年已有独立的医学专业学会 500 余个，医学新兴学科和边缘学科就达 219 个。另外，在医学专业不断分化的同时，学科间的相互交叉和渗透日趋明显，例如，儿科学、妇科学、产科学之间的相互渗透形成了围生医学等。

（3）医学与高科技的结合日趋密切。

基础医学和高新科技的成果，不断创造出新的诊断和治疗方法。如在诊断方面，计算机处理技术使影像学包括 CT、MRI、数字减影、超声同位素等医学图像检查发生了革命性变化；应用医用光导纤维技术的各种内镜和导管等无创、低创性直视检查技术，可深入人体各个脏器和部位，获得准确的形态、功能、病理诊断；人体基因谱分析，可使遗传性和与遗传因素有关的疾病得到早期发现和准确诊断。在治疗方面，如基因工程技术对新药、生物技术产品的开发，大大丰富了治疗手段，提高了疗效；通过内镜操作手术，使外科学经历了深刻的变革；基因治疗的出现，不仅能用相对简便的方法治疗众多基因缺陷与变异所致的疾病，还能通过基因重组和修补，改进人体的生理功能。

4. 循证医学

循证医学通常的定义是"应用最多的有关信息（最佳的证据），通过谨慎、明确和明智的确认和评估，做出医学决策的实践活动"。

从临床医学的角度来说，"循证医学（Evidence-based medicine，EBM）"可以理解为一种"医学观"。其核心内容是：医生对患者建议或实施任何诊断（如拍 X 线片）、治疗（如开某种降压药）或预防保健（如每年做一次妇科检查）措施，都要尽可能基于可靠的证据，证明这种措施确实对患者有益，并且尽可能有较好的成本—效益比。"证据"的可靠程度不同，目前公认最为可靠的证据是来自"随机对照试验"的证据。目前，循证医学的代表性成果，是大量"临床指南"的制订和实施。

传统医学较少考虑卫生经济学，循证医学将"成本—效果分析"作为一个重要的内容列入，要求对现有众多的诊断治疗或其他干预措施和临床决策，采用客观的证据予以卫生经济学评估，以尽可能少的投入满足医疗卫生保健需求，使卫生资源得到优化配置和利用。

（二）预防医学基础认知

1. 预防医学概述

（1）预防医学的概念。

预防医学是医学的一门应用学科，它以个体和确定的群体为对象，目的是保护、促进和维护健康，预防疾病、失能和早逝。

作为医学的一个重要组成部分，它要求所有医生除了掌握基础医学和临床医学的常用知识和技能外，还应树立预防为主的思想，掌握医学统计学、流行病学、环境卫生科学、社会和行为科学，以及卫生管理学的理论和方法，在了解疾病发生发展规律的基础上，学会如何分析健康和疾病问题在人群的分布情况，探讨物质社会环境和人的行为及生物遗传因素对人群健康和疾病作用的规律,找出影响人群健康的主要致病因素,以制订防治对策,并通过临床预防服务和社区预防服务,达到促进个体和群体健康、预防疾病、防治伤残和早逝的目的。由此可见,预防医学的特点为:

①预防医学的工作对象包括个体及确定的群体,主要着眼于健康和无症状患者。

②研究方法上注重微观和宏观相结合,重点研究健康影响因素与人群健康的关系、预防的有效手段和效益。

③采取的对策既有针对个体预防疾病的干预,更重视保障和促进人群健康的社会性措施。

(2)预防医学的学科体系。

从大的门类分,预防医学体系可分为流行病学、医学统计学、环境卫生科学、社会与行为科学,以及卫生管理学5大学科。在理论体系上,流行病学和医学统计学为预防医学学科的基础方法学,用以了解和分析不同疾病的分布规律,找出决定健康的因素,评价干预方法效果。环境卫生科学(主要包括环境卫生、职业卫生、食品卫生、卫生毒理学、卫生微生物学、卫生化学)主要研究人们周围环境尤其是物质环境对人群健康影响的发生与发展规律,并通过识别、评价、利用或控制与人群健康有关的各种物质环境因素,达到保护和促进人群健康的目的。社会和行为科学(包括社会医学健康教育与健康促进)是研究社会因素和行为对人群健康的影响,从而采取有针对的社会卫生和行为干预措施来促进人们的健康。卫生管理学(包括卫生法、卫生政策、卫生经济、医院管理)则是从管理学的角度,研究卫生体系内部有关的政策、经济效益,以及管理制度和机制,从而保证卫生服务质量、效率、效果和效用。另外,还有妇幼卫生、儿少卫生等学科,主要是针对不同特定人群的特点而设立的。

2.三级预防(分级预防)

三级预防是预防医学的核心策略,它体现在对个体、群体在疾病发生前后各阶段的全方位预防。第一级预防:即防止疾病的发生,是通过健康教育、健康促进的手段来改善健康状况,降低疾病发生率。第二级预防:是实行"三早",即早发现、早诊断、早治疗,降低疾病的病死率,防止疾病继续发展。第三级预防:在疾病的临床期通过治疗和康复,减少病人痛苦,减轻病情和致残的程度,恢复有效功能,防止并发症、残疾或死亡,延长寿命,提高生活质量。

具体说健康管理就是实现三级预防。

(1)第一级预防。

第一级预防又称病因预防或初级预防,主要是针对致病因子(或危险因子)采取的措施,也是预防疾病的发生和消灭疾病的根本措施。该措施由全社会及社区来完成,包括优生优育教育、遗传咨询、婚前检查、产前诊断及围产期保健,多种内容和形式的健康教育,对儿童实行计划免疫的防疫措施等。一级预防是最重要、最积极的预防措施之一,需全社会和每个人的充分合作。第一级预防措施如下:

第一级预防包括针对健康个体的措施和针对整个公众的社会措施。

首先是针对健康个体的措施,如个人的健康教育,注意合理营养和体格锻炼,培养良好的行为与生活方式;有组织地进行预防接种,提高人群免疫水平,预防疾病;做好婚前检查和禁止近亲结婚,预防遗传性疾病;做好妊娠和儿童期的卫生保健;某些疾病的高危个体服用药物来预防疾病的发生,即化学预防。

其次是针对公众健康所采取的社会和环境措施,如制定和执行各种与健康有关的法律及规章制度和有益于健康的公共政策,利用各种媒体开展的公共健康教育来防止致病因素危害公众的健康,提高公众健康意识和自控能力。如清洁安全饮用水的提供,针对大气、水源、土壤的环境保护措施,食品安全政策,公共体育场所的修建,公共场所禁止吸烟等。

①预防性保健及咨询指导,如婚前检查、遗传咨询、预防慢性传染病、优生优育、预防先天性残疾等。

②预防接种,减少和消除急性脊髓灰质炎、麻疹、乙脑等致残传染病。

③避免引发伤病的危险因素和危险源。

④实行健康的生活方式,如合理营养,适当运动,预防心脑血管疾病。

⑤遵守安全规则和维护安全的环境,遵守交通规则,改善社会环境,预防意外伤害。

⑥注意精神卫生,减轻压力,保持心理平衡,预防抑郁、焦虑及精神疾患。

(2)第二级预防。

第二级预防又称"三早"预防,即早发现、早诊断、早治疗,它是发病期所进行的阻止病程进展、防止蔓延或减缓发展的主要措施。例如,在残疾形成和发展过程中限制(或逆转)由残损所造成的残疾,即防残损发展为残疾;为防止智力残疾而对新生儿采取的各类筛查及对某些人群的筛查均属于此,是防残中不可缺少的措施。第二级预防措施如下:

①早期发现和治疗,定期进行健康检查,早期发现高血压、糖尿病、精神障碍等疾病并给予积极治疗。

②早期医疗干预,如药物治疗、康复护理、预防残疾的发生。

③早期康复治疗,如对伤病患者进行心理辅导、功能训练、体位处理,以促进身心健康,预防并发症,防止功能受限。

(3)第三级预防。

第三级预防主要为对症治疗,防止病情恶化,减少疾病的不良作用,防止复发转移。包括预防并发症和伤残;对已丧失劳动力或残疾者通过康复医疗,促进其身心方面早日康复,使其恢复劳动力,病而不残或残而不废,保存其创造经济价值和社会劳动价值的能力。康复训练是防残工作中不可缺少的,对于各类残疾患者都是非常必需的,这需要多方通力协作,需要社会保障,应有医生、护士、特教指导师、康复工作者及家庭的参与。第三级预防措施如下:

①康复治疗,如运动治疗、作业治疗、语言治疗、心理治疗等,改善功能,预防和减轻残疾。

②假肢、矫正器、轮椅等应用,以改善功能、预防畸形,提高日常生活活动能力。

③支持性医疗和护理,如预防泌尿道感染、压疮等,改善机体情况和减轻残疾。

对不同类型的疾病,有不同的三级预防策略。任何疾病无论其致病因子是否明确,都应强调第一级预防。病因尚未肯定,综合性的第一级预防还是有效的,如肿瘤更需要第一级预防。病因明确而且是人为的,如职业因素所致疾病、医源性疾病,采取第一级预防,较易见效。有些疾病的病因是多因素的,按其特点,通过筛检及早诊断和治疗会使预后较好,如心、脑血管疾病、代谢性疾病,除针对其危险因素,致力于第一级预防外,还应兼顾第二级和第三级预防。对那些病因和危险因素都不明,又难以觉察预料的疾病,只有施行第三级预防这一途径。

对许多传染病来讲,针对个体的预防同时也是针对公众的群体预防。如个体的免疫接种达到一定的人群比例后,就可以保护整个人群。而传染病的早发现、早隔离和早治疗,阻止其向人群的传播,也是群体预防的措施。有些危险因素的控制既可能是第一级预防,也是第二级、第三级预防。如高血压的控制,就高血压本身来讲,是第三级预防,但对脑卒中和冠心病来讲,是第一级预防。

三级预防措施的落实,可根据干预对象是群体或个体,分为社区预防服务和临床预防服务。社区预防服务是以社区为范围,以群体为对象开展的预防工作。临床预防服务是在临床场所,以个体为对象实施个体的预防干预措施。社区预防服务实施的主体是公共卫生人员,而临床预防服务则是临床医务人员。

(三)临床预防服务

个体的预防有自我保健和专业人员指导的预防服务。在临床场所由专业人员指导的预防服务,即临床预防服务。

1.临床预防服务概念和内容

临床预防服务指在临床场所对健康者和无症状的"患者"病伤危险因素进行评价,然后实施个体的干预措施来促进健康和预防疾病。这里说的无症状的"患者"是指因某一较轻的疾患来看病,存在将来有可能发生严重疾病危险因素的就医患者。对后一严重疾病来讲,该患者还没有出现症状,但这是预防干预的好时机。在选择具体的措施时主要考虑能够对健康者和无症状的"患者"采取的预防方法,即只针对第一级预防和第二级预防,并且是临床医生能够在常规临床工作中提供的预防服务,如通过个体的健康咨询和筛检早期发现患者。临床预防服务的内容通常有求医者的健康咨询(health counseling)、筛检(screening)和化学预防(chemoprophylaxis)。

(1)健康咨询。

是通过收集求医者的健康危险因素,与求医者共同制订改变不良健康行为的计划,随访求医者执行计划的情况等一系列的有组织、有计划的教育活动,促使他们自觉地采纳有益于健康的行为和生活方式,消除或减轻影响健康的危险因素,预防疾病、促进健康、提高生活质量。它是临床预防服务中最重要的内容。根据当前疾病的危害情况,开展的健康咨询内容有:劝阻吸烟;增进身体活动;增进健康饮食(合理膳食)保持正常体重;预防意外伤害和事故;预防人类免疫缺陷病毒(HIV)感染,以及其他性传播疾病等。

（2）健康筛检。

对现未被识别的患者或有健康缺陷的人进行健康筛检,以便及早进行干预,属于第二级预防。与许多单位一年一度的健康检查不同,临床预防服务健康筛检的特点是根据服务对象不同的年龄和性别,来确定间隔多长时间开展什么样的疾病检查。目前,通过筛检可有效发现的早期疾病有:

①定期测量血压:建议 18 岁以上成年人既往血压(收缩压/舒张压)在 130/85mmHg 以下者,每两年检查 1 次血压;在 130~139/85~89mmHg 之间,每年检查 1 次;≥140/90mmHg 并确诊为高血压后则应纳入规范化的管理。在其他原因就诊时都应该常规检查血压。

②称量体重:建议成年人每两年至少测量 1 次身高、体重和腰围。体质指数(BMI)≥24 为超重,应该进行减肥。超重者加上男性腰围≥90cm、女性腰围≥80cm,则肥胖并发症的危险性增加。

③胆固醇的测定:建议 35~65 岁的男性和 45~65 岁的女性定期测定血胆固醇。具体间隔时间可由医生决定。

④视敏度筛检:建议对 3~4 岁幼儿进行 1 次弱视和斜视检查,同样也建议对老年人(65 岁以上)进行青光眼筛检,但具体间隔时间可由医生决定。

⑤听力测试:定期询问老年人的听力以发现老年人听力损害的情况。

⑥宫颈癌筛检:建议一切有性生活的妇女每 1~3 年进行 1 次脱落细胞涂片检查(pap smear,又称巴氏涂片),如果检查结果正常,可以到 65 岁停止检查。

⑦乳腺癌筛检:建议 40 岁以上的妇女每年接受 1 次乳房临床物理检查。有条件时 50~75 岁妇女每 1~2 年进行 1 次乳腺 X 线摄影检查以及时发现乳腺癌。若有一级亲属绝经前患乳腺癌史,建议在 40 岁前就应接受乳房临床物理检查。

⑧结肠、直肠癌的筛检:建议所有 50 岁以上的人每年进行 1 次大便隐血试验或不定期乙状结肠镜检查,或两者同时采用,以筛检结肠、直肠癌。

⑨口腔科检查:建议定期(每年 1 次)到口腔科进行检查,清除牙齿表面浮渣,以减少口腔疾病的发生。

（3）化学预防。

指对无症状的人使用药物、营养素(包括矿物质)、生物制剂或其他天然物质作为第一级预防措施,提高人群抵抗疾病的能力以预防某些疾病。已出现症状的患者服用上述任何一种物质来治疗疾病不在化学预防之列。有既往病史的人使用预防性化学物质也不能称为化学预防。常用的化学预防方法有:对育龄或怀孕的妇女和幼儿补充含铁物质来降低罹患缺铁性贫血的危险;补充氟化物降低龋齿患病率;孕期妇女补充叶酸降低神经管缺陷婴儿出生的危险;对特定人群采用阿司匹林预防心脏病、脑卒中,以及某些肿瘤等。

2. 个体健康危险因素评价与健康维护计划

健康危险因素评价指在临床工作中从采集病史、体格检查和实验室检查等过程中收集有关群体的危险因素信息,为对危险因素的个体化干预提供依据。通过适当的训练后,医生把危险因素评价作为采集病史、体格检查和实验室检查中不可缺失的一部分。如增加健康风险度的个人特征(如吸烟和家族史)一般可记录在病史里,通过仔细体格检查可以发现临床前疾病状态,而常规的实验室检查就可发现生理性的危险因素。

健康维护计划的一个重要内容是根据危险因素的评估,以及患者的性别、年龄的信息,确定干预的措施,包括健康咨询、健康筛检、化学预防。由于危险因素与健康之间是多因多果的关系,采取的干预措施也应该是综合的。针对性的健康教育取决于患者本身的生活行为方式。健康筛检主要是根据不同的性别和年龄,制订相应的干预计划。

(四)社区公共卫生服务

预防医学的另一重要措施是对确定人群开展预防服务。它主要针对某一确定的人群,如某一居住区域、某一企业、某一职位、某一学校的人群。因此,就引入了社区的概念。

1. 社区的概念

社区是指若干社会群体(家庭、氏族)或社会组织(机关、团体)聚集在某一地域里所形成的一个生活上相互关联的大集体,如我国城市街道和农村的镇。社区是人们在长期共同的社会生产和生活中自然形成的,其边界比较模糊。在我国常把人们居住的行政区域称为"生活社区",人们工作学习等区域称为"功能社区",如企业、单位、学校、医院等。

就预防工作来讲,以社区为范围开展健康促进和疾病防治工作有非常明确的针对性。从卫生服务讲,以社区为范围,则便于医患交往,便于家庭、亲属对患者的照顾。对卫生资源消费来说,加强社区卫生也有利于节约和减轻患者的负担。更为重要的是,通过社区服务网络,能有组织地动员群众参与,依靠社区群众自身的力量,改善社区的卫生环境,加强有利于群体健康发展的措施,达到提高社会健康水平的目的。

2. 社区公共卫生及其实施的原则

社区公共卫生是人群健康策略和原则在社区水平上的具体应用,即根据社区全体居民的健康和疾病的问题,开展有针对性的健康保护、健康促进以及疾病预防的项目,提高社区人群健康水平和生活质量,实现人群健康的均等化。促进社区全体居民健康的实践中应遵循以下原则:

(1)以健康为中心。

人群健康策略的第一要素是关注全体人群的健康。健康不仅是卫生部门的责任,也是全社会的共同责任,所有部门都要把自己的工作和社区居民的健康联系起来,树立"健康为人人,人人为健康"的正确观念,努力维护和增进健康,促进社会的发展。

(2)以人群为对象。

强调社区预防服务应以维护社区内的整个人群的健康为准则。如以提高社区人群的健康意识,改变不良健康行为特点的社区健康教育、社区计划免疫、妇幼和老年保健、合理营养等措施,都是从整个社区人群的利益和健康出发的。

(3)以需求为导向。

社区预防服务以需求为导向强调了服务的针对性和可及性。针对性是因为每个社区都有其自己的文化背景和环境条件,社区预防服务应针对社区本身的实际情况和客观需要,并根据居民的经济水平以及社区自身所拥有的资源,发展和应用适宜的技术为居民提供经济、有效的卫生服务;另外,通过社区诊断,制订适合社区自身特点的社区卫生项目,在执行项目过程中加强监测和评价。

(4)多部门合作。

解决社区的任何一个健康问题都需要社区内民政、教育、环境卫生、体育、文化、公安等部门增进了解,明确职责,齐心协力,优势互补,共同促进社区卫生和人群健康工作。卫生部门在社区卫生的责任体系中,承担组织和管理功能,对社区卫生服务中心和各站点的设置标准、技术规范、人员配备等进行业务指导和监督。

(5)人人参与。

人人参与不仅是要开展与自己健康有关的事情,还应让他们参与确定社区的健康问题、制订社区预防服务计划和评价等决策活动中来。这样既能有效地提高服务的水平和扩大服务的覆盖面,同时又能激发个人和社区对促进和改善健康的责任感,以及提高社区居民促进健康和自我保健的能力,起到"授人以渔"的良性循环的效果。

3.国家基本公共卫生服务

国家基本公共卫生服务是指由政府根据特定时期危害国家和公民主要健康问题的优先次序以及当时国家可供给能力(筹资和服务能力)综合选择确定,并组织提供的非营利的卫生服务。实施国家基本公共卫生服务项目是促进基本公共卫生服务逐步均等化的重要内容,也是我国公共卫生制度建设的重要组成部分。因此,国家基本公共卫生服务主要是在社区实施的公共卫生服务项目。国家制订的《基本公共卫生服务规范》可作为为居民免费提供基本公共卫生服务的参考依据,也可作为各级卫生行政部门开展基本公共卫生服务绩效考核的依据(表1-2-1)。

表1-2-1 2017年国家基本公共卫生服务项目一览表

序号	类别	服务对象	项目及内容
一	建立居民健康档案	辖区内常住居民,包括居住半年以上非户籍居民	1.建立健康档案。2.健康档案维护管理
二	健康教育	辖区内常住居民	1.提供健康教育资料。2.设置健康教育宣传栏。3.开展公众健康咨询服务。4.举办健康知识讲座。5.开展个体化健康教育
三	预防接种	辖区内0~6岁儿童和其他重点人群	1.预防接种管理。2.预防接种。3.疑似预防接种异常反应处理
四	儿童健康管理	辖区内常住的0~6岁儿童	1.新生儿家庭访视。2.新生儿满月健康管理。3.婴幼儿健康管理。4.学龄前儿童健康管理
五	孕产妇健康管理	辖区内常住的孕产妇	1.孕早期健康管理。2.孕中期健康管理。3.孕晚期健康管理。4.产后访视。5.产后42天健康检查

续表

序号	类别	服务对象	项目及内容
六	老年人健康管理	辖区内65岁及以上常住居民	1.生活方式和健康状况评估。2.体格检查。3.辅助检查。4.健康指导
七	慢性病患者健康管理（高血压）	辖区内35岁及以上常住居民中原发性高血压患者	1.检查发现。2.随访评估和分类干预。3.健康体检
	慢性病患者健康管理（2型糖尿病）	辖区内35岁及以上常住居民中2型糖尿病患者	1.检查发现。2.随访评估和分类干预。3.健康体检
八	严重精神障碍患者管理	辖区内常住居民中诊断明确、在家居住的严重精神障碍患者	1.患者信息管理。2.随访评估和分类干预。3.健康体检
九	结核病患者健康管理	辖区内确诊的常住肺结核患者	1.筛查及推介转诊。2.第一次入户随访。3.督导服药和随访管理。4.结案评估
十	中医药健康管理	辖区内65岁及以上常住居民和0~36个月儿童	1.老年人中医体质辨识。2.儿童中医调养
十一	传染病和突发公共卫生事件报告和处理	辖区内服务人口	1.传染病疫情和突发公共卫生事件风险管理。2.传染病和突发公共卫生事件的发现和登记。3.传染病和突发公共卫生事件相关信息报告。4.传染病和突发公共卫生事件的处理
十二	卫生计生监督协管	辖区内居民	1.食源性疾病及相关信息报告。2.饮用水卫生安全巡查。3.学校卫生服务。4.非法行医和非法采供血信息报告。5.计划生育相关信息安全巡查
十三	免费提供避孕药具		1.省级卫生计生部门作为本地区免费避孕药具采购主体依法实施避孕药具采购。2.省、地市、县级计划生育药具管理机构负责免费避孕药具存储、调拨等工作
十四	健康素养促进行动		1.健康促进县（区）建设。2.健康科普。3.健康促进医院和戒烟门诊建设。4.健康素养和烟草流行监测。5.12320热线咨询服务。6.重点疾病、重点领域和重点人群的健康教育

以下重点讲述传染病及突发公共卫生事件报告和处理服务。

（1）传染病疫情和突发公共卫生事件风险管理。

在疾病预防控制机构和其他专业机构指导下，协助开展传染病疫情和突发公共卫生事件风险排查、收集和提供风险信息，参与风险评估和应急预案制（修）订。（突发公共卫生事件是指突然发生，造成或者可能造成社会公众健康严重损害的重大传染病疫情、群体性不明原因疾病、重大食物和职业中毒以及其他严重影响公众健康的事件。）

（2）传染病和突发公共卫生事件的发现、登记。

规范填写门诊日志、入/出院登记本、X线检查和实验室检测结果登记本。首诊医生在诊疗过程中发现传染病患者及疑似患者后，按要求填写《中华人民共和国传染病报告卡》；如发现或怀疑为突发公共卫生事件时，按要求填写《突发公共卫生事件相关信息报告卡》。

（3）传染病和突发公共卫生事件相关信息报告。

①报告程序与方式：具备网络直报条件的机构，在规定时间内进行传染病和（或）突发公共卫生事件相关信息的网络直报；不具备网络直报条件的，按相关要求通过电话、传真等

方式进行报告,同时向辖区县级疾病预防控制机构报送《传染病报告卡》和(或)《突发公共卫生事件相关信息报告卡》。

②报告时限:发现甲类传染病和乙类传染病中的肺炭疽、传染性非典型肺炎、脊髓灰质炎、人感染高致病性禽流感患者或疑似患者,或发现其他传染病、不明原因疾病暴发和突发公共卫生事件相关信息时,应按有关要求于2小时内报告。发现其他乙、丙类传染病患者、疑似患者和规定报告的传染病病原携带者,应于24小时内报告。

③订正报告和补报:发现报告错误、报告病例转归或诊断情况发生变化时,应及时对《传染病报告卡》和(或)《突发公共卫生事件相关信息报告卡》等进行订正;对漏报的传染病病例和突发公共卫生事件,应及时进行补报。

(4)传染病和突发公共卫生事件的处理。

①患者医疗救治和管理:按照有关规范要求,对传染病患者、疑似患者采取隔离、医学观察等措施,对突发公共卫生事件伤者进行急救,及时转诊,书写医学记录及其他有关资料并妥善保管。

②传染病密切接触者和健康危害暴露人员的管理:协助开展传染病接触者或其他健康危害暴露人员的追踪、查找,对集中或居家医学观察者提供必要的基本医疗和预防服务。

③流行病学调查:协助对本辖区患者、疑似患者和突发公共卫生事件开展流行病学调查,收集和提供患者、密切接触者、其他健康危害暴露人员的相关信息。

④疫点疫区处理:做好医疗机构内现场控制、消毒隔离、个人防护、医疗垃圾和污水的处理工作。协助对被污染的场所进行卫生处理,开展杀虫、灭鼠等工作。

⑤应急接种和预防性服药:协助开展应急接种、预防性服药、应急药品和防护用品分发等工作。

⑥宣传教育:根据辖区传染病和突发公共卫生事件的性质和特点,开展相关知识技能和法律法规的宣传教育。

(5)协助上级专业防治机构做好结核病和艾滋病患者的宣传、指导服务以及非住院患者的治疗管理工作,相关技术要求参照有关规定。

4.职业病的管理

在医学领域里有一类特殊的疾病——职业病,它不仅与预防有密切的关系,在其管理方面还有特定的要求。

(1)职业病的概念。

人们在工作环境中因直接接触职业性有害因素所导致的疾病称为职业病。各国根据本国的经济条件和科技水平以及诊断、医疗技术水平,规定了各自的职业病名单,并用法令的形式所确定,即立法意义上的"法定职业病"。《中华人民共和国职业病防治法》将职业病定义为"企业、事业单位和个体经济组织的劳动者在职业活动中,因接触粉尘、放射性物质和其他有毒、有害物质等因素而引起的疾病"。我国的职业病分为10大类15个病种,包括尘肺13种;职业性放射性疾病11种;职业中毒56种;物理因素所致职业病5种;生物因素所致职业病 3 种;职业性皮肤病 8 种;职业性眼病 3 种;职业性耳鼻喉口腔疾病 3 种;职业性肿瘤 8 种;其他职业病 5 种,其中包括化学灼伤等工伤事故。

（2）职业病的特点。

职业病具有下列 5 个特点:

①病因明确,为职业性有害因素,控制病因或作用条件,可消除或减少疾病发生。

②病因与疾病之间一般存在接触水平(剂量)—效应(反应)关系,所接触的病因大多是可检测和识别的。

③群体发病,在接触同种职业性有害因素的人群中常有一定的发病率,很少只出现个别患者。

④早期诊断、及时合理处理,预后康复效果较好。大多数职业病目前尚无特殊治疗方法,发现越晚,疗效也越差。

⑤重在预防,除职业性传染病外,治疗个体无助于控制人群发病。

（3）职业病管理。

职业病的管理主要涉及职业病诊断管理、职业病报告管理及职业病患者的治疗与康复、处理办法等内容。《中华人民共和国职业病防治法》(简称《职业病防治法》)是职业病管理的国家法律。《职业病防治法》规定,职业病诊断应由省级以上政府卫生行政部门批准的医疗卫生机构承租,这就是实行必要的准入制度;该法对职业病诊断的依据和标准职业病装定的组织与鉴定行为、用人单位在职业病诊斯与鉴定期间的法律义务、职业病的报告以及职业病患者的待遇等,都做出了详细规定。

二、现代医学主要诊断方法和技术

现代医学的诊断,主要是通过问诊采集病史,全面系统地了解患者的症状,通过视诊、触诊、叩诊和听诊等体格检查发现患者存在的体征,并进行必要的实验室检查,如血液学检查、生物化学检查、病原学检查、病理学检查,以及心电图、X 线和超声等辅助检查,收集这些临床资料后,予以综合分析,得出临床诊断,包括:病因诊断,根据致病原因而提出的诊断,说明了疾病的本质;病理解剖诊断(病理形态诊断),即根据病变组织器官的形态改变进行的诊断;病理生理诊断(功能诊断),即根据器官功能状况作出的诊断。

1. 问诊和病史采集

采集病史是医生诊治患者的第一步。通过问诊,了解疾病的发生、发展、诊治经过、既往健康状况和曾患疾病的情况,对诊断具有极其重要的意义,也为随后对患者进行的体格检查和各种诊断性检查的安排提供了最重要的基本资料。问诊内容主要包括:患者一般情况;主诉,患者感受最主要的痛苦或最明显的症状和(或)体征,也就是本次就诊最主要的原因及其持续时间;现病史,此次患病后的全过程;既往史,包括患者既往的健康状况和过去曾经患过的疾病(包括各种传染病、外伤手术、预防注射、过敏,特别是与目前所患疾病有密切关系的情况);个人史和家族史,女性还应包括月经史和生育史。

2. 体格检查

体格检查,是指医师运用自己的感官,或借助于传统简便的检查工具,如体温表、血压计、叩诊锤、听诊器、检眼镜等,客观地了解和评估患者身体状况的一系列最基本的检查方法。许多疾病通过体格检查再结合病史就可以作出临床诊断。医师进行全面体格检查后对患者健康状况和疾病状态提出的临床判断称为检体诊断。

通过体格检查发现的客观改变即体征。体格检查的基本方法包括:

(1)视诊。

是医师用眼睛观察患者全身或局部表现的诊断方法。视诊可用于全身一般状态和许多体征的检查,如发育、营养、意识状态、面容、步态等。局部视诊需要借助某些仪器(如耳镜、鼻镜、检眼镜及内镜等)进行检查。

(2)触诊。

是医师通过手接触被检查部位时的感觉来进行判断的一种方法。它可以进一步检查视诊发现的异常征象,也可以明确视诊所能明确的体征,如体温、湿度、震颤、波动、压痛、摩擦感,以及包块的位置、大小、轮廓表面性质、硬度、移动度等。触诊的适用范围很广,尤以腹部检查更为重要。触诊根据施加的压力轻重,可分为浅部触诊法和深部触诊法。

(3)叩诊。

是用手指叩击身体表面某一部位,使之震动而产生音响,根据震动和声响的特点来判断被检查部位的脏器状态有无异常的一种方法。根据叩诊的目的和叩诊的手法不同可分为直接叩诊法和间接叩诊法两种。

(4)听诊。

是医师根据患者身体各部分活动时发出的声音判断正常与否的一种诊断方法。目前主要采用间接听诊法,即用听诊器进行听诊。除心、肺、腹的听诊外,还可以听取身体其他部位发出的声音,如血管杂音、骨折面摩擦音等。

3. 实验诊断

(1)临床实验室检查主要内容。

①血液学检验。

血液学检验是指血液和造血组织的原发性血液病,以及非造血细胞疾病所致的血液学变化的检查。包括红细胞、白细胞和血小板的数量、生成动力学、形态学和细胞化学等的检验,止血功能、血栓栓塞、抗凝和纤溶功能的检验;溶血的检验;血型鉴定和交叉配血试验等。血液一般检测包括血液细胞成分的常规检测(简称为血液常规检测)、网织红细胞检测和红细胞沉降率检测。传统的血液常规检测包括红细胞计数、血红蛋白测定、白细胞计数及其分类计数。近年来由于血液学分析仪器的广泛应用,血液常规检测的项目还常包括红细胞平均值测定和红细胞形态检测、血小板平均值测定和血小板形态检测等。

②体液与排泄物检验。

体液与排泄物检验是对尿、粪和各种体液,以及胃液、脑脊液、胆汁等排泄物、分泌液的常规检验。尿液一般检测包括：A. 一般性状检测：尿量、气味、外观、比重、酸碱度等；B. 化学检测：尿蛋白、尿糖、尿酮体、尿胆原、尿胆红素等；C. 尿沉渣（显微镜）检测：细胞、管型、结晶体等。目前，尿液检查已经基本上被尿液干化学方法和尿沉渣分析仪法所取代，可快速准确打印出数据结果，但不能缺少尿沉渣显微镜检测。

③生化学检验。

生化学检验是对组成机体的生理成分、代谢功能、重要脏器的生化功能、毒物分析及药物浓度监测等的临床生物化学检验。包括糖、脂肪、蛋白质及其代谢产物和衍生物的检验；血液和体液中电解质和微量元素的检验；血气分析和酸碱平衡的检验；临床酶学检验；激素和内分泌功能的检验；药物和毒物浓度检测等。

肝功能试验通常包括血清总蛋白和清蛋白/球蛋白比值测定、血清蛋白电泳、血清总胆红素测定、血清结合胆红素与非结合胆红素测定、血清丙氨酸氨基转移酶（ALT，旧称谷氨酸丙酮酸转移酶，GPT）和天门冬氨酸氨基转移酶（AST，旧称谷氨酸草酰乙酸转移酶，GOT）、碱性磷酸酶（ALP）、谷氨酰转移酶（y-GT）等项目。

肾功能检测包括：肾小球滤过功能，常用的指标有血清肌酐测定、血尿素氮测定；肾小管重吸收、酸化等功能。

④免疫学检验。

免疫学检验主要包括免疫功能检查、临床血清学检查，以及肿瘤标志物等的临床免疫学检验。

肿瘤标志物是指在肿瘤发生和增殖的过程中，由肿瘤细胞合成释放，或机体对肿瘤细胞反应而产生的一类物质。当机体发生肿瘤时，血液细胞组织或体液中的某些肿瘤标志物可能会升高。如肝癌患者常会有甲胎蛋白（AFP）升高、前列腺癌患者常会有前列腺特异性抗原（PSA）升高。但是，现今所知的肿瘤标志物绝大多数不仅存在于恶性肿瘤中，也存在于良性肿瘤、胚胎组织甚至正常组织中。因此，单独发现肿瘤标志物升高，不能作为肿瘤诊断的依据。

⑤病原学检验。

病原学检验包括感染性疾病的常见病原体检查、医院感染的常见病原体检查、性传播性疾病的病原体检查、细菌耐药性检查等。

另外，临床遗传学检查、临床脱落细胞学检查等一般也包括在实验室检查范围内。

（2）实验诊断的临床应用和评价。

①正确选择实验室检查项目。

实验室对有关标本检测的结果，有不同的临床意义：有的检查可直接得到确定的诊断，如白血病依靠骨髓检查、内分泌腺体疾病依靠内分泌功能检查就可明确诊断；有些检查可有辅助诊断价值，如肝病或肾病进行肝、肾功能检查，医生通过检验结果结合临床资料综合分析得出明确诊断；有的检验项目具有鉴别诊断的意义，如发热患者检验外周血白细胞的变化，白细胞数和中性粒细胞比值增高，考虑可能是由化脓感染所引起的，而淋巴细胞增高则可能为病毒感染所致。因此,选择项目时应选择对疾病诊断灵敏度高和特异性强的检验项目来进行检查。另外,临床检验的项目繁多,选择项目时,一定要在认真和详尽地进行病史询问和体格检查得到初步诊断的基础上,从疾病诊断的实际需要出发,选用针对性和特异性较强的项目进行检查,做到有的放矢。

②常用诊断性实验的评价指标评价检验项目。

临床价值的指标有诊断灵敏度、诊断特异性和诊断准确度。

A. 诊断灵敏度:指某检验项目对某种疾病具有鉴别、确认的能力。诊断灵敏度的数学式为所有患者中获得真阳性结果的百分数。

B. 诊断特异性:指某检验项目确认无某种疾病的能力,它的数学式为所有非患者中获得真阴性结果的百分数。

C. 诊断准确度:指某检验项目在实际使用中,所有检验结果中诊断准确结果的百分比。

③ROC 曲线。

对定量性检验项目临床应用性能评价的方法,最常用的为"接受操作特性图"(receiver operating characteristics curve,ROC),或称为"临床应用性能分析评价图",常应用于两种以上诊断性检验的诊断价值的比较。

(3)实验诊断的参考值范围的确定。

由于目前对"正常值"尚无确切的定义和概念,故已被参考值或参考范围的概念替代,参考值和参考范围均是应用统计学方法而产生。参考值是指对抽样的个体进行某项目检测所得的值;所有抽样组测得的平均值加减两个标准差即为参考范围。某项目检测时,各医疗单位因使用的方法和仪器不同,又可有不尽一致的参考值,故各实验室对某些检验项目应建立自己的参考值,供临床参考用。

4. 医学影像检查

临床常用的医学影像检查有 X 线检查、超声成像、CT 成像和磁共振成像(MRI)。20世纪 70 年代以来,由于单光子发射计算机断层技术和正电子发射计算机断层技术的发展,核医学显像成为临床医学影像诊断领域中一个重要组成部分。

(1)X 线成像。

X 线成像,是基于 X 线对人体组织的穿透性,以及不同组织由于厚度、密度差异,对 X线吸收衰减不同而形成图像。高密度、高厚度组织在 X 线片呈白色,低密度、低厚度组织则呈黑色。X 线片检查可获得永久性图像记录,对复查疾病的进展有重要帮助,是目前呼吸系统、骨关节系统、消化系统等疾病的首选影像学检查方法。但 X 线检查是一种有射线的检查方法,该检查为组织的重叠图像,对于组织密度差、小的器官组织较难分辨;部分造影检查为有创性,碘造影剂有发生过敏反应的风险。

①检查方法。

按照 X 线检查手段不同分为普通检查和造影检查两种。普通检查为不引入造影剂的一般性透视或拍片检查。造影检查为将造影剂引入体内的腔、隙、管、道内的检查。引入器官或组织内的造影剂,按照与正常组织器官的密度比较,分为高密度造影剂和低密度造影剂两种。

按照成像方式不同分为透视检查和摄影检查。透视检查简单易行,可以通过不同体位观察,了解心脏大血管搏动、膈运动、胃肠蠕动等,但透视缺乏永久性图像记录,荧光屏亮度较差,对于组织器官的密度厚度差、较小或过大的部位如头颅、骨盆等均不宜透视。摄影检查是目前最常用的检查方法,将组织的厚度、密度改变永久性地记录在照片上,图像清晰对比度好,缺点是只能得到一个方向的重叠图像,为了立体观察常需要做互相垂直的两方向摄像,不能做动态观察。

②数字 X 线成像和数字减影血管造影。

数字 X 线成像(DR)是将普通 X 线摄影装置或透视装置同电子计算机相结合,使 X 线信息由模拟信息转换为数字信息,而得到数字图像的成像技术。DR 依其结构上的差别可分为计算机 X 线成像(CR)、数字 X 线荧光成像(DF)和平板探测器数字 X 线成像。

数字减影血管造影(DSA)是通过电子计算机进行辅助成像的血管造影方法。它是应用计算机程序进行两次成像完成的。在注入造影剂之前,首先进行第一次成像,并用计算机将图像转换成数字信号储存起来。注入造影剂后,再次成像并转换成数字信号。两次数字相减,消除相同的信号,得到一个只有造影剂的血管图像。这种图像较以往所用的常规脑血管造影所显示的图像更清晰、更直观,一些精细的血管结构也能显示。

③疾病 X 线图像表现。

疾病 X 线图像改变,可有大小改变,如心影增大等;位置改变,如关节脱位等;形态改变,如各种呼吸系统、循环系统、消化系统、泌尿生殖系统、骨骼关节系统的发育异常、炎症、肿瘤、外伤等都产生形态结构变化;轮廓改变,如心脏病、心包病变、骨关节疾病的诊断依靠这些器官外形轮廓的变化;密度改变,如肺内渗出、肿瘤致肺内异常密度增高、骨骼炎症、肿瘤致骨密度降低或破坏;功能改变,某些疾病发生功能变化,如心包积液、心脏搏动减弱或消失等。

（2）CT 检查。

CT 图像不同于 X 线检查所获得组织厚度和密度差的重叠图像,而是 X 线束穿过人体特定层面进行扫描,经计算机处理而获得的重建图像。CT 图像的分辨率由图像的像素所代表的对应体素的大小决定,体素由扫描野的大小、矩阵的行列数及层厚决定,扫描野越小,矩阵数越多,层厚越薄,其分辨率越高。

组织对 X 线吸收衰减可以通过量化 CT 值表示,其一般使用 Hounsfield 单位(Hu),规定骨骼为+1000Hu,空气为-1000Hu,水为 0Hu,人体各种组织位于这一规定值内。

①CT 检查优缺点。

A. 优点:CT 图像为人体组织断面像,其密度分辨率明显优于 X 线检查图像,能良好地显示人体内各部位的器官结构,除发现形态改变外,还能检查组织的密度变化,扩大了影像学的检查范围。

B.缺点:CT检查是有射线的检查方法,较难发现器官组织结构的功能变化,个别部位如颅底部骨伪影可影响后颅凹脑组织检查;因成像野的限制,不宜检查四肢小关节,难以显示空腔器官的黏膜变化;做强化扫描时有造影剂的不良反应存在。

②检查方法。

按照CT检查时造影剂的应用与否,可将CT检查分为平扫、造影强化扫描和造影扫描。

A.平扫:为不给予造影剂的单纯CT扫描,对腹部扫描有时给予口服造影剂,如水、碘剂等目前也属平扫范围。平扫时根据扫描部位和要求的不同,层厚1~10mm,层间距1~10mm连结扫描,要求完成受检部位的全程扫描。拍摄照片根据检查要求,使用不同的窗宽和窗位,如颅外伤要求脑组织窗和骨窗照片,胸部要求肺组织窗和纵膈窗照片,以观察不同组织结构变化。

B.CT造影强化扫描:为了观察病变组织的血供及其与血管的关系,常进行此种强化扫描。一般从肘静脉注射60%碘剂造影剂100mL左右进行病变区扫描。扫描可分为:①一般强化扫描:即注射造影剂后对病变区行常规进床扫描;②病变动态强化扫描:对病变区连续动态扫描,以决定病变血供特点。

C.CT造影扫描:为X线造影检查后进行的CT扫描,如脑池碘剂或空气造影、脊髓造影后进行脑脊髓的CT检查。

③CT特殊检查技术。

A.螺旋CT:常规CT采用间断进床式垂直层面扫描获得单层数据,螺旋扫描采用连续进床式螺旋层面扫描获得容积数据,其可进行薄层面重建及多方位图像重建。

B.CT血管造影:由肘静脉注射造影剂时进行受检部位的螺旋CT扫描,获得容积数据后采用表面覆盖法或最大密度投影法进行血管重建,观察血管改变及病变与血管关系。

C.CT仿真内镜检查:采用病变部位螺旋扫描,获得容积数据送工作站进行图像内腔重建。

D.定量CT检查:主要适用于骨矿含量测量,使用标准体的骨密度做比较,定量骨矿含量。

E.多层CT扫描:常规CT采用单层探测器做单层扫描,多层CT采用不同或相同尺寸的多排探测器组合,在一次扫描中完成多层数据采集,加快扫描速度,降低了X线管的负荷,缩短扫描时间。

(3)超声成像。

超声是指振动频率在20000次1秒(Hz,赫兹)以上,超过人耳听觉阈值上限的声波。超声检查是利用超声波的物理特性和人体器官组织声学特性间的相互作用,获取信息并处理后形成图形曲线或其他数据,以诊断疾病。

①超声诊断的种类。

A.超声示波诊断法:即A型超声诊断法,是将回声以波幅的形式显示。此法目前已被其他方法取代。

B.二维超声显像诊断法:即 B 型超声诊断法,此法是将回声信号以光点的形式显示出来,为灰度调制型。回声强则光点亮,回声弱则光点暗,称为灰阶成像。光点随探头的移动或晶片的交替轮换而移动扫查。由于扫查连续,可以由点、线而扫描出脏器的解剖切面,是二维空间显示,又称二维法。

C.超声光点扫描法:是在灰度调制型中加入慢扫查锯齿波,使回声光点从左向右自行移动扫描,故称 M 型(motion mode)超声诊断法。它是 B 型超声诊断法中的一种特殊显示方式,常用于探测心脏,通称 M 型超声心动图。

D.多普勒超声诊断法:即 D 型超声诊断法。应用多普勒效应原理,将接收到的多普勒信号显示为频谱图和可闻声信号,以测定心脏血管内血流方向和速度。用于检查心脏疾病周围血管疾病、实质器官及其病变的血流灌注、胎儿血液循环及围生期监护。

②超声图像特点。

根据不同组织的声阻抗及其均质性,可将人体组织器官分成 4 种声学类型(表1-2-2)。

表 1-2-2　人体组织器官声学类型

类型	临床意义	二维超声表现
无回声型	尿、胆汁、血液、胸水、腹水及心包积液、羊水等	液性暗区
低回声型	肝、脾、心肌	均匀细小中等强度的光点
强回声型	心内膜、心瓣膜、肾包膜、胆囊壁等	较强的密集光点回声
含气型	肺、胃肠道等	强反射,界面后方的组织结构不能显示

③超声检查的主要用途:

A.检测实质性脏器的大小、形态及物理特性。

B.检测某些囊性器官(如胆囊、胆道、膀胱和胃等)的形态走向及功能状态。

C.检测心脏、大血管和外周血管的结构、功能及血流动力学状态,包括对各种先天性、后天性心脏病、血管畸形及闭塞性血管病变的诊断。

D.检测脏器内各种占位性病变的物理特性。根据占位性病变的声学分型,鉴别占位病变的实质性、囊性,还是囊实混合性,部分还可鉴别良、恶性。

E.检测积液(如胸腔积液、心包积液、胆囊积液、肾盂积液及脓肿等)的存在与否,以及对积液量的多少作出估计。

F.产科上可确定妊娠,判断胎位、胎儿数量;确定胎龄,评价胎儿生长发育情况;发现胎儿畸形;评定胎儿生理功能。超声引导下还可对羊水、脐血、胎儿组织取样做染色体等实验室检查,或对胎儿进行宫内治疗。

G.在超声引导下进行穿刺做针吸细胞学或组织活检,或进行某些引流及药物注入治疗。

（4）磁共振成像。

磁共振成像（MRI）是利用人体氢原子核（质子）在巨大、恒定、均匀磁场中受射频脉冲激动后共振，经接收线圈接收后计算机处理的人体断面图像。

①检查方法。

按照 MRI 检查时造影剂使用与否分为平扫和强化扫描两种。

A. 平扫：为不使用造影剂的一般扫描，在腹部检查时，有时给患者口服一些顺磁性药物，如枸橼酸铁胺、钆制剂等充盈以分辨胃肠道，也属平扫范围。根据受检部位不同，使用不同的射频线圈和接收线圈。根据受检部位的病变性质分别做矢状、冠状、横切或斜切成像，采用不同的层厚、层间距矩阵数，原则上要有 T1 加权质子加权和 T2 加权检查，以分辨病变性质。

B. 强化扫描：同 CT 检查强化扫描一样，用于观察病变的血供及其与血管的关系。目前，用于临床的 MRI 造影剂主要为 Gd-DTPA，经肘静脉注射，重复受检部位的 T1 加权扫描，该造影剂分布于血管外组织间隙，引起局部 MRI 信号增强，以发现病变的范围，决定病变性质。

C. MRI 特殊成像技术：如 MR 血管成像（MRA）、MR 胰胆管成像（MRCP）、功能 MR 成像（FMR）等。

②MRI 图像优缺点。

A. 优点：MRI 图像无射线损害；通过梯度场和射频场的更换可完成矢状、冠状、横切、斜切等多轴成像；图像不受人体正常组织的干扰，不像 CT 有骨骼等干扰伪影；MRI 强化扫描使用钆造影剂，无不良反应。

B. 缺点：MRI 成像检查时间较长，早期 MRI 机使用经典量子学理论，做一个 T2 加权成像需 16min 以上，近年来采用快速成像方法已缩短为 5min 以下；因患者置于磁体内有恐惧感，现已改为宽入口短磁体，可避免或消除恐惧；因成像线圈和成像野的限制，小关节小部位的成像开展不普及；机器昂贵，运行费用高，检查费用高。

5. 其他临床辅助检查

临床医学诊断，除前述病史采集、体格检查、实验室检查、影像诊断，以及病理学诊断（本章从略）外，还有许多其他基于器械的辅助检查方法，在此择其常用者予以简述。

（1）心电图检查。

心脏机械收缩之前，先产生电激动，心房和心室的电激动可经人体组织传到体表。心电图（ECG）是利用心电图机从体表记录心脏每次心动周期所产生电活动变化的曲线图形。心电图除主要用于心脏疾病的诊断外，也广泛应用于各种危重患者的抢救、手术麻醉、药物作用和电解质紊乱的监测，以及航天、登山运动的心电监测等。

由于心电图主要反映心脏激动的电学活动，因此对各种心律失常和传导障碍的诊断分析具有肯定价值，到目前为止尚没有任何其他方法能替代心电图在这方面的作用。另外，特征性的心电图改变和演变是诊断心肌梗死可靠而实用的方法。除上述两种情况外，房室肥大、心肌受损和心肌缺血都可引起一定的心电图变化，有助诊断。但近几十年来，随着超声心动图技术的不断完善和普及,心电因诊断价值的局限性日趋显现。对于瓣膜活动、心音变化、心肌功能状态等,心电图不能提供直接判断,但作为心动周期的时相标记,可作为其他检查的重要辅助手段。

（2）核医学检查。

核医学是一门利用开放型放射性核素诊断和治疗疾病的学科。核医学诊断方法按放射性核素是否引入受检者体内分为体外检查法和体内检查法。体内检查法根据最后是否成像又分为显像和非显像两种。利用放射性核素实现脏器和病变显像的方法称为放射性核素显像,这种显像有别于单纯形态结构的显像,是一种独特的功能显像,为核医学的重要特征之一。核医学的必备物质条件是放射性药物（如锝-99m、碘-131 等）、放射性试剂（如 γ 光子）和核医学仪器（如 γ 闪烁探测器、γ 照相机、单光子发射计算机断层仪、自动型 γ 计数仪等）。

（3）内镜检查。

内镜是一种光学仪器,由体外经过人体自然腔道送入体内,对体内疾病进行检查。内镜发展已有 100 余年历史,至今已有 4 代,依其出现顺序为:硬式内镜、可曲式内镜、纤维内镜和电子内镜。光导纤维内镜利用光导纤维传送冷光源,管径小,且可弯曲,检查时患者痛苦少。借助内镜可以直接观察脏器内腔病变,确定其部位、范围,并可进行照相、活检及某些治疗。在诊断上,内镜应用最广的是消化道和支气管的检查。

上消化道内镜检查包括食管、胃、十二指肠的检查,是应用最早、进展最快的内镜检查,通常也称胃镜检查;下消化道内镜检查包括乙状结肠镜、结肠镜和小肠镜检查,以结肠镜应用较多,可达回盲部甚至末端回肠,了解部分小肠和全结肠病变;纤维支气管镜（简称纤支镜）于 1967 年正式用于临床,是呼吸系统疾病诊疗的重要方法之一。纤支镜因管径细、可弯曲,易插入段支气管和亚段支气管。同时,可在直视下作活检或刷检,也可作支气管灌洗和支气管肺泡灌洗,行细胞学或液性成分检查,并可摄影或录像作为科研或教学资料,已成为支气管、肺和胸腔疾病诊断、治疗和抢救上的一项重要手段。

三、现代医学主要治疗方法

医学虽然有数千年历史,但直到 19 世纪以前,医学治疗的效果非常有限,医生可能偶尔治好一些患者,但更多的时候,只是"开出处方,等患者死亡,或自然痊愈"。但自 20 世纪开始,医学治疗发生了翻天覆地的变化。许多确切有效的药物,如维生素、抗感染药物、抗肿瘤化学治疗药、降血压药、抗精神病药等被发明和发现,外科手术不断完善,新的治疗手段也不断出现。

本节主要介绍药物治疗、手术治疗、介入治疗和物理治疗,其他治疗方法如"生活方式干预"治疗、心理治疗等,可参见本书相关章节。

（一）药物治疗

药物治疗,是最常用和最主要的治疗方法之一。我国管理部门对药品的定义为:用于预防、治疗、诊断人的疾病,有目的地调节人的生理功能并规定有适应证或者功能主治、用法和用量的物质,包括中药材、中成药、化学原料药及其制剂、抗生素、生化药品、放射性药品、血清、疫苗、血液制品和诊断药品等。根据药物的性质、剂型、组织对药物的吸收情况及治疗需要,药物给药途径可有口服、舌下含化、吸入、外敷、直肠给药、注射(皮内、皮下、肌肉、静脉动脉注射)等。

1. 药物治疗作用及不良反应

药物进入机体后经过吸收、转化等过程,最终产生了有效的治疗作用。由于每种药物的药理作用有许多种,因此在治疗疾病的过程中会出现一些不良反应。药物不良反应指的是所有不符合用药目的并为患者带来不适或痛苦的有害反应。不同类的药物可能会出现相似的不良反应,同类药物的不良反应也可有量和质的差异。

2. 药物选择原则

(1)根据疾病的严重程度选择用药。

一般若患者的病情较轻,则选用作用较温和、起效不是很快、副作用轻微的口服药物;反之,病情严重甚或危及生命,则应选用作用强、起效快的静脉制剂。

(2)根据药物药动学和药效学的特点选择药物。

药物的吸收、分布、代谢和排泄不同,其所产生的药理作用就会有所差异,在治疗疾病的过程中所表现的治疗作用就会不一样,因此,利用药动学和药效学的重要参数进行定性和定量的结合,可帮助选择有效合理的药物。

(3)根据患者的个体差异来选择用药。

疾病的治疗过程中药物的作用对多数人来说是有治疗作用的,但对个体来说又有所差异。例如,处于不同年龄阶段的婴幼儿和老年人,因其代谢功能和整体反应的不同,对药物的反应则有很大的差异。

(4)根据药物的价格或效应来选择用药。

即比较药物治疗的成本—效果。

3. 合理用药

要做到合理用药,首先要明确疾病的诊断,有选择性地用药;其次,在初步确定使用哪一类药物后,要根据所选药物的药效动力学和药代动力学的特点制订合适的剂量、给药途径、疗程等。此外,要考虑可能出现的药物不良反应,最好达到个体化给药。在实际临床工作中经常需多种药物联合使用,联合用药既可以利用几种药物的协同作用以增强治疗效果,也能减少单一用药的剂量,从而使每种药物的不良反应发生率降低。

药源性疾病是由于用药引起的人体功能或组织结构的损害,并具有相应临床经过的疾病,它是医源性疾病的重要组成部分之一。多数药源性疾病是由药物滥用和选药不当引起的。药源性疾病分为以下几类:

(1)甲型。

量效关系密切,是由于药物本身或其代谢物引起的疾病,是药物固有作用的增强和持续作用的结果。此型药源性疾病多数可以预测,发生率较高,但死亡率较低。

(2)乙型。

量效关系不密切,与药物剂量无线性关系,是与药物本身固有的作用无关的异常反应,但与人体的特异体质有关。此型药源性疾病难以预测,发生率较低但死亡率较高,主要包括变态反应。

(3)长期用药致病型。

如长期应用地西泮类镇静催眠药者,停药后可出现焦虑;抗高血压药物可乐定突然停用,可出现血压升高。

(4)药后效应型。

包括药物应用后导致的癌症和生殖毒性的发生,如抗生育、致畸或通过母乳对婴儿引起的过敏反应。这些药物包括性激素类、某些免疫抑制剂、某些抗生素等。

4.抗生素的合理用药

抗生素是临床上应用范围最为广泛的药物之一,如果用药不当,不仅达不到治疗的目的,同时还会产生耐药及其他不良反应。

合理使用抗生素包括合理选药和合理给药两方面。选择抗生素时,首先应分析可能的致病菌并据此来选用敏感的抗生素,一般应用药物敏感试验来筛选抗生素。当病情危重时则应根据患者的感染部位、可能感染的菌群来选用抗菌谱较广的药物。

(二)手术治疗

手术是外科治疗中的重要环节,是指用各种器械和仪器对机体组织或器官进行切除、修补、重建或移植等,以解除患者痛苦,达到治疗的目的,有时也作为检查、诊断的方法。外科手术根据专科可分为:骨科手术、泌尿外科手术、妇科手术、产科手术、脑外科手术、胸外科手术等;根据操作复杂程度分为:大手术、中等手术、小手术;根据急缓程度分为:急诊手术、限期手术、择期手术;肿瘤手术根据远期的影响还分为:根治性手术、姑息性手术;根据无菌程度分为:无菌手术、污染手术、感染手术。

手术除治疗作用外,也对机体有不利的影响,主要有两方面:一方面是局部损伤,包括出血、组织破损、炎症及感染、瘢痕形成等;另一方面是对全身各系统的影响,如能量代谢增强、内分泌系统活跃、循环系统负担加重,腹部手术使消化系统功能受到抑制、免疫系统受到抑制等。手术后的常见并发症有手术后出血、切口的感染、切口裂开、肺不张及感染、尿潴留及感染等。

近几十年来微创外科手术,如显微外科手术和内镜手术逐渐发展和普及,越来越多地取代了传统手术。

1.显微外科手术

显微外科手术是20世纪60年代发展起来的外科手术方式,即外科医生在手术显微镜下进行的各类手术,在耳鼻喉科及眼科的应用最早,在创伤与整形外科得到了很大的发展,近几年在泌尿外科、神经外科、心血管外科广泛应用,21世纪还将在实验外科、胎儿外科、移植外科等领域推广。

2. 腔镜手术

腔镜手术是一种借助内镜进入人的体腔用肉眼直接观察进行手术或检查的方法,近些年广泛用于胃肠外科、肝胆外科、血管外科、妇科、肿瘤外科、胸外科等各个专业疾病的诊断与治疗,其最大优点是创伤小,患者恢复快。

(三)介入治疗

介入治疗是指在医学影像或内镜的导向下,利用经皮穿刺和导管技术,通过药物、物理、化学等手段直接消除或减轻局部病变,从而达到治疗目的。介入治疗具有微创、可重复性强、定位准确等特点,对有些疾病,其疗效优于传统内、外科治疗。目前,介入治疗技术主要有:

1. 血管性介入技术

例如:①经导管血管栓塞术;②经导管局部药物灌注术;③经导管腔内血管成形术;④经皮血管内支架置放术;⑤经颈静脉肝内门腔分流术;⑥经皮血管内异物和血栓取出术;⑦经皮血管内导管药盒系统植入术;⑧心脏瓣膜成形术;⑨射频消融术;⑩选择性血管造影术和药物性血管造影技术等。

2. 非血管性介入技术

例如:①经皮针吸活检术;②经皮穿制内外引流术;③经皮椎间盘切割术;④输卵管再通术;⑤腹水静脉转流术;⑥脑积水腹腔或静脉转流术;⑦内支架置放术;⑧经皮胃造瘘术;⑨结石处理技术;⑩"T"形管置换术等。

3. 内镜下的介入技术

例如:①经胃镜食管曲张静脉硬化剂治疗;②经胃镜食管癌支架术;③经鼻腔镜铺助颅底肿瘤切除术;④经皮肾镜下碎石术;⑤经显微内镜腰椎间盘脱出治疗术等。

(四)放射治疗

放射治疗是利用放射线如放射性同位素产生的 α、β、γ 射线和各类 X 线治疗机或加速器产生的 X 线、电子束、质子束及其他粒子束等治疗疾病。放射治疗是治疗肿瘤的常用方法之一。

放射线产生的生物效应有:①直接损伤,即作用于细胞核内的脱氧核糖核酸(DNA),破坏核苷酸间的氢键,甚至切断一条多核苷酸链,导致细胞损伤;②间接损伤,即射线作用于体液中的水分子,导致水分子电离或激活,产生各种自由基,这些自由基很不稳定,在含氧情况下容易形成过氧化氢。如果细胞利用这些物质组成蛋白质则容易使细胞"氧中毒",导致细胞在分裂时死亡。

射线导致细胞死亡的形式有两种:①细胞被大剂量射线照射时,发生分裂间期死亡,即在细胞进行下次分裂前死亡,这种情况在临床上不易遇到;②当细胞受到较小剂量射线照射后,根据照射剂量的大小,细胞经历一次或几次分裂,最后在分裂时死亡。这是在放射治疗时常见的细胞增殖死亡。因此,增殖速度不同的细胞对放射线的敏感性不同。处于增殖期的细胞受射线的影响大,不进行分裂的细胞对射线的敏感性差。

放射治疗的副作用,取决于不同细胞对射线的敏感性,也与放射治疗部位、面积、剂量及射线的性能等密切相关。此外,与患者的全身情况、以前是否接受过化学治疗、放射治疗及手术等也有关系。放射治疗的全身反应包括:①血液系统主要表现为白细胞、血小板降低;②胃肠系统表现为食欲缺乏、厌食、恶心、呕吐等;③神经系统症状为乏力、嗜睡或失眠等。

(五)物理疗法

物理疗法是应用自然界和人工的各种物理因子作用于机体,达到预防、治疗疾病和康复的方法。目前物理疗法已成为临床治疗学中不可缺少的重要部分。广泛用于:①各种炎症尤其是慢性炎症的恢复治疗;②各种神经系统疾病或损伤的恢复治疗;③各种原因导致的肌肉损伤的治疗;④术后并发症的治疗;⑤有一些疗法如超声波扩大了原有的作用,成为外科手术工具。

现代物理疗法的方法很多,包括:电疗、超声波疗法、磁疗、生物反馈、音乐电疗、光疗法、冷热治疗、水疗、高压氧疗法等。

1. 电疗

包括直流电疗法、直流电离子导入疗法、低频电脉冲疗法、中频正弦电流疗法及高频电疗法等。直流电疗法使用较低电压(50~80V)的直流电通过机体治疗疾病,可用于周围神经炎、神经痛、偏头痛、关节炎、淋巴管炎、慢性前列腺炎、术后粘连肌炎、过敏性鼻炎等。低频脉冲电流是频率在1000Hz以下,电压或电流幅度按一定的规律从零或某一电位水平上瞬间出现,然后降低或消失的电流,其治疗作用包括对神经系统的刺激作用、止痛作用、改善血液循环和代谢,可用于皮神经炎、急性腰扭伤后腰肌痉挛等。

2. 超声波疗法

利用500~1000kHz的超声波以各种方式进行人体疾病治疗的方法称为超声波疗法。目前临床上除一般超声波治疗外还有超声雾化治疗、超声药物透入治疗,并作为外科或耳鼻喉科手术工具,用强超声波破坏肿瘤组织等。

3. 光疗法

光疗法是利用阳光或人工产生的各种光辐射能作用于人体,以达到治疗和预防疾病的一种物理疗法。目前,理疗学中的光疗法一般是指利用人工光源辐射能防治疾病的方法。一般分为红外线、可见光、紫外线和激光4种疗法。如红外线的治疗可有:改善局部血液循环;促进局部渗出物的吸收消肿;降低肌张力,增加胶原组织的延展性;镇痛作用;促进新陈代谢;消炎等作用,可用于镇痛,改善局部血液循环,缓解肌肉痉挛及消炎等;紫外线有抗炎、镇痛、脱敏、促进皮下淤血的吸收等作用,可用于各种类型的炎症,如疖痈、神经炎、风湿性关节炎、肌炎等,以及白癜风、银屑病等皮肤病治疗。

近几年激光在医学方面的应用越来越广泛。如氦—氖激光、二氧化碳激光被用于各种慢性炎症的治疗。

4.高压氧疗法

根据其治疗特点,也被划归为物理疗法,其适应证有放射性坏死、减压病、急性一氧化碳中毒、急性气栓症、气性坏疽、顽固性骨髓炎、需氧菌和厌氧菌引起的软组织混合感染、急性缺血性挤压伤、放线菌病、烧伤、急性失血性贫血等。

【技能训练】

一、技能训练

调查所在城市三级医院的科室组成及看诊流程,能完成医导工作。

二、能力拓展(小论文等形式)

临床医师、健康管理师、公共营养师三者之间的区别与联系。

过程性考核:

一、选择题(10题)

1.(ABC)属于按治疗对象建立的学科。

A.儿科学　　　　B.危重病医学　　　　C.职业病学　　　　D.介入学科

2.实验室检查的主要内容有(ABCD)。

A.血液学检验　　B.免疫反应　　　　C.生化反应　　　　D.体液检查

3.临床常用的医学影像学检查有(ABCD)等。

A.X线检查超声成像　　　　　　　　B.磁共振(MRI)

C.B超　　　　　　　　　　　　　　D.CT成像

4.(B)是利用心电图机从体表记录心脏每次心动周期所产生电活动变化的曲线图形。

A.CT造影图　　B.心电图(ECG)　　C.平扫图　　　　D.D型超声图

5.现代医学主要的治疗方法有(ABD)等。

A.手术治疗　　B.介入治疗　　　　C.化学治疗　　　　D.物理治疗

6.体格检查的方法主要有(ABCD)。

A.视诊　　　　B.触诊　　　　　　C.叩诊　　　　　　D.听诊

7.预防医学的目的是保护、促进和维护健康,预防(ABD)。

A.疾病　　　　B.失能　　　　　　C.失智　　　　　　D.早逝

8.临床医学中尿液检查已经基本上被(AC)所取代。

A.尿液干化学方法　　　　　　　　B.尿液化学方法

C.尿沉渣分析仪法　　　　　　　　D.尿沉渣重量分析

9.按照CT检查时造影剂的应用与否,可将CT检查分为(ABC)。

A.平扫　　　　B.造影强化扫描　　C.造影扫描　　　　D.横扫

10.多数药源性疾病是由药物滥用和选药不当引起的。药源性疾病分为以下几类(ABCD)。

A.甲型　　　　　　　　　　　　　B.乙型

C.长期用药致病型　　　　　　　　D.药后效应型

二、简答题(5题)

1. 临床医学的学科分类有哪些。

2. 简述预防医学的三级预防策略。

3. 物理疗法包括哪些方面的内容。

4. 临床医学与预防医学的不同点有哪些。

5. 简述临床医学与健康管理的关系。

课件资源

任务三　认识智能(慧)健康管理

案例导入:

"上海健康云"APP 在防控新冠肺炎疫情中发挥重要作用

2020 年新冠病毒感染肺炎蔓延全国,各地政府加强人员管控,上海市作为超大城市,随着春节后来沪(返沪)人员增加,各道口、口岸体温检测和健康登记的压力也逐步加大。为了提高来沪(返沪)人员通行效率,减少排队等待时间,请即将来沪(返沪)人员,在家中或者出发前,提前填报个人健康登记信息。来沪人员一是通过手机下载"健康云"APP,实名注册后进入"上海新型肺炎公共服务平台",在"来沪人员健康信息登记系统"中填写。二是在微信中关注"上海健康云"公众服务号,进入"新冠防控",在"来沪人员健康信息登记模块"中填写。填报成功后,即可收到填报成功的短信验证码。大家在通关时,可以向各道口和口岸测温工作人员出示短信验证码,快速通行。

那么"上海健康云"还做些什么样的工作,取得了哪些成绩? 智能(智慧)健康兴起的原因是什么?

任务实施:

【理论知识(知识准备)】

一、健康管理现代信息技术的兴起

(一)智能健康管理的概念

新医改(2009 年 4 月颁布了《中共中央国务院关于深化医药卫生体制改革的意见》,简称《新医改》)激活了进展缓慢的卫生信息化,引来了各地数字医院和区域医疗网络的建设高潮,许多与医疗相关的 IT 新技术和新应用也随之进入医疗健康领域,智能健康管理的概念进入人们的视野。

1. 概念

智能健康管理是整合医疗与信息技术相关部门的资源,研究健康管理信息的获取、传输、处理和反馈等技术,实现区域一体化协同医疗健康服务,建立高品质与高效率的健康监测体系、疾病防治服务体系、健康生活方式与健康风险评价体系,进行健康评价、制订健康计划、实施健康干预等过程,达到改善健康状况、防止常见病和慢性病的发生和发展、提高生命质量、降低医疗费用的目的,最终实现全人、全程、全方位的健康管理。

2. 智能健康管理的必要性

(1)智能健康管理是提高医疗健康服务的必然选择。

移动数字医疗和智能健康管理坚持预防为主,促进健康和防治疾病相结合,推进信息科技和医疗技术相结合,开发提供用于个人和社区居民的卫星、智能、数字化人体穿戴式多参量医学传感器终端等医疗与健康管理设备,以移动医疗数字信息化技术管理为手段,为居民提供实时的健康管理服务,为医护人员提供在线的医疗服务平台,为卫生管理者提供健康档案实时的动态数据,形成自我健康管理及健康监测、健康风险评估和远程医疗协助有机结合的循环系统,实现对个体健康的全程监控,显著提高重大疾病诊断和防治能力,提高医疗服务效率、质量、可及性,降低医疗成本与风险,为全民健康水平的提高提供强有力的科技支撑。

(2)智能健康管理是加快卫生信息化建设的迫切需要。

智能健康管理能够充分发挥移动信息化优势,积极助力医疗行业打通内外信息孤岛,构筑医患沟通平台和健康信息共享机制,开发效率更高、成本更低的数字医疗服务产品及平台,制定信息标准和规范,培养智能健康管理人才,从而助推卫生信息化建设的加快发展。

(3)智能健康管理是进一步推广全面健康事业的需要。

我国经济发展,尤其是东部地区经济的快速增长,居民对健康需求的日益增长,健康产业的大力兴起,为智能健康管理的实施奠定了良好的基础;"国家数字卫生关键技术和区域示范应用研究"等多项国家课题的研究与报告,为智能健康管理构建了先进的信息技术与现代医学技术交互、整合、开发的平台,推动了区域卫生资源互通共享,满足政府、企业和居民的需求。

(二)信息技术在健康管理中的应用

"信息是经过加工过的数据,它对接收者有用,对决策或行为有现实的、潜在的价值"。信息技术是研究信息的获取、传输和处理的技术,由计算机技术、通信技术、微电子技术结合而成,有时也称作"现代信息技术"。也就是说,信息技术是利用计算机进行信息处理,利用现代电子通信技术从事信息采集、存储、加工、利用,以及相关产品制造、技术开发、信息服务的新学科。信息技术是信息高度发展的结果。

健康医疗大数据行业属于起步阶段,属于朝阳产业,但大数据技术已被应用到健康医疗的各个方面。对于医疗机构,医疗大数据的分析结果将帮助医疗机构科学决策,提高管理和诊疗水平,医疗大数据是和医疗信息化紧密相连的,医疗机构的信息化,尤其是电子病历系统的完善,是实现临床数据分析的重要条件,同时大数据技术也将加速医疗信息化的进程;通过电子病历、病例交流共享、用药助手等实现精确诊疗,简化工作流程,有助于缓解医患矛盾。通过大数据分析应用,推动覆盖全生命周期的预防、治疗和健康管理的一体化健康服务,这是未来健康服务管理的新趋势。

二、健康信息标准体系

(一)电子健康档案

电子健康档案,既涵盖了个人从出生到死亡的全生命周期过程中因免疫、体检、治疗、运动、饮食等健康相关活动所产生的个人健康信息的数据,又涉及医疗服务、疾病防控、健康保健和食品安全、养生保健等多方面数据。健康数据主要包括三个部分:面向医院的电子医疗档案(EMR)、面向区域卫生的电子健康档案(EHR)和面向个人的个人健康档案(PHR)。随着云计算技术的发展,健康数据的云数据化过程是一个必然的趋势。

电子健康档案经过医疗数字化、信息化、智能化的发展,是医疗信息化中的重要医疗信息组织形式,医疗信息的记录、存储、传输和展示具有重要应用价值,随着云和云健康的发展,电子健康档案的利用价值得到增值,同时云健康通过电子健康档案进行医疗信息的组织和运作,可以利用原有的信息资源和组织形式,实现信息资源的增值,有很大的应用价值和便利,实现了医疗信息的封装和更大限度地医疗资源共享和利用。电子健康档案的构建,能有效利用原有医疗信息,实现医疗资源的共享和增值。

电子健康档案的特点:

①共享:电子健康数据可以在许多不同的平台之间共享、流动,这是电子健康档案的重要特点。

②易于维护:医院传统的医疗数据存储总量不大,查找困难,而电子健康档案基于不同的 IT 系统,方便查找和维护。

③效率更高:电子健康档案的共享和流动性有利于医疗资源的共享和利用。

④友好的用户界面:友好的用户界面是未来电子健康档案的关健。精确诊疗,简化工作流程,有助于缓解医患矛盾。

(二)医疗信息共享服务平台

医院的信息化建设已迎来发展的黄金时期,但是医院借助信息化技术转型,最终应该是为医院管理服务,并给患者带来更好的就医体验。

传统医疗行业有几个突出的问题,比如大病小病都找三甲医院,优质的医疗资源十分有限,医生的精力也十分有限,所以无法充分发挥医生的价值。而医学的信息也不对称,预防、康复知识匮乏,缺乏病人的主动参与,医院传统的医疗数据存储总量不大,各个医疗机构之间的差异比较大,医疗行业信息化水平差异比较大,医疗信息化水平不一。随着医疗大数据的发展,为有效解决这些问题提供了新的思路。

1. 利用信息技术实现区域医疗信息化

随着信息技术时代的到来,区域卫生信息化成为当今世界发展潮流。区域医疗的关键是信息整合。2013年以来国家卫生和计划生育委员会(2018年3月27日组建国家卫生健康委员会)全面推进新医改,利用信息网络和通信技术,使一定区域内各种卫生相关信息系统互联互通,重点建设卫生信息资源的交换、存储和共享的区域卫生信息平台。

2. 基于云平台的远程数字健康管理系统

远程数字化医疗健康系统通过采用一系列数字化技术和设备。连续、实时地采集患者的生理和病理数据,通过网络技术传送到服务器上,医生或健康服务提供商可以实时监控患者的病情和生理状况,及时做出反馈,使患者不必专程来医院就医,在家里就可以获得方便、快捷的医疗健康服务。

3. 信息技术在医院健康数据采集中的应用

医院健康数据采集的关键信息技术包括条形码技术,以及与HIS、CLS、PACS等系统进行数据共享的接口技术、数据库技术在健康档案存储中的应用等。

4. 医院患者健康管理中物联网技术的应用

物联网是新一代信息技术的重要组成部分,也是"信息化"时代的重要发展阶段。物联网就是物物相连的互联网,物联网具有的三大基本特征包括:全面感知、可靠传输、智能处理。总的来说,互联网主要解决人与人的互联,连接了虚拟与真实的空间;物联网主要解决的是物与物之间的互联,连接了现实与物理世界。

居民健康管理包括健康指标监测(如血压、血糖、血氧、心电等)、智能健康预警、居民健康档案、健康常识等。

借助物联网技术,可以实现对患者相关信息的一系列管理。其中主要有:对患者身份的管理;对患者诊疗的管理;对患者查询的管理;对危机预警的管理。采用物联网技术,通过体检、评估、预防、咨询等方式,使处于亚健康的个体自未病到疾病的轨迹以数字化形式表达,并提出个性化健康干预方案,最大限度实现健康促进和早期预防。医疗物联网能及时监测慢性病患者身体指标变化,慢性病患者使用时可自动收集数据信息,传到医疗中心的个人健康档案中,进行实时健康管理。

三、"互联网+"健康管理服务

(一)互联网移动医疗

移动医疗是把计算机技术、移动通信技术以及信息技术应用于整个医疗过程的一种新型现代化医疗方式,它是面向社会的、全面的医疗信息、医疗服务和健康管理服务的复杂系统。包含以下3个方面:

1. 数字健康(eHealth)

eHealth是记录健康信息,通过互联网和其他相关医疗信息化系统在医疗健康行业的应用,使个人主动参与疾病诊疗和健康管理,提高医疗机构向患者传递医疗服务的效率、效果和质量。

2. 移动健康（mHealth）

mHealth 是通过各种贴身的微小型化、低功耗感知设备采集生命体征和情境数据，经由智能网关利用无所不在的泛在通信网络连接到健康医疗"云"服务系统。从而实现患者和健康医疗服务提供方之间端到端的远程医疗或"虚拟"健康护理服务，包括个人健康管理、慢性疾病预测和监护、出院及术后康复指导、在线咨询等。

3. 智能健康（iHealth）

iHealth 的研究方向主要包括心脏病、糖尿病等常见重大疾病的特征参数与诊断模式技术、具有自主知识产权的居民健康档案规范和统一数据交换技术、健康数据中心的云存储技术、区域化协同健康服务体系的云计算技术、多源异构数据融合和智能数据挖掘技术、移动健康管理的多媒体交互技术、数字健康的信息安全体系等。

（二）互联网移动医疗在健康管理中的应用

mHealth 最早用于紧急医疗支持。大多数的应用是集中在传输疾病的主要特征参数，如远程心电（ECG）对心脏病的诊断。最新的研究一部分集中在支持紧急医疗服务，即提供创伤平面图像或视频传输（如超声）；另一部分集中于集成系统以用于针对特定的紧急情况，如脑卒中。

移动电话的普及为运用移动医疗技术支持医疗服务提供了关键的基础。过去，阻止移动医疗成为现实的障碍是网络连接、安全性、可靠性，以及低成本和低功耗等要求。但随着无线通信技术的普及，无线通信技术对移动医疗的制约已经不再是问题。

1. 健康状况监测和信息收集

移动医疗技术的发展，使便携式的医疗检测设备可以实时监测和记录健康管理者自身的身体状态，实现实时数据共享，实现了健康数据收集的多元化和健康档案管理的云存储。

2. 健康风险评估和健康评价

移动医疗的发展为人群大数据的建立提供了可靠的条件，是健康管理领域的研究热点，通过云计算开展健康风险评估和健康评价，可以弥补过去流行病学相关研究的不足。

3. 健康干预和健康促进

在现代健康管理系统中，依靠移动手机 APP、微信公众号等，人们可以很轻松地获得健康信息。就诊时可以通过相关医院的 APP 自助挂号、预约。患有慢性病的病人，可以利用网络在医生的指导下制定干预方案，实现慢病的健康管理。

四、可穿戴技术及其应用

（一）可穿戴设备的概念

可穿戴技术是一种主要探索和创造能直接穿在身上或是整合进用户的衣服或配件的设备的科学技术，是 20 世纪 60 年代，美国麻省理工学院媒体实验室提出的创新技术，利用该技术可以把多媒体、传感器和无线通信等技术嵌入人们的衣着中，可支持手势和眼动操作等多种交互方式。

可穿戴技术可以通过"内在连通性"实现快速的数据获取,通过超快的分享内容能力高效地保持社交联系。摆脱传统的手持设备而获得无缝的网络访问体验。健康领域是可穿戴设备应该优先发展的领域。可穿戴医疗设备是指可以直接穿戴在身上的便携式医疗或健康电子设备,在软件支持下感知、记录、分析、调控、干预甚至治疗疾病或维护健康状态。可穿戴健康设备本质是对于人体健康的干预和改善。

(二)可穿戴设备的应用

可穿戴医疗设备的意义在于植入人体、绑定人体,识别人体的体态特征、状态,时刻监测我们的身体状况、运动状况、新陈代谢状况,还会让我们动态、静态的生命,以及体态特征数据化,其真正价值在于让生命体态数据化,可穿戴医疗设备可以实时监测血糖、血压、心率、血氧、体温、呼吸频率等人体健康指标,以及人体基本的治疗。

可穿戴设备在医疗卫生领域主要应用于健康监测、疾病治疗、远程康复等方面。

1. 健康监测

健康观念已深入人心,人口的老龄化及医疗资源的紧缺,使得医疗健康监护备受关注。市面上的可穿戴监测设备主要以智能手环、智能手表为主,具有可操作性强、便于携带、外形美观的特点。主要的功能有:计步、生命体征检测、血糖监测、能量消耗及睡眠监测等功能。

2. 疾病治疗

可穿戴设备用于康复疾病的治疗多处于研究与评估阶段。例如,穿戴式体外自动除颤仪,可用于高危心脏病患者,在危急时自动除颤。临床上还有不少穿戴式外骨骼康复辅具的出现,如手外骨骼、上肢外骨骼、下肢外骨骼机器人,可以有效地帮助康复患者进行康复训练,提高康复训练的效果。

3. 远程康复

可穿戴设备不仅可以指导患者进行家庭康复,还可以扩大康复人群,减少就医压力,并及时把控患者病情。

临床中常见的可穿戴医疗设备有连续血糖检测仪、心电图检测仪、脉搏血氧仪、血压检测仪、助听器、药物输送仪、除颤仪等。

(三)可穿戴设备的特点

1. 可穿戴性

用户长时间"穿戴",应用各种传感器采集用户体外数据或生理参数,满足不同层次的需求。

2. 智能移动性

长久有效采集数据,并最终传输到移动终端和网络云端。再加上无线通信技术的多样化发展使得智能穿戴设备更具智能性和移动性。

3. 人机交互性

实现人机互动,更精准采集和分析用户数据,在云存储、大数据等技术支持下,精准评估用户生理状况,为用户提供更优质的服务。

可穿戴医疗设备的应用前景广阔,主要原因有:一方面,我国人口老龄化造成医疗需求的急剧增长;另一方面,我国医疗资源供给严重短缺,尤其在偏远地区。供需缺口为可穿戴医疗设备发展带来机遇。未来,冠心病、高血压、糖尿病等慢性疾病的患者将不仅接受药物治疗,还接受包括远程监测、远程治疗方案调整、生活方式管理和可穿戴式给药在内的整体疾病管理方案。

(四)可穿戴技术在健康管理中的应用

可穿戴设备具备极大的创造空间,只要能根据人体各部分的功能做出合理的设计,产品能够以任何形态出现。

1.应用的基本原则

从健康监测目的出发,应用可穿戴技术、设计可穿戴设备,要充分考虑身体穿戴部位的生理信号特性,保障安全性、可感测性、可调控性,以及信号的稳定可靠性等。主要原则包括安全性、可感测性、可调控性、信号的稳定可靠性、数据无线化、管理自动化、分析智能化、服务个性化。

2.应用的主要类型

目前,可穿戴设备的形态对于人体来说,从头到脚几乎全部覆盖。如以头颈部为支撑的头盔、头带、眼镜、耳机、项链、项圈;以手部为支撑的手套、手表、手环、腕带、戒指;以脚部为支撑的鞋袜和其他佩戴饰品。除此之外,还包括服装、背包、钱夹、拐杖、配饰等,甚至还涉及医疗健康领域中许多植入人体内部的微型传感设备,以及能提升人体负重能力的机械骨架等。主要类型见表 1-3-1 ~ 表 1-3-3。

表 1-3-1　智能服装的主要类型

智能服装	身体躯干部位可感测的生理信号很多,包括体形和体姿、生物电磁、心胸腹部结构和振动信号、体液与排泄物、体表温湿度等。具体设计产品可包括:智能胸罩或智能背心,感知心率、呼吸、心电、肌电、汗液等;智能短裤,感知胰腺、尿液等信息;智能宝宝衫,感知婴儿的多种生理信息;智能外套,感知体形和体姿,产能、吸能、储能、保温等。服装还有极大的创新空间,如智能手套等
智能鞋袜	智能鞋以普通鞋为基础,装上微控制器、加速计、陀螺仪、压力感应器、喇叭和蓝牙芯片等配置,可以感知糖尿病足的病变情况、身体活动信号、计步、定位跟踪等;智能袜可以嵌入温湿度、压力传感器,甚至直接运用智能织物或功能材料制作成袜子,感知足底压力、足踝血压、糖尿病足信息等
智能帽	头顶部位在身体的最高处,配置生物电极、超声波,可以感知脑电、脑血管状态;配置声音、图像传感器,可以感测周围环境,指引视力障碍者身体行动和避障
智能带	(1)智能腰带:腰部位于身体最中间,具有较好的活动稳定性,适合身体姿态、步态和计步监测;腰带又是最不会脱离身体的服装选件之一,集成 GPS、磁场传感器和无线电收发器件,可以很好地进行人体室内外定位和运动跟踪 (2)智能手套:手掌和手指有丰富的血管、掌纹、指纹,可以感知到血脉信息,测量出心率、血压;可以感测到掌纹和指纹,预测全面的人体健康信息 (3)智能胸带:一般设计成心率带,可以测量心率、呼吸率、心电等信息 (4)智能领带:利用颈动脉测量血压、心率

表1-3-2　智能佩戴的主要类型

智能眼镜	头部为人体最重要的部位,因此智能眼镜在可穿戴设备中的地位最为重要。眼镜可以被设计出导盲、疲劳监测、脑电检测等功能
智能手环	智能手环是比较成熟的可穿戴设备。一般智能手环包括计步、测量距离、热量、脂肪等功能;同时还具有睡眠监测、疲劳提醒等功能
智能手表	手腕部位有良好的动脉信息。可以将智能手表设计成心率计、血压计,同时兼具智能手环的功能

表1-3-3　智能配饰设备的主要类型

智能戒指	感测手指动脉信息;运动监测、睡眠监测、疲劳监测等
智能耳环	听觉增强;耳脉监测
智能项链和吊坠	定位跟踪、汗液监测等

3. 应用的主要环节

可穿戴技术可以应用于个体健康管理的全过程。包括感知测量、分析评估、预测预警、控制干预等。

(1)生理指标的感知。

①实时自我测量。随时随地进行生理指标、睡眠情况、日常活动、饮食习惯、周围环境等健康信息的监测,为健康管理提供长效的监测数据,便于健康状态精确评估、健康风险及时分析和预警。

②实时远程监护。结合移动互联网,实现生理指标的远程监护,为家庭监护和社区监护提供有力支撑。

③生理指标的评价。进行监测,为健康管理提供长效的监测数据,便于健康状态精确评估、健康风险及时分析和预警。

④实时远程监护。结合移动互联网,实现生理指标的远程监护,为家庭监护和社区监护提供有力支撑。

(2)生理指标的评价。

横向偏差分析、纵向偏差分析、变异性分析。

(3)健康干预。

生理指标的感应测量是基础,评估分析是手段,维护国人的身心健康才是健康管理的目标。实现这一目标的途径,就是要有一系列的健康干预措施和手段(表1-3-4)。

表1-3-4　健康干预措施

健康素质干预	借助穿戴设备或智能手机等工具,以远程教育和培训等方式将健康知识传递给国人,以期提高国人的健康素养
健康生活干预	依据监测数据及其分析,从生活习惯、饮食结构等方面进行干预,以期改善和提高国人的健康生活方式

健康行为干预	依据健康体检数据和监测数据的融合分析,自主地制订身体锻炼的计划方案和实施措施,通过穿戴设备干预锻炼活动的执行和监督
健康调理	(1)心理调理:对于不良情绪(变异的心电、脑电、心率、血压等生理信息)及时进行心理干预,促使其转化到平静的情绪状态 (2)生理调理:通过穿戴设备从视觉、听觉、触觉等方面诱导生理状态的演化。如诱导深呼吸进行血压调节、心率调节等

可穿戴技术在健康管理领域的应用广泛、前景光明,但也存在一些亟待解决的问题,如信息标准、信息安全等,需要进一步的研究与推进。

五、远程医疗及移动 APP 应用

(一)远程医疗

随着社会发展和科技的进步,人们生活质量在不断改善的同时,健康观念也发生着巨大的变化,对医疗服务的效率和质量也提出了更高的要求。随着物联网技术的飞速发展,远程医疗服务应运而生,并在全球卫生行业得到了越来越多的重视和越来越广泛的应用。

远程医疗传统定义是使用计算机通信技术和多媒体技术提供医学信息共享和医学诊疗服务,包括远程疾病诊断、远程患者咨询及护理、远程健康教育、远程医疗信息服务等所有医学活动。虽然远程医疗概念的出现早于物联网概念,但远程医疗涉及的主要技术均属于物联网技术范畴,因此,远程医疗也可描述为采用物联网技术跨越空间障碍,提供非现场的实时医学支持与医疗服务活动。当前具有代表性的远程医疗服务如远程医疗视频会诊、远程生命体征监护、远程健康教育、在线医疗保健咨询、网上预约挂号等,这些应用服务的研究开发,突破了传统医疗的距离限制,从多方面、多角度、多维度促进了医疗服务的广度与深度。

(二)轻问诊移动 APP 应用

有身体不适的时候,及时去医院看医生是必要的,但有时感觉并没有那么严重,或者仅仅出现了轻微的初期症状,自己觉得去医院排队挂号麻烦,随着智能手机、平板电脑等智能移动终端的普及、3G/4G/5G 移动网络技术的发展,普通用户通过移动应用软件进行求医问药成为移动医疗中的一个新兴类型。移动医疗类 APP 的出现,可帮助人们通过移动终端寻求医疗资源,了解疾病诊疗、用药及康复信息,与医生进行在线交流,实现对疾病的轻问诊。

轻问诊主要内容涉及医疗咨询、疾病查询、预约挂号、药品查询、症状自查、检验信息、健康资讯等。其服务形式包括提供知识库查询、非实时专家咨询、知识宣教、信息推送等。其中非实时专家咨询充分利用移动终端的智能性,允许并鼓励用户通过文字、图片,以及语音等多种媒体形式向专业人员描述疾病情况,部分 APP 还提示规范用户该如何表述,当问题得到回复后,通过手机短信提醒用户及时查看;预约挂号可以帮助用户查询各个医院、各个科室、各位专家的门诊号源信息,并实现在线预约挂号服务,信息推送可以为用户提供定制服务,实时为用户提供各类资讯和信息服务。

1. 典型的轻问诊 APP

典型的轻问诊 APP,具有以下功能:

①智能导诊:采用疾病推导引擎,从大众熟知的症状和体征入手,按部位选择(支持多选)并智能推导出可能的疾病、症状、疾病关系型数据库,加上独有的决策树模型算法,充分保障了导诊的科学性和便利性。

②对症找药:收录专业的疾病描述及治疗方案,提供众多医生推荐的常用药品。

③家庭药箱:收藏家庭常用药品,根据家人服药情况,智能提醒用药安全警示。

④服药提醒:给长辈设置服药提醒,再也不用担心家人忘记服药。

⑤虚假药品曝光:鉴别和举报虚假医疗广告,不再上当受骗。

⑥附近药店:根据用户位置,智能提示周边药店信息,一个电话即可找到想买的药品。

⑦条码扫描:通过扫描药品包装盒条形码,可快速查看相关药品保健品说明。

⑧健康记录:随时随地记录本人及家庭成员的健康信息,支持文本、图片、音视频及物联网数据接入,健康数据既可以储存在本地,也可以同步到远端或分享给授权的医务人员,为个人健康管理及远程医疗服务提供技术支持。

⑨患者教育:健康教育数据库包含常见问题及正式答案,全部由临床专家收集和编撰,涵盖了所有可能涉及的健康及疾病话题,深入浅出,科普易懂。基于医学词库的专业分词搜索引擎可以帮助用户迅速找到所需的答案,从而使稀缺的专家资源惠及最广大的移动互联网用户。

⑩"医生众包"抢答:"医生众包"抢答的方式,将用户的提问放入相关科室的问题池,科室中的空闲医生可领取该问题回复,凭借后台医生的庞大数量,确保了所有问题均可在 30min 内被回答,解决了网络咨询"即时性"的问题。

2. 药店类轻问诊 APP

药店类轻问诊 APP 提供精准、快捷、专业的健康信息服务,包括数万条药品信息、全国范围的药店信息、名药厂信息、完善的症状库和疾病库、全面的养生保健知识,以及每日最新健康资讯、健康管理等功能,致力于让大众过上更健康的生活。其提供的主要功能服务如下:

①多种药品概述、说明书、药厂信息、网友报价、点评等信息,一键搞定。

②周边药店、周边医院、周边大夫,为您购药就医提供方便。

③强大的医院和大夫查询系统,无论是按地区、疾病、科室都能让用户足不出户就能找到合适的医院和大夫。

④提供时下最新最全的医保药品目录。

⑤多种中药材和中药方剂,让您采中医之精髓,科学滋补调理。

⑥急救知识让用户在突发情况下应对自如。

⑦养生食谱和食物禁忌帮助用户吃出健康。

⑧支持模糊查询方式。无论用户输入的是成分、功效、产地、出处,还是药品适用症状、功效类别,均可以找到想要的信息。

3. 预约平台类轻问诊 APP

预约平台类轻问诊 APP 是为解决医生严重缺乏而导致就诊预约等待时间较长等问题,为人们提供预约服务的平台。

患者用手机登录预约平台,对于用户来说,查询功能是最为重要的服务之一。在预约平台数据库内,用户可以查找的内容种类非常详实,包括科室、服务内容、诊所地点、相册、医生学术背景,以及被服务的用户的评价等。当然,被使用最多的还是根据医生的日程安排而进行的预约功能,这是常被用户使用的核心功能。

预约平台可根据患者的地理位置、预约科别、保险种类、就诊类别、就诊语言和系统存储的医生工作日程表、医生信息等匹配,为患者建议最佳的医生,同时确定就诊时间;就诊时间临近时,预约平台还会向患者发出通知,提醒患者按时就诊。另外,预约平台也为医生专门设计了日程安排平台,提供多种多样同步和导出导入功能等,与已有系统整合,使得日程安排易用而且强大。

4. 健康顾问类轻问诊 APP

健康顾问收集常见疾病症状类型、简洁明了的药物信息、简单的医护程序和正式登记注册的医院和医护人员的信息等,而且表现形式包括文档、图片、视频等,非常清晰直观。

健康顾问类轻问诊移动平台为用户提供症状自评、搜寻医生、预约诊断,以及医药品购物等服务,其最大特色是立足移动端。

当用户偶感不适,比如头痛或胳膊疼时,可以打开该类应用,使用系统中的语音搜索功能,了解潜在的病因。对于一些常见的轻微疾病,用户可以根据指导对症下药。如果有必要去医院就诊,健康顾问就能根据你的地理位置,查找出就近的医院和适合的医生,方便预约和赴诊。病情危急时,用户可以直接拨打相关医疗单位的紧急服务热线,而且可以通过预登记功能预约急诊室和相关设施。

5. 特定对象的轻问诊 APP

部分轻问诊 APP 专为某类典型疾病设计,例如,针对糖尿病管理的 APP 提供手机和云端的糖尿病管理平台,为患者提供糖尿病管理服务,患者可以通过手机"健康应用"方便地存储收集饮食、血糖水平和药物治疗方案信息(可以手动输入或将设备与血糖监测仪无线连接),通过云端获得个性化的反馈和警示(例如,收集到患者午后血糖偏低的信息后,系统可提出建议病患食用的最佳食品,或建议对药物剂量进行调整)。系统在对现有药物剂量、血糖波动情况、每餐碳水化合物摄入情况等数据进行分析后,运用行为算法为患者提供实时自动的指导服务,包括提醒相关测试、药物、生活方式的调整及膳食建议。此外,系统还可以将诊断建议发送给医护人员,医护人员可以根据情况调整患者的用药选择。

【技能训练】

一、案例分析

作为健康服务的总入口，"上海健康云"统筹了上海卫生健康信息惠民资源，凭借大数据、物联网、移动互联网等先进技术，为市民提供"互联网+医疗健康"新型智慧服务。目前，这一系统已覆盖16个区、400多家公立医疗机构。2019年4月29日上午，上海市卫生健康委信息处副处长冯骏向澎湃新闻记者介绍，"上海健康云"平台已实现16个区的二三级医院和243家社区卫生服务中心全覆盖，目前注册用户370余万人；体征测量人数超191万人，测量1835万人次；健康档案查询31万人次；接种查询3.24万人次；慢病管理患者近91万人。

依靠不断完善的大数据应用技术，"上海健康云"的个人健康管理应用服务日趋丰富。通过精准把握居民健康需求，平台已实现"健康档案随时查、家庭医生掌上签、慢病管理医生帮、预约挂号如约至、预约接种不用等、体征指标智能测、亲情账户亲人管"的线上及线下融合的服务流程。

2019年12月20日，由中华人民共和国国家卫生健康委员会指导，《中国卫生》杂志社、健康报社主办的2019年度"推进医改，服务百姓健康十大新举措、十大新闻人物"推介活动结果揭晓。"上海健康云构建协同高效的整合型健康服务体系"获选"推进医改，服务百姓健康十大新举措"。

二、技能演练

1. 学会医疗服务平台的使用。

2. 智能医疗实例可穿戴技术及其应用。

随着我国人民生活水平的提高，以及人口老龄化速度的不断加快，老年人作为相对弱势的群体，其健康状况越来越引起社会大众的关注。老年可穿戴健康监测设备如表1-3-5所示。目前国内市场面向老年人健康监测的可穿戴产品主要有：智能手表/手环、智能拐杖、3G定位吊坠、电子血压计、可穿戴式智能心电图监护仪、享睡智能纽扣、智能心率服、智能调温服等。

表1-3-5　老年健康监测应用

产品形态	监测位置及功能
钮扣型	摔倒监测装置，正检率可达94.8%
腕带式	通过Shimmer节点采集数据，在线处理，节约能耗
惯性器件	佩戴于大腿和胸部等多个部位，准确率可达92%
远程心电监测仪	采集心电、呼吸、血压、血氧、脉搏五大参数，并实现医生远程诊断分析功能
运动背心	蓝牙连接，心电图实时显示，手机APP监测数据共享

三、能力拓展

调查所在城市三级医院的医疗健康共享服务平台的建设现状。

过程性考核:

一、选择题(10题)

1. 物联网具有的三大基本特征包括:(D)、可靠传输、智能处理。

A. 全面感觉　　　B. 全面了解　　　C. 部分感知　　　D. 全面感知

2. 电子健康档案的特点:(ABCD)。

A. 共享　　　　　B. 易于维护　　　C. 效率更高　　　D. 友好的用户界面

3. 信息是经过加工过的数据,它对(B)有用,对决策或行为有现实的、潜在的价值。

A. 患者　　　　　B. 接收者　　　　C. 医生　　　　　D. 管理者

4. (B)通过个人健康档案实现记录和组织运作具有很大的优势,可以利用原有的信息资源和组织形式,实现信息资源的增值。

A. 云数据　　　　B. 云健康　　　　C. 电子档案　　　D. 云信息

5. 健康顾问类轻问诊移动平台为用户提供症状自评、搜寻医生等服务,其最大特色是(A)。

A. 立足移动端　　B. 台式电脑　　　C. 家庭　　　　　D. 医院

6. (D)由于其移动、实时、可靠等突出优势,成为智能健康管理领域主要研发对象。

A. oHealth　　　　B. eHealth　　　　C. iHealth　　　　D. mHealth

7. 可穿戴设备的形态对于人体来说,(D)全部覆盖。

A. 皮肤　　　　　B. 上肢　　　　　C. 没有　　　　　D. 从头到脚几乎

8. SPSS 是"(C)"(Statistical Package for the Social Science)的简称。

A. 社会统计软件包　　　　　　　B. 科学统计软件包

C. 社会科学统计软件包　　　　　D. 社会科学统计包

9. 可穿戴设备使平台微型化、(D)。

A. 轻巧化　　　　B. 便捷化　　　　C. 简约化　　　　D. 以上都是

10. 远程医疗包含远程疾病诊断、远程患者咨询及护理、(A)、远程医疗信息服务。

A. 远程健康教育　　B. 远程护理指导　　C. 远程疾病监控　　D. 远程疾病跟踪

二、简答题(5题)

1. 简述智能健康管理的概念和内容。

2. 请分析远程医疗及移动医疗 APP 在健康管理领域的应用。

3. 简述可穿戴设备的应用及特点。

4. 电子健康档案的特点及医疗健康共享服务平台的建设现状。

5. 信息技术在健康管理中应用发展的对策有哪些。

参考文献

[1]陈建勋."健康管理"的理念和实践[J].中国公共卫生管理,2006,22(18):86-90.

[2]王明宇.基于体域网和云平台的远程数字健康系统发展的研究[J].计算机科学,2012,39(25):36-40.

[3]李文源.信息技术在医院健康数据采集中的应用[J].南方医科大学学报,2010,30(6):36-38.

[4]胡列伦.医院患者健康管理中物联网技术的应用研究[J].网络与通信,2013,13(24):36-39.

[5]胡晨昊.信息技术在健康管理中的应用及发展对策[E].https://www.xzbu.com/1/view-6460911.htm.

[6]石用伍.可穿戴医疗设备的研究进展[J].医疗装备,2018,31(5):193-195.

[7]许潇莹,艾双春.可穿戴设备在康复领域的应用现状及前景展望[J].世界最新医学信息文摘,2018,18(5):27-28.

[8]张海芳,于志峰.智能穿戴医疗设备的发展[J].医疗装备,2017,30(19):203-204.

[9]赵君豪.浅谈可穿戴设备在人体健康监测领域的应用与发展[J].电子世界,2018(1):67-69.

[10]王玲,战鹏弘,刘文勇.互联网时代的弄潮儿——可穿戴医疗设备[J].科技导报,2017,35(2):12-18.

[11]陈君石,黄建始.健康管理师[M].北京:中国协和医科大学出版社,2007:1155.

[12]郭清.健康管理学概论[M].北京:人民卫生出版社,2011.

[13]罗伊·波特.剑桥插图医学史[M].济南:山东画报出版社,2007.

[14]杨秉辉.全科医学概论[M].北京:人民卫生出版社,2011.

[15]刘典恩,孙建国.医学概论[M].北京:科学出版社,2007.

[16]韩启德.现代医学的回顾与展望[J].学会,2003,11:22-24.

[17]吴海云.交个医生做朋友[M].北京:新世界出版社,2010.

项目二　健康管理工作流程与工作步骤

课程思政

学习目标

【技能目标】

1. 能正确规范设计健康调查表；

2. 能正常进行人体体格测量和信息录入保存；

3. 能对人群进行健康风险识别与分析；

4. 能制定健康干预方案和采取合理干预措施。

【知识目标】

1. 掌握健康信息采集的基本内容和方法；

2. 熟悉人群健康风险因素；

3. 了解健康教育的方法；

4. 熟悉健康干预的措施。

【素养目标】

1. 树立尊重生命、热爱健康的理念；

2. 树立以人为本的服务理念。

课件资源

任务一　收集、分析、管理健康信息

案例导入：

高血压是一种常见的慢性疾病,常导致脑卒中、心肌梗死、心力衰竭及慢性肾病等并发症,不仅会致残、致死,还严重消耗医疗和社会资源,给国家和家庭造成沉重负担。实践证明,高血压是可以预防和控制的疾病,降低高血压患者的血压水平,可明显减少脑卒中及心脏疾病,显著改善患者的生存质量,降低疾病负担等。其中,原发性高血压是一种以血压升高为主要临床表现而病因尚不明确的独立疾病,占高血压患者的90%~95%。对人群血压的信息收集、分析和监控,通过及早发现及早治疗,可有效预防原发性高血压疾病。那么应该怎样去进行血压的信息收集、分析和监控呢?

任务实施：

【理论学习（知识准备）】

一、采集健康信息

（一）健康调查表选用及健康信息收集

健康管理的一个关键步骤是健康信息的采集，健康调查表则是健康信息采集的工具。

一般来讲，健康管理的相关信息来源于各类卫生服务记录，如卫生服务过程的各种服务记录、定期和不定期的健康体检记录，以及专题调查记录。

健康信息采集的原则是要保证采集的内容客观反映服务对象的实际情况，因此要按照调查表的项目如实收集相关信息。

1. 了解常用健康调查表

卫生服务记录的主要载体是卫生服务记录表单。卫生服务记录表单是卫生管理部门依据国家法律法规、卫生制度和技术规范的要求，用于记录服务对象的有关基本信息、健康信息以及卫生服务操作过程与结果的医学技术文档，具有医学效力和法律效力。一般包括如下部分：基本信息、儿童保健、妇女保健、疾病控制、疾病管理和医疗服务。

在繁多的健康相关记录表中，目前的健康体检表、行为危险因素调查表和相关疾病管理的随访表是最为重要的健康管理信息的来源。这些记录表的首页一般都有个人基本信息，然后是针对性的调查内容。健康管理师可根据相关信息来源的可得性采集这些信息。

下面是从国家卫生健康委员会或 WHO 相关的调查规范或指南摘录的表格，供参考。

（1）基本信息表格。

表 2-1-1 为个人基本信息表。

（2）疾病管理随访表。

表 2-1-2、表 2-1-3 为高血压患者和糖尿病患者随访服务记录表。

2. 填表基本要求

①健康信息记录表填写一律用钢笔或水笔，不得用圆珠笔、铅笔或红色笔书写。字迹要清楚，书体要工整。数字或代码一律用阿拉伯数字书写。数字和编码不要填出格外，如果数字填错，用双横线将整笔数码划去，并在原数码上方工整填写正确的数码，切勿在原数码上涂改。

②在各种记录表中，凡有备选答案的项目，应在该项目栏的"□"内填写与相应答案选项编号对应的数字，如性别为男，应在性别栏"□"内填写与"1 男"对应的数字1。对于选择备选答案中"其他"或者"异常"这一选项者，应在该选项留出的空白处用文字填写相应内容，并在项目栏的"□"内填写与"其他"或者"异常"选项编号对应的数字。对各类表单中没有备选答案的项目，用文字或数据在相应的横线上或方框内据实填写。

③健康信息记录表个人编码。编码的目的是有效识别和便于查找所收集资料的个体。因此，编码的每一位数字都应该有具体的含义。如为一家企业职工的健康管理进行健康监

测,那么要统一为这些职工健康记录表进行编码,采用8位编码制,前2位为城市码,第3~4位为企业码,第5~6位为车间或科室码,最后2位为个人序号码。这样就可以方便地识别和查找某人在什么城市、什么企业、什么科室,且不会出现编码重复的问题。同时也建议将身份证号作为统一的身份识别码,为在信息平台下实现资源共享奠定基础。

④各类健康记录表中涉及的日期类项目应按照年(4位)、月(2位)、日(2位)顺序填写。

表 2-1-1 个人基本信息表

编号□□□-□□□□□

性别	1男 2女 9未说明的性别 0未知的性别 □		出生日期	□□□□ □□ □□
身份证号		工作单位		
本人电话		联系人姓名		联系人电话
常住类型	1户籍 2非户籍 □	民族	01汉族 99少数民族 □	
血型	1A型 2B型 3O型 4AB型 5不详/RH:1阴性 2阳性 3不详 □/□			
文化程度	1研究生 2大学本科 3大学专科和专科学校 4中等专业学校 5技工学校 6高中 7初中 8小学 9文盲或半文盲 10不详			
职业	0国家机关、党群组织、企业、事业单位负责人 1专业技术人员 2办事人员和有关人员 3商业、服务业人员 4农、林、牧、渔、水利生产人员 5生产、运输设备操作人员及有关人员 6军人 7不便分类的其他从业人员 8无职业			
婚姻状况	1未婚 2已婚 3丧偶 4离婚 5未说明的婚姻状况			
医疗费用支付方式	1城镇职工基本医疗保险 2城镇居民基本医疗保险 3新型农业合作医疗 4贫困救助 5商业医疗保险 6全公费 7全自费 8其他			
药物过敏史	1无 2青霉素 3磺胺 4链霉素 5其他			
暴露史	1无 2化学品 3毒物 4射线			□/□/□
既往史	疾病	1无 2高血压 3糖尿病 4冠心病 5慢性堵塞性肺疾病 6恶性肿瘤 7脑卒中 8严重精神阻碍 9结核病 10肝炎 11其他法定传染病 12职业病 13其他 □确诊时间　年　月/□确诊时间　年　月 □确诊时间　年　月/□确诊时间　年　月		
	手术	1无 2有:名称①___时间___/名称①___时间___		
	外伤	1无 2有:名称①___时间___/名称①___时间___		
	输血	1无 2有:名称①___时间___/名称①___时间___		
家族史	父亲		母亲	
	兄弟姐妹		子女	
	1无 2高血压 3糖尿病 4冠心病 5慢性堵塞性肺疾病 6恶性肿瘤 7脑卒中 8严重精神阻碍 9结核病 10肝炎 11先天畸形 12其他			
遗传病史	1无 2有:疾病名称_____			
残疾情况	1无残疾 2视力残疾 3听力残疾 4言语残疾 5肢体残疾 6智力残疾 7脑卒中 8其他残疾			

(摘自卫健委国家基本公共卫生服务规范(第三版))

表 2-1-2 高血压患者随访服务记录表

姓名： 编号□□□-□□□□□

		年 月 日	年 月 日	年 月 日	年 月 日
随访日期					
随访方式		1 门诊 2 家庭 3 电话 □	1 门诊 2 家庭 3 电话 □	1 门诊 2 家庭 3 电话 □	1 门诊 2 家庭 3 电话 □
症状	1 无症状 2 头痛头晕 3 恶心呕吐 4 眼花耳鸣 5 呼吸困难 6 心悸胸闷 7 鼻衄出血不止 8 四肢发麻 9 下肢水肿	□/□/□/□/□ □/□/□ 其他：	□/□/□/□/□ □/□/□ 其他：	□/□/□/□/□ □/□/□ 其他：	□/□/□/□/□ □/□/□ 其他：
体征	血压(mmHg)				
	体重(kg)	/	/	/	/
	体质指数	/	/	/	/
	心 率				
	其 他				
生活方式指导	日吸烟量(支)	/	/	/	/
	日饮酒量(两)	/	/	/	/
	运 动	次/周 分钟/次 次/周 分钟/次	次/周 分钟/次 次/周 分钟/次	次/周 分钟/次 次/周 分钟/次	次/周 分钟/次 次/周 分钟/次
	摄盐情况(咸淡)	轻/中/重 /轻/中/重	轻/中/重 /轻/中/重	轻/中/重 /轻/中/重	轻/中/重 /轻/中/重
	心理调整	1 良好 2 一般 3 差 □	1 良好 2 一般 3 差 □	1 良好 2 一般 3 差□	1 良好 2 一般 3 差□
	遵医行为	1 良好 2 一般 3 差 □	1 良好 2 一般 3 差 □	1 良好 2 一般 3 差□	1 良好 2 一般 3 差□
辅助检查*					
服药依从性		1 规律 2 间断 3 不服药□	1 规律 2 间断 3 不服药□	1 规律 2 间断 3 不服药□	1 规律 2 间断 3 不服药□
药物不良反应		1 无 2 有_____ □	1 无 2 有_____ □	1 无 2 有_____ □	1 无 2 有_____ □
此次随访分类		1 控制满意 2 控制不满意 3 不良反应 4 并发症 □	1 控制满意 2 控制不满意 3 不良反应 4 并发症 □	1 控制满意 2 控制不满意 3 不良反应 4 并发症 □	1 控制满意 2 控制不满意 3 不良反应 4 并发症 □
用药情况	药物名称 1				
	用法用量	每日 次 每次 mg	每日 次 每次 mg	每日 次 每次 mg	每日 次 每次 mg
	药物名称 2				
	用法用量	每日 次 每次 mg	每日 次 每次 mg	每日 次 每次 mg	每日 次 每次 mg
	药物名称 3				
	用法用量	每日 次 每次 mg	每日 次 每次 mg	每日 次 每次 mg	每日 次 每次 mg
	其他药物				
	用法用量	每日 次 每次 mg	每日 次 每次 mg	每日 次 每次 mg	每日 次 每次 mg

转诊	原　因 机构及科别				
	下次随访日期				
	随访医生签名				

填表说明

1. 本表为高血压患者在接受随访服务时由医生填写。每年的健康体检后填写城乡居民健康档案管理服务规范的健康体检表。

2. 体征:体质指数=体重(kg)/身高的平方(m²),体重和体质指数斜线前填写目前情况,斜线后下填写下次随访时应调整到的目标。如果是超重或是肥胖的高血压患者,要求每次随访时测量体重并指导患者控制体重;正常体重人群可每年测量一次体重及体质指数。如有其他阳性体征,请填写在"其他"一栏。

3. 生活方式指导:在询问患者生活方式时,同时对患者进行生活方式指导,与患者共同制定下次随访目标。

日吸烟量:斜线前填写目前吸烟量,不吸烟填"0",吸烟者写出每天的吸烟量"××支",斜线后填写吸烟者下次随访目标吸烟量"××支"。

日饮酒量:斜线前填写目前饮酒量,不饮酒填"0",饮酒者写出每天的饮酒量相当于白酒"××两",斜线后填写饮酒者下次随访目标饮酒量相当于白酒"××两"。白酒1两相当于葡萄酒4两,黄酒半斤,啤酒1瓶,果酒4两。

运动:填写每周几次,每次多少分钟。即"××次/周,××分钟/次"。横线上填写目前情况,横线下填写下次随访时应达到的目标。

摄盐情况:斜线前填写目前摄盐的咸淡情况。根据患者饮食的摄盐情况,按咸淡程度在列出的"轻、中、重"之一上划"√"分类,斜线后填写患者下次随访目标摄盐情况。

心理调整:根据医生印象选择对应的选项。

遵医行为:指患者是否遵照医生的指导去改善生活方式。

4. 辅助检查:记录患者在上次随访到这次随访之间到各医疗机构进行的辅助检查结果。

5. 服药依从性:"规律"为按医嘱服药;"间断"为未按医嘱服药、频次或数量不足;"不服药"即为医生开了处方,但患者未使用此药。

6. 药物不良反应:如果患者服用的降压药有明显的药物不良反应,具体描述哪种药物,何种不良反应。

7. 此次随访分类:根据此随访时的分类结果,由随访医生在4种分类结果中选择一项在"□"中填上相应的数字。"控制满意"意为血压控制满意,无其他异常;"控制不满意"意为血压控制不满意,无其他异常;"不良反应"意为存在药物不良反应;"并发症"意为出现新的并发症或并发症出现异常。如果患者同时出现几种情况,填写最严重的一种情况,同时结合上次随访情况确定患者下次随访时间,并告知患者。

8. 用药情况:根据患者整体情况,为患者开具处方,并填写在表格中,写明用法、用量。

9. 转诊:如果转诊要写明转诊的医疗机构及科室类别,如××市人民医院心内科,并在原因一栏写明转诊原因。

10. 下次随访日期:根据患者此次随访分类,确定下次随访日期,并告知患者。

11. 随访医生签名:随访完毕,核查无误后随访医生签署其姓名。

表2-1-3　2型糖尿病患者随访服务记录表

姓名:　　　　　　　　　　　　　　　　　　　　　　　　　　编号□□□-□□□□□

随访日期				
随访方式	1门诊2家庭3电话　　□	1门诊2家庭3电话　　□	1门诊2家庭3电话　　□	1门诊2家庭3电话　　□
症状	1 无症状 2 多饮 3 多食 4 多尿 5 视力模糊 6 感染 7 手脚麻木 8 下肢浮肿 9 体重明显下降	□/□/□/□/□/ □/□/□ 其他	□/□/□/□/□/ □/□/□ 其他	□/□/□/□/□/ □/□/□ 其他	□/□/□/□/□/ □/□/□ 其他

续表

体征	血压(mmHg)				
	体重(kg)	/	/	/	/
	体质指数	/	/	/	/
	足背动脉搏动	1 未触及 2 触及 □	1 未触及 2 触及 □	1 未触及 2 触及 □	1 未触及 2 触及 □
	其 他				
生活方式指导	日吸烟量	/ 支	/ 支	/ 支	/ 支
	日饮酒量	/ 两	/ 两	/ 两	/ 两
	运 动	次/周 分钟/次 次/周 分钟/次	次/周 分钟/次 次/周 分钟/次	次/周 分钟/次 次/周 分钟/次	次/周 分钟/次 次/周 分钟/次
	主食(克/天)	/	/	/	/
	心理调整	1 良好 2 一般 3 差 □	1 良好 2 一般 3 差 □	1 良好 2 一般 3 差 □	1 良好 2 一般 3 差 □
	遵医行为	1 良好 2 一般 3 差 □	1 良好 2 一般 3 差 □	1 良好 2 一般 3 差 □	1 良好 2 一般 3 差 □
辅助检查	空腹血糖值	____mmol/L	____mmol/L	____mmol/L	____mmol/L
	其他检查*	糖化血红蛋白_____% 检查日期:____月____日	糖化血红蛋白_____% 检查日期:____月____日	糖化血红蛋白_____% 检查日期:____月____日	糖化血红蛋白_____% 检查日期:____月____日
服药依从性		1 规律 2 间断 3 不服药□	1 规律 2 间断 3 不服药□	1 规律 2 间断 3 不服药□	1 规律 2 间断 3 不服药□
药物不良反应		1 无 2 有 □	1 无 2 有 □	1 无 2 有 □	1 无 2 有 □
低血糖反应		1 无 2 偶尔 3 频繁 □	1 无 2 偶尔 3 频繁 □	1 无 2 偶尔 3 频繁 □	1 无 2 偶尔 3 频繁 □
此次随访分类		1 控制满意 2 控制不满意 3 不良反应 4 并发症 □	1 控制满意 2 控制不满意 3 不良反应 4 并发症 □	1 控制满意 2 控制不满意 3 不良反应 4 并发症 □	1 控制满意 2 控制不满意 3 不良反应 4 并发症 □
用药情况	药物名称 1				
	用法用量	每日 次 每次 mg	每日 次 每次 mg	每日 次 每次 mg	每日 次 每次 mg
	药物名称 2				
	用法用量	每日 次 每次 mg	每日 次 每次 mg	每日 次 每次 mg	每日 次 每次 mg
	药物名称 3				
	用法用量	每日 次 每次 mg	每日 次 每次 mg	每日 次 每次 mg	每日 次 每次 mg
	胰岛素	种类: 用法和用量:	种类: 用法和用量:	种类: 用法和用量:	种类: 用法和用量:
转诊	原 因				
	机构及科别				
下次随访日期					
随访医生签名					

填表说明

1. 本表为 2 型糖尿病患者在接受随访服务时由医生填写。每年的健康体检填写居民健康档案的健康体检表。

2. 体征:体质指数=体重(kg)/身高的平方(m²),体重和体质指数斜线前填写目前情况,斜线后填写下次随访时应调整到的目标。如果是超重或是肥胖的患者,要求每次随访时测量体重并指导患者控制体重;正常体重人群可每年测量一次体重及体质指数。如有其他阳性体征,请填写在"其他"一栏。

3. 生活方式指导:在询问患者生活方式时,同时对患者进行生活方式指导,与患者共同制定下次随访目标。

日吸烟量:斜线前填写目前吸烟量,不吸烟填"0",吸烟者写出每天的吸烟量"××支",斜线后填写吸烟者下次随访目标吸烟量"××支"。

日饮酒量:斜线前填写目前饮酒量,不饮酒填"0",饮酒者写出每天的饮酒量相当于白酒"××两",斜线后填写酒者下次随访目标饮酒量相当于白酒"××两"。白酒1两相当于葡萄酒4两,黄酒半斤,啤酒1瓶,果酒4两。

运动:填写每周几次,每次多少分钟。即"××次/周,××分钟/次"。横线上填写目前情况,横线下填写下次随访时应达到的目标。

主食:根据患者的实际情况估算主食(米饭、面食、饼干等淀粉类食物)的摄入量。为每天各餐的合计量。

心理调整:根据医生印象选择对应的选项。

遵医行为:指患者是否遵照医生的指导去改善生活方式。

4.辅助检查:为患者进行空腹血糖检查,记录检查结果。若患者在上次随访到此次随访之间到各医疗机构进行过糖化血红蛋白或其他辅助检查,应如实记录。

5.服药依从性:"规律"为按医嘱服药;"间断"为未按医嘱服药,频次或数量不足;"不服药"即为医生开了处方,但患者未使用此药。

6.药物不良反应:如果患者服用的降糖药物有明显的药物不良反应,具体描述哪种药物,何种不良反应。

7.低血糖反应:根据上次随访到此次随访之间患者出现的低血糖反应情况。

8.此次随访分类:根据此次随访时的分类结果,由责任医生在4种分类结果中选择一项在"□"中填上相应的数字。"控制满意"意为血糖控制满意,无其他异常;"控制不满意"意为血糖控制不满意,无其他异常;"不良反应"意为存在药物不良反应;"并发症"意为出现新的并发症或并发症出现异常。如果患者同时出现几种情况,填写最严重的一种情况,同时结合上次随访情况确定患者下次随访时间,并告知患者。

9.用药情况:根据患者整体情况,为患者开具处方,并填写在表格中,写明用法、用量。

10.转诊:如果转诊要写明转诊的医疗机构及科室类别,如××市人民医院心内科,并在原因一栏写明转诊原因。

11.下次随访日期:根据患者此次随访分类,确定下次随访日期,并告知患者。

12.随访医生签名:随访完毕,核查无误后随访医生签署其姓名。

(二)体格测量

1.体重与身高

(1)年龄组别体重。

主要用于0~6岁儿童。以实测体重与同年龄组的标准体重进行比较,应在标准体重均值的2个标准范围内(或在第25~75百分位数范围)。

(2)身高组别体重。

以实测体重与同身高组的标准体重相比较,也应在均值的2个标准差范围内(或在第25~75百分位数范围)。如达不到标准,则表示为消瘦,反映近期营养不佳。此指标主要用于儿童,对区分急性营养不良和慢性营养不良有较大意义。

(3)理想体重(标准体重)。

主要用于成人。计算公式如下:

理想体重(kg)=身高(cm)-100(身高165cm以下者,则减105)

实测体重在理想体重±10%范围内为正常,±(10%~20%)为瘦弱或超重,超过20%为肥胖,低于20%为严重消瘦。

(4)体质指数(body mass index,BMI)。

BMI计算公式为:BMI=体重(kg)/[身高(m)]^2。

①性别年龄组别BMI。适用于儿童、青少年开展超重与肥胖的筛查。我国6~18岁学龄儿童青少年BMI筛查超重与肥胖界值见表1-8。凡BMI大于或等于相应性别、年龄组"超重"界值点且小于"肥胖"界值点者为超重。凡BMI大于或等于相应性别、年龄组"肥胖"界值点者为肥胖。此指标较年龄组别体重更精确、科学。

②BMI。是评价18岁以上成人群体营养状况的常用指标。它不仅对反映体型胖瘦程度较为敏感,而且与皮褶厚度、上臂围等营养状况指标的相关性也较高。

中国成人判断超重和肥胖程度的界限值为:BMI<18.5kg/m² 为体重过低,18.5kg/m² ≤ BMI<24kg/m² 为正常体重范围,24kg/m² ≤BMI<28kg/m² 为超重,BMI≥28kg/m² 为肥胖。

2. 腰围

腰围是临床上估计患者腹部脂肪过多最简单和实用的指标,不仅可用于对肥胖者的最初评价,在治疗过程中也是判断减肥效果的良好指标。男性腰围≥90cm、女性腰围≥85cm 患肥胖相关疾病的危险性增加。

3. 血压

(1)血压定义。

血压是指血液在血管内流动时对血管壁产生的单位面积侧压。由于血管分动脉、毛细血管和静脉,所以,也就有动脉血压、毛细血管压和静脉压。通常说的血压是指动脉血压。

(2)血压分类。

血压分为收缩压和舒张压。当心脏收缩时,动脉内的压力最高,此时压力称为收缩压,也称高压;心脏舒张时,动脉弹性回缩产生的压力称为舒张压,也称低压。收缩压和舒张压之差称为脉压。

(3)血压单位。

通常以毫米汞柱(mmHg)表示,也可用千帕(kPa)表示。

1mmHg=0.133kPa,也就是7.5mmHg=1kPa。血压常使用血压计测定,血压计以大气压为基数。如果测得的血压数为12.0kPa(90mmHg),即表示血液对血管壁的侧压比大气压高12.0kPa(90mmHg)。

(4)正常血压。

在生理状态下,人的血压保持在一定的范围内。每个人在生理状态下的血压并不完全相同,有些甚至差别很大,称为个体差异。但每个人的生理血压是相对稳定的。这个相对稳定的血压称为某人正常血压。

正常血压除存在个体差异外,还有性别和年龄的差异。一般说来,女性在更年期前动脉血压比同龄男性低,更年期后动脉血压升高。男性和女性的动脉血压都随年龄的增长而逐渐升高,收缩压的升高比舒张压的升高更为显著。

正常血压并不是一直保持在一个水平上,而是波动的,有周期性变化的特性。正常人冬天血压往往比夏天高,这是季节性波动。24小时内,上午6~9点血压最高,以后逐渐下降,于夜间睡眠中血压降到最低点,这种差值可达40mmHg,睡醒时血压可上升40mmHg 左右,起床走动后血压进一步升高。这种昼夜24小时的血压波动,主要与人体血浆去甲肾上腺素水平的变动及压力感受器的敏感性有关。血浆中去甲肾上腺素水平的波动与血压波动是平行的,但压力感受器敏感性高,神经抑制有效时其血压波动就小,如老年人由于压力反射敏感性较低,血压波动就较大。

（5）血压标准。

医学上的正常血压是对一定数量人的基础血压通过统计学处理得出的统计学平均数。我国成人血压的标准是：

①正常血压：收缩压<120mmHg 和舒张压<80mmHg。

②不正常高值：120mmHg≤收缩压<140mmHg 和/或 80mmHg≤舒张压<90mmHg。

③高血压：收缩压≥140mmHg 和/或舒张压≥90mmHg。

（三）不合逻辑健康信息记录的识别

不合逻辑健康信息记录的识别是应用一般常识和医学常识，对所收集的健康信息进行判断，看是否有违背常识的数据。如所确定的调查对象年龄范围在 25~64 岁，但某一调查表中的年龄却出现 12 岁；某一调查表记录性别为女性，但在疾病史中却记录有前列腺疾病；如正常心率范围一般在 60~120 次/分，但某一调查表中所记录的心率在 1200 次/分等。

不合逻辑健康信息记录识别的方法：

①直接审阅所收集的健康记录表。

②在建立计算机数据库结构时对相应变量进行逻辑设计，包括设置合理的数据范围［设定范围（如年龄范围设定在≥25 岁和≤64 岁之间）和合法输入值（如性别只能录入 1 或 2）］、逻辑跳转（如性别为女性时，记录表中前列腺疾病等男性独有问题自动跳过）、自动编码、输入警告提示等。

③在数据录入完成后应用计算机进行逻辑差错识别。可通过编写简单的计算机程序找出不合逻辑的变量值。

二、管理信息

（一）信息录入、清理和传递

1. 信息录入

健康信息收集完成后的工作就是信息录入。信息录入就是把收集到的信息录入计算机里保存，以便下一步的分析和使用。一般情况下，在调查问卷设计阶段就已经编写了调查问卷的编码，并在调查问卷里留出空格，要求调查者按照编码手册中不同变量所规定的编码填入相应的数值。在信息录入阶段可按照完成问卷里填写的数字，使用设计好的数据库将调查问卷录入计算机。

信息录入是整个研究过程最枯燥的一步，并且也是发生错误较多的一个环节。错误主要有读不懂手写文字、错误的答案、编码错误、错误的编码位置、遗漏数据、重复录入数据等。

2. 信息清理

为了保证健康信息录入的准确性，必须进行健康信息的鉴别与核实。检查录入信息准确性的过程称为信息清理。鉴别和核实健康信息的原则包括：检查核实数据编码是否正确、问题到编码的转换是否正确、录入是否正确。信息清理的方法主要包括以下三种。

（1）双录入法。

通过其他人重新输入数据库来检查错误的方法。当出现前后两次录入的数据不符的情况时，应重新参考源文件及调查问卷，直至找到错误并更正为止。

（2）直接审阅数据库文件。

通过专人目测检查数据库文件中的记录是否存在相同的格式，是否有空白数据。如果应用固定栏目格式，只要出现任何缩写形式的目录就会发现误用位置栏而发生的编码错误，出现这种情况就应该重新输入正确的数据，同时，对数据中的缺失值已经进行过编码。如出现空白栏，则提示错误存在。

（3）计算机查错。

①数据库设计合理编码

在健康信息录入前的数据库程序设计阶段，确定每一个变量特定范围内的编码来确认其属性，以规定所要接受的合理编码。在录入数据时，数据库程序会自动检查编码的正确性。如果发生录入错误，就会发出"嘟嘟"的响声来提示录入员及时更正。

②逻辑查错

在数据录入完成后，应用逻辑检查的方法进行查错。它是在计算机上通过应用反证法的程序，检查对特定问题和其他问题的回答是否存在逻辑上的合理性。如前列腺癌的患者应该是男性，如果是女性，就有逻辑上的错误。

3. 信息传递

健康信息的传递和接受健康管理师完成信息录入、分析整理后，应及时地将结果按照规定的格式反馈给客户。信息的传递方法有以下五种。

（1）通知客户到健康管理中心。

以面对面的方式将结果告诉客户，最好也同时打印一份结果交给客户，同时进行相应的解释。

（2）将打印的结果通过邮寄方式寄给客户。

如果有一些特殊问题需要解释，应该在书面给予解释；如果需要到健康管理中心进行复查后进一步诊断，则需要详细做出说明。

（3）以电子邮件的形式将结果发送给客户。

要求与邮寄方法相同。

（4）电话通知客户。

电话比较直接，可以比较详细地解释一些结果。但是，电话方式往往由于语言表达等问题造成客户的错误理解。如果可能的话，邮寄（含电子邮件）与电话方式相结合则有较好的效果，且比较节省费用。

（5）短信通知客户。

由于短信的描述比较简单，只适用于一些不太重要的信息，或需要紧急联系客户的情况下才使用。

不管是什么方式,传递出去的健康信息必须要有客户收到的反馈。反馈的信息除了是否收到外,应该包括客户对所传递的信息是否能理解的反馈以及意见和建议。健康管理师应该将传递出去的信息和接收回来的反馈记录在案,并按照要求及时传递给上一级健康管理师。

(二)健康信息的保存和安全

1. 健康信息保存

健康信息的保存包括计算机录入后的数据库文件的存档和调查问卷文件的保管和存放。

(1)数据库文件保存。

数据库文件在录入和清理完成后要进行双备份,分别保存在不同的计算机相应文件夹里。

(2)调查问卷的保存。

保存原则要保证信息档案的完整、安全、方便查阅。具体措施包括:

①应安排一定的空间和购置必需的档案保管设施设备,保证这些存档的文件能防盗、防晒、防高温、防火、防潮、防尘、防鼠和防虫。

②要指定专职人员进行管理。

③在放置调查问卷等纸质文件时,要考虑到便于使用,如可按编号摆放、建立目录卡,并留有空间以备扩充。

2. 信息安全

(1)信息安全概念与内容。

健康信息安全是信息管理的重要环节,应特别给予重视。信息安全是指所收集的数据受到保护,不会因为偶然的或者恶意的原因而遭到破坏、更改、泄露。信息安全的内容主要包括五个方面:保证信息保密性、真实性、完整性、拷贝的安全性(未经授权不得拷贝)和所寄生系统的安全性。

(2)信息安全策略。

主要是制定严格的规章制度和严格的安全管理制度。信息管理的单位应建立相应的网络安全管理办法、加强内部管理,建立合适的网络安全管理系统,加强用户管理和授权管理。建立安全审计和跟踪体系,提高整体网络安全意识。

【技能训练】

一、案例讨论(分析)

高血压是一种可防可控的疾病,对血压(130~139/85~89)mmHg正常高值阶段、超重/肥胖、长期高盐饮食、过量饮酒者应进行重点干预,定期健康体检,积极控制危险因素。针对高血压患者,应定期随访和测量血压,尤其注意清晨血压的管理,积极治疗高血压(药物治疗与生活方式干预并举),减缓靶器官损害,预防心脑肾并发症的发生,降低致残率及死亡率。

1.高血压的一级预防

高血压的一级预防主要是危险因素的预防,具体措施包括:

(1)健康教育。

我国高血压患者人数众多,但关于高血压的预防和健康教育现状不容乐观,许多高血压患者并不清楚高血压的危险因素有哪些,并且还有"无症状不吃药""血压升高猛吃药"等错误观点,其危害远远大于高血压本身。因此,健康教育对高血压的预防起着积极而重要的作用。目前,我国开展了多项大规模的健康教育计划,结果显示健康教育可提高患者对高血压疾病的认识,改善高血压患者的生活习惯,提高患者的治疗依从性,减少高血压并发症。

预防高血压的健康教育内容主要包括高血压的危害、与高血压相关的危险因素,高血压的诊断标准和控制目标,长期规律服药及其重要性,限盐、控制体重、适当运动、戒烟戒酒等非药物治疗的重要性,检查血压的必要性等,以及为何要接受随访和管理。不同人群对高血压健康教育需求不同,侧重点需求也不同,因此,针对不同人群健康教育的需求进行教育,才能达到最好效果。

健康教育方式应个体化、多样化,包括发放浅显易懂的宣传资料、保健知识宣传册,保健医生每周定期门诊时进行简单有效的宣传指导,利用媒体进行健康教育等。

(2)改善膳食结构。

①减少钠盐摄入量。

中国人群食盐摄入量过高是导致高血压发生的重要原因之一。我国人群盐摄入的80%以上来自烹调或腌制食品,因此,减少钠盐摄入首先要减少烹调用盐,少吃各种咸菜及腌制品。世界卫生组织建议每人每日食盐量不超过6g。

②减少脂肪摄入量。

膳食中脂肪的摄入增多将会使慢性病的危险增加,同时过高的膳食脂肪摄入将会使超重和肥胖增加,而超重和肥胖将增加患高血压的危险性。

③补充钾摄入量。

高血压的预防除强调限盐外应大力推动增加钾的摄入,尤其是盐敏感者。新鲜蔬菜中绿叶菜如菠菜、苋菜、雪里蕻、油菜等含钾较多,豆类含钾也丰富;此外,紫菜、海带,以及木耳、蘑菇等菌类也是钾的重要来源。

④多吃水果和蔬菜。

研究表明,增加水果和蔬菜的摄入可使收缩压和舒张压分别下降 3mmHg 和 1mmHg。增加水果和蔬菜的摄入量可在一定程度上预防高血压的发生。

⑤限制饮酒。

尽管有研究显示饮酒与血压水平成 J 型曲线关系,少量或适量饮酒(每天摄入乙醇 10~30g)者的血压水平比不饮酒或戒酒者低,但有研究证实,无论男性还是女性,饮酒剂量均与高血压患病率成正相关,即高血压患病率随饮酒量的增加而上升,成直线型剂量—血压反应关系。此外,饮酒可影响降压药物的治疗作用。因此,高血压患者应戒酒,健康男性每日饮酒量应少于30g(约40度白酒1两),女性应少于15g(约40度白酒半两)。

(3)控制体重。

根据2002年调查结果,控制体重可有效降低中国成人血压水平。我国人群正常BMI为19~23.9kg/m²,BMI≥24kg/m²即为超重或肥胖。但控制体重并不是越低越好。研究显示,BMI与死亡风险成U型曲线,BMI≤15.0kg/m²者死亡风险是BMI为22.6~27.5kg/m²者的2.8倍。BMI与终末期肾病成J型曲线关系,BMI异常者发生终末期肾病的风险是BMI正常者的1.39倍。

(4)增加体力活动。

缺乏体力活动可导致超重肥胖、高血压、血脂异常、血糖升高,并增加发生心血管疾病的危险,增加体力活动可在一定程度上降低血压水平。进行体力活动前应先了解自己的身体状况,根据个人状况选择适合的运动种类、运动强度、运动频率和持续时间。可采用最大心率的65%~85%作为运动适宜心率来选择运动强度。运动频率一般要求每周3~5次,每次持续20~60min。具体运动种类和时间可根据运动者身体状况以及气候和运动条件进行相应增减。

(5)保持身心放松。

减轻精神压力,保持健康心理状态,社会变迁快,生活方式日益更新,以及工作生活的压力,易导致个人精神压力大,心理失衡而使血压升高。保持心理平衡应注意生活有规律、劳逸结合、保持心情舒畅;确保足够的睡眠时间,避免过累、紧张、激动和忧虑。

2.高血压的二级预防

(1)定期测量血压。

正常成人每2年至少测量血压1次,35岁以上就诊患者实行首次门诊血压测量制度,即35岁以上人群无论因何原因就诊,均应测量血压。高危人群每半年进行一次血压测量,以便及早发现高血压,提高高血压的知晓率。

(2)及早治疗高血压。

美国对高血压患者进行了随机试验,患者随机接受积极治疗和常规治疗,结果表明,无论患者有无靶器官损害,积极治疗组的病死率均低于常规治疗组。当出现晚期靶器官损害,或者已经出现心血管疾病后,即使进行降压治疗并同时采取全方位的干预措施,心血管疾病发生率仍然非常高。因此,对于明确诊断后的高血压患者应进行规范化管理,按患者危险程度分为低危、中危、高危高血压患者,应及早进行干预治疗,提高高血压的治疗率。

3.高血压的三级预防

(1)规范管理高血压患者。

对于明确诊断后的高血压患者应进行规范化管理,按患者危险程度分为低危、中危、高危3层,分别进行一、二、三级管理。

（2）规范治疗高血压患者。

高血压治疗包括非药物疗法和药物疗法。非药物疗法包括限盐、戒烟限酒、合理饮食、适当运动、心理平衡。针对患者的主要问题，采取相应的改善措施。规范化药物治疗是血压达标的关键。大多数高血压患者需要终身服药，根据病情和患者具体情况选择适合该患者的降压药物。降压治疗要达标，以提高高血压控制率，减少心脑血管疾病的发生率。

（3）倡导高血压患者进行自我管理。

强调高血压患者自我管理的作用；实现医患双方共同设立优先问题，建立管理目标和治疗计划，促进患者高血压防治知识、技能和信念的提高；为患者提供自我管理技术支持和基本管理工具，改善治疗的主动性和依从性。

二、技能演练

1. 健康信息的收集按照所选定的健康调查表（健康信息记录表），逐项询问服务对象相关的信息。

2. 为调查对象设计正确的身高和体重测量方法。

3. 如何规范正确进行健康数据录入工作。

三、能力拓展

1. 根据健康管理的个体需求选用合适的健康调查表（健康信息记录表）

如果个体只是要求体检，则使用健康体检表；在此基础上，如果个体同意接受以后的健康管理，则需收集行为危险因素相关的信息；如果发现个体有某种慢性病，如高血压、糖尿病等，则结合疾病管理选用疾病管理随访表。

2. 血压的测量方法

血压一般使用血压计测量，血压计以大气压为基数。由于环境、情绪、药物、体位等对血压都有影响，所以在测量时要排除这些因素的干扰以得到真实的血压数据。具体操作要求如下：

（1）被测者在测量血压前 30min 内应避免剧烈运动、进食、喝含咖啡或茶的饮料、吸烟、服用影响血压的药物（用降压药治疗的高血压患者除外）；精神放松、排空膀胱；至少安静休息 5min。测血压时被测者务必保持安静，不讲话。

（2）被测者取坐位，最好坐靠背椅；裸露右上臂，肘部置于与心脏同一水平。若疑有外周血管病，首次就诊时应测双臂血压。特殊情况下测量血压时可以取卧位或站立位；老年人、糖尿病患者及常出现直立性低血压者，应测立位血压。立位血压应在卧位改为站立位 2min 后测量。无论被测者体位如何，血压计应放在与心脏水平位置。

（3）使用大小合适的袖带，袖带内气囊至少应包裹 80% 上臂，大多数人的臂围为 25～35cm，宜使用宽 13～15cm、长 30～35cm 规格的气囊袖带，肥胖者或臂围大者应使用大规格袖带，儿童用较小袖带。

（4）将袖带紧贴缚在被测者上臂，袖带下缘应在肘弯上 2.5cm，松紧以能插入 1～2 指为宜。用水银柱血压计时将听诊器探头至于肘窝肱动脉波动明显处。

（5）选择符合计量标准的水银柱血压计或通过国际标准［欧洲高血压学会（ESH）、英国高血压学会（BHS）和美国仪器协会（AAMI）］认证的上臂式电子血压计进行测量。

（6）测量时快速充气，气囊内压力应达到桡动脉搏动消失并再升高 30mmHg（4.0kPa），然后以恒定速率（2~6mmHg/s）缓慢放气。心率较慢时放气速率也较慢。获取舒张压读数后快速放气至零。

（7）在放气过程中仔细听取柯氏音，观察柯氏音第Ⅰ时相（第Ⅰ音）与第Ⅴ时相（消失音）。收缩压读数取柯氏音第Ⅰ时相，舒张压读数取柯氏音第Ⅴ时相（消失音）。儿童、妊娠妇女、严重贫血者、甲状腺功能亢进者、主动脉瓣关闭不全者或柯氏音不消失者，以柯氏音第Ⅳ时相（变音）定为舒张压。

（8）所有读数均应以水银柱凸面的顶端为准；读数应取偶数（0、2、4、6、8），医疗记录中血压位数 0、2、4、6、8 的分布应均匀［分别占（20±10）%以内］。注意克服血压尾数记录的 0 偏好现象。电子血压计以显示血压数据为准。

（9）至少测量 2 次，应间隔2min 重复测量，取 2 次读数的平均值记录。如果 2 次测量的收缩压或舒张压读数相差>5mmHg，则应相隔2min 后再次测量。然后取 3 次读数或后 2 次读数相近的结果的平均数值。

（10）左右差异，一般人左右两臂的血压相差不大，但也有人相差超过 20mmHg。如果左右两侧血压相差超过 10mmHg，应分别记录两侧的血压。

过程性考核：

一、选择题（10 题）

1. 健康信息采集的原则是要保证采集的内容客观反映（C）的实际情况，因此要按照调查表的项目如实收集相关信息。

　　A. 调查对象　　　　B. 社区人员　　　　C. 服务对象　　　　D. 信息收集人员

2. 健康信息的收集按照所选定的健康调查表（健康信息记录表），（D）服务对象相关的信息。

　　A. 认真询问　　　　B. 客观询问　　　　C. 主动询问　　　　D. 逐项询问

3. （B）指维持机体各项生理功能正常进行，充分发挥身体功能的体重，其体重构成的各组分比例恰当。

　　A. 合适体重　　　　B. 健康体重　　　　C. 正常血压　　　　D. 标准体重

4. 一般说来，女性在更年期前动脉血压比同龄男性（C），更年期后动脉血压升高。

　　A. 高　　　　　　　B. 差不多　　　　　C. 低　　　　　　　D. 相差很大

5. 体重计有电子体重计和杠杆秤，称量体重最好用经过校正的（D）体重秤。

　　A. 电子型　　　　　B. 物理型　　　　　C. 坐式　　　　　　D. 杠杆型

6. 由于环境、情绪、药物、体位等对血压都有影响。所以在测量时要排除这些因素的干扰以得到（B）的血压数据。

　　A. 准确　　　　　　B. 真实　　　　　　C. 客观　　　　　　D. 实际

7. 鉴别和核实健康信息的原则包括:检查核实(D)是否正确,问题到编码的转换是否正确、录入是否正确。

A. 数据　　　　B. 内容　　　　C. 编码　　　　D. 数据编码

8. 信息清理的方法主要包括如下三种:双录入法、直接审阅数据库文件和(B)。

A. 人工查错　　B. 计算机查错　　C. 机器自动校准　　D. 双人查错

9. (B)是指所收集的数据受到保护,不会因为偶然的或者恶意的原因而遭到破坏、更改、泄露。

A. 信息数据　　B. 信息安全　　C. 数据库　　　　D. 健康信息

10. 信息安全的内容主要包括五个方面:保证信息保密性、真实性、(C)、拷贝的安全性(未经授权不得拷贝)和所寄生系统的安全性。

A. 准确性　　　B. 客观性　　　C. 完整性　　　　D. 实时性

二、简答题(5题)

1. 简述健康信息的收集具体步骤。

2. 简述如何正确规范测量人体身高。

3. 简述如何正确规范测量人体血压。

4. 简述什么是不合逻辑健康信息记录识别的方法。

5. 简述如何进行健康信息数据录入。

任务二　评估和分析健康风险

课件资源

案例导入:

　　随着社会的发展,虽然我们的生活水平在逐渐提高,但由社会的发展所带来的环境污染、人们生活习惯的改变(包括饮食、作息、交际观念等)、精神压力等,都会给人类带来很多的负担。高血压、血脂异常、糖尿病和糖耐量降低、肥胖和超重、吸烟和被动吸烟的人群都是心脑血管疾病的高危人群,也就是说,这些人群非常容易发生心脑血管疾病。可以看出,其实只要我们能够养成良好的生活习惯,对预防心脑血管病还是具有积极的作用的,比如吃些粗粮和绿色蔬菜瓜果,多坚持运动,保持心情舒畅和拥有充足的睡眠。

任务实施:

【理论学习(知识准备)】

　　国民健康是评价国家经济发展的重要指标。而健康管理则是提高国民健康的重要手段。健康风险评估是进行有效的健康服务计划和卫生行政管理的重要手段之一,对了解人群健康状况、合理分配资源将起到很大的作用。因此,作为健康管理的核心技术,建立针对中国人群的健康危险因素评估方法是至关重要的。

健康危险因素评估已在发达国家广为开展,特别是在健康保险和疾病预防领域。在中国,健康管理概念的引入和健康风险评估的应用只有短短的几年时间,但已经有学术团体和研究机构开发以中国人群健康数据为基础的评估模型。这不仅为健康管理的开展提供了适宜的技术,同时为建立一个公共的健康风险评估平台,为卫生行政部门及国家决策部门提供了一个健康危险因素的数据库,为开展全民的健康促进提供了一个有效的工具。

健康风险评估(health risk appraisal,HRA),也称健康危险因素评估,是研究危险因素与慢性病发病率及死亡率之间的数量依存关系及其规律性的一种技术与方法。它是评价人们生活在有危险因素的环境中发生死亡的概率,以及当改变不良行为、消除或降低危险因素时,死亡及危险改变的情况,可能延长的寿命,从而促进人们改变不良的行为,减少危险因素,提高健康水平的一种健康促进技术。

一、识别健康危险因素

健康危险因素是指机体内外存在的与疾病发生、发展及转归有关的诱发因素,包括个人特征、生理参数、不良的行为与生活方式、暴露于有害的生活和生产环境、既往疾病史、家族遗传危险因素等。

(一)环境因素

1. 自然环境危险因素

包括生物性危险因素(如细菌、真菌、病毒、寄生虫等)、物理性危险因素(如噪声、振动、电离辐射等)、化学性危险因素(如毒物、农药、废气、污水等)。

2. 社会环境危险因素

包括政治、经济收入、文化教育、就业、居住条件、家庭关系、心理刺激、工作紧张程度及各类生活事件等。

(二)生物遗传因素

生物遗传因素包括直接与遗传有关的疾病以及遗传与其他危险因素共同作用的疾病,如年龄、性别、种族、疾病遗传史、身高、体重等。

(三)行为生活方式因素

生活方式是一种特定的行为模式,这种行为模式受个体特征和社会关系所制约,是在一定的社会经济条件和环境等多种因素之间相互作用下形成的。建立在文化继承、社会关系、个性特征和遗传等综合因素基础上稳定的生活方式,包括饮食习惯、社会生活习惯等。众多研究表明,不良生活方式和行为对健康的直接或间接影响巨大,吸烟、膳食不合理、身体活动不足,成为造成多种慢性病的三大行为危险因素。据美国调查,只要有效地控制行为危险因素:不合理饮食、缺乏体育锻炼、吸烟、酗酒和滥用药物等,就能减少40%～70%的早亡,1/3 的急性残疾和 2/3 的慢性残疾。

1. 吸烟

吸烟增加罹患严重肺部疾患、癌症、心脏病、脑卒中等其他慢性病的危险性。吸烟越多,危险性就越大。几乎是只要一停止吸烟,肺部就开始恢复健康,发生心脏病的危险性就会降低。戒烟 10~15 年之后,危险性就会降至与非吸烟者几乎相同的水平。

2. 不合理膳食

采用健康膳食有助于控制慢性疾病的多种危险因素。健康饮食的目标是保持恒定理想体重、预防疾病和摄入充足、平衡的各种营养素。为了达到这个目标,膳食中的食物种类应该尽可能的多。摄入丰富的谷类、蔬菜、水果和豆类(植物性食物中富含膳食纤维和多种营养素,而且脂肪含量较低,不含胆固醇)。

3. 缺乏身体活动/运动

多进行身体活动将有助于降低胆固醇水平,升高 HDL-C 水平,而且能缓解高血压,有助于降低罹患心脏病的危险,也有助于降低发生其他慢性疾病如 2 型糖尿病和脑卒中的危险性。进行身体活动的另一项好处是能够消耗掉多余的热能,有助于保持体重;一定强度的锻炼(有氧运动)还能改善心肺功能。因此,经常性地从事一定强度的运动对于减肥并保持体重是必需的。

4. 酗酒

酗酒会暂时性地使血压升高并会导致高血压的发生。饮酒过多还会引起其他一些健康问题,例如肝病和胰腺疾病、脑部和心脏损害,并使发生多种癌症的危险性增加、导致胎儿酒精综合征和车祸。酒精的热能较高,因此必须严格限制饮酒。

5. 压力

压力是面临挑战和需求时机体的体能、精神和感情方面的综合反应。不及时缓解压力会增加脑卒中、心脏病和其他慢性疾病例如偏头痛、过敏、哮喘和背痛的危险性。压力能够暂时性地使血压升高,若是这种状况持续较长时间,就会导致高血压。对自身压力能够充分认识并通过合理而健康的途径及时给予缓解,就可以极大地减轻压力造成的后果。

二、分析健康危险因素

(一)健康风险的表示方法

1. 死亡率和发病率

死亡率是在某一地区某时期内(通常是一年)的死亡人数与该时期平均总人数的比率。死亡率通常以每年每一千人为单位来表示。

计算公式为:死亡率(‰)=(年内死亡人数/年平均人口数)×1000‰。

死亡率有别于发病率,发病率是指一定规模的种群在一定时间内罹患该病新增加例数(发病率)。发病率是指一定时间一定规模种群中某病新旧病例总和。是反映疾病对人群健康影响和描述疾病分布状态的一项测量指标。通过比较不同特征人群的某病发病率,可探讨病因和对防治措施进行评价。

　　每个人死亡后都会被注明其死亡的主要原因,并记录在死亡证明书上。这为研究病死率提供了依据。第一,特定原因死亡率的临床定义已取得广泛共识;第二,居民死亡率表提供了一个全面、可靠的标准参考。因而,基于死亡的危险度计算一般比较容易获得定义清晰的基础信息。相反地,发病对每一种健康结果(疾病或健康状况)的定义就不那么清晰了,而且也不像死亡率那样具有统一的案例报告要求。所以,在发病率的基础上研究健康风险评估的工具受到的挑战要大很多。

　　2. 危险度

　　健康风险评估一直在试图找到一个更好的方法来表达概率的概念,危险度计算就是其中的一种常用方法。危险度的计算与疾病的前期暴露因素,即危险因素有关。疾病发生前期暴露的危险因素是指已经被科学研究所证实了的,与一种或几种健康结果之间有定量关系的因素。前期暴露因素包括行为(如吸烟)临床测量(如血脂)和历史因素(如乳腺癌的家族史)。健康结果在以死亡率为基础的健康危险因素评估中就是指引起死亡的原因,如果是计算发病率,健康结果就是指疾病或健康状况。一个前期暴露因素与一种健康结果之间的关系可以有多种方法进行计算,但最普遍的方法就是计算相对危险度(relative risk)。

　　(1)相对危险度表示与人群平均水平相比,危险度的升高或降低。

　　人群平均危险度可以来自一个国家或一个地区的按年龄和性别统计的死亡率表。如果把人群平均危险度定为1,则其他相对危险度就是比1大或比1小的数字。

　　将每个人的相对危险度与人群平均水平危险度相乘,就得到了未来若干年内死于某种疾病的概率。将所有先兆和所有健康结果进行类似的计算后,就可以合计得到未来若干年内死亡的总危险度。这个危险度就叫作评估危险度,必须记住的重要一点是:评估危险度适用于一个具有共同先兆的若干名个人组成的人群,而不能看作是某一个人死亡的危险。

　　当一个死亡的原因有多种前期暴露因素,或者研究已经揭示了一种更好的方法,就会有相对危险度的其他方法被用于计算。例如,对于心血管疾病,许多 HRA 使用基于 Framingham 心脏研究中的 Logistic 回归方程来计算危险度。对于其他引起死亡的原因,如 AIDS,由于从应答者处获取准确的危险因素数据比较困难,或者由于目前的研究水平还不足以有效、可靠地量化相对危险度,则普遍的做法就是简单地使用人群平均病死率来表示。

　　(2)理想危险度(achievablerisk)表示的是健康风险降低的空间。

　　HRA 的一个基本目标就是鼓励人们修正不健康的行为。为了计算每一种不健康行为的负面影响,对危险度进行二次计算。这次计算的基础是假设个人已经将每个不健康行为修正到了一个目标水平。例如,吸烟者已经戒了烟,高血压者已经将其血压降到了138/88mmHg 以下。如此将所有先兆因素修正到目标水平计算出来的危险度叫作理想危险度(achievable risk)。

　　3. 评估分值

　　危险度有时也称评估分值,两者的意义相同,都是用于表示个人的风险的高低。将可改变的危险因素改变和降低后达到的新的危险度也称目标分值。目标分值报告评估分值时所使用的计分机制也常常被用于计算目标分值,即假设受评估者成功地实现了所有建议其做的改变后而得到的分值,意味着被评估者的危险因素都已经得到了改善,其目标分值也就和评估分值一样了。

4. 健康年龄

健康年龄是指具有相同评估总分值的男性或女性人群的平均年龄。为得到健康年龄,受评估者的评估危险度要和同年龄、同性别人群的平均危险度相比较。如果某个人的评估危险度与人群平均危险度相等,则他的健康年龄就是其自然年龄。如果某人的评估危险度高于人群平均危险度,则他的健康年龄大于其自然年龄;反之,若评估危险度低于人群平均危险度,则其健康年龄小于自然年龄。

理想健康年龄表示的是该个体可以修正的危险度和人群平均危险度之间的差距。评估得到的健康年龄和理想健康年龄之间的差距,反映了某人可能争取的空间。在评估报告的展示上,也可以通过计算不同危险因素的贡献比例来反映通过矫正不同前期暴露因素而"可争取到的健康年数"。

需要注意的是,当所有建议的改变(修正)都完成了的时候,或者受评估者目前的情况已经很完美时,评估危险度就等于理想危险度。

(二)健康风险评估的步骤

1. 问卷

问卷是健康风险评估进行信息收集的一个重要手段,根据评估的重点与目的不同,所需的信息会有所差别。一般来讲,问卷的主要组成包括:生理、生化数据,如身高、体重、血压、血脂等;生活方式数据,如吸烟、膳食与运动习惯等;个人或家族健康史;其他危险因素,如精神压力;态度和知识方面的信息(有时候需要)。这些信息可由个人自行填报或由医务人员帮助提供,无论通过何种途径取得数据,其准确性都是首先需要保证的,它直接关系着后续的风险度计算及其结果,故应分清和强调各方提供问卷数据的责任和义务。

2. 风险的计算

健康风险评价是估计具有一定健康特征的个人会不会在一定时间内发生某些疾病或健康的结果。常用的健康风险评价一般以死亡为结果,由于技术的发展及健康管理需求的改变,健康风险评估已逐步扩展到以疾病为基础的危险性评价,因为后者能更有效地使个人理解危险因素的作用,并能更有效地实施控制措施和减少费用。

在疾病危险性评价及预测方面一般有两种方法。

第一种方法是建立在单一危险因素与发病率的基础上,将这些单一因素与发病率的关系以相对危险性来表示其强度,得出的各相关因素的加权分数即为患病的危险性。由于这种方法简单实用,不需要大量的数据分析,是健康管理发展早期的主要危险性评价方法。目前也仍为很多健康管理项目使用。

第二种方法是建立在多因素数理分析基础上,即采取数理手段的方法得出患病危险性与危险因素之间的关系模型。除常见的多元回归外,还有基于模糊数学 Framingham 的冠心病模型,它是在前瞻性研究的基础上建立的,因而被广泛的使用。Framingham 模型也被很多机构作为建立其他模型的基础,并由此演化出适合自己项目的评价模型。能包括更多的危险因素,并提高评价的准确性,以数据为基础的模型在近几年得到了很大发展。

3. 评估报告

健康风险评估报告的种类和各种报告的组合千差万别,较好的情况是评估报告包括一份给受评估者个人的报告和一份总结了所有受评估者情况的人群报告。同时,与健康风险评估的目的相对应,个人报告一般包括健康风险评估的结果和健康教育信息。人群报告则一般包括对受评估群体的人口学特征概述、健康危险因素总结建议的干预措施和方法等。

评估结果是健康风险评估报告的主要内容,其表达方式可是多种多样,但应该包含个人患病风险(绝对风险)、人群风险(相对风险)以及个人可降低风险。为方便个人理解,评估提供者一般都会辅之以报告的简要解释和医生的详细解读,健康教育信息则依据个人的评估结果有针对性地给出,其形式也可以是多种多样的。可以预见的是,随着互联网的不断普及,由于具有受众广、更新快、普及性强等特点,通过网络发布健康教育信息会成为一种重要的教育形式。

(三)健康风险评估的种类与方法

1. 内容和方法

(1)个人健康信息管理。

包括疾病史、家族史、膳食及生活方式、体力活动、体格测量、心电图检查和临床实验室检查等个人健康信息(附调查问卷)。

(2)个人疾病危险性评价。

对个体主要慢性疾病(肥胖、高血压、冠心病、糖尿病、脑卒中等)的危险性进行定量评价:包括未来若干年内患某种疾病的可能性(绝对危险性)和与同年龄、同性别的人群平均水平相比,个人患病危险性的高低(相对危险性)。

(3)个人健康指导。

制定以降低及控制个人危险因素为目标的个体化健康管理处方及相应的健康促进措施并进行跟踪;按疾病危险程度分级,对高、中、低危的管理对象随访时间,跟踪危险因素的变化,对健康促进的效果进行评估,并及时调整健康促进措施。

2. 步骤

(1)采集个人健康信息进行有关医学检查。

服务对象在健康管理师、医生的指导下单独或共同填写"个人健康及生活方式信息记录表",内容包括疾病史、家族史、膳食及生活方式、体力活动等,并进行体格测量、心电图检查和临床实验室检查等。

(2)信息录入及报告打印。

信息收集完成后,由健康管理医生利用互联网评估或计算机软件评估个人的危险因素情况及特定疾病的患病风险,进而汇总"个人健康信息清单"按病种分类的"疾病危险性评价报告"及"个人健康管理处方"等报告。

(3)跟踪指导。

健康管理师或医生将评估的结果,包括健康信息清单、现患疾病及家族史、疾病危险性评价结果、疾病危险程度分级、健康管理处方及医生管理重点提示等信息定期提供给服务对象并解释,定期与服务对象保持联系,提醒服务对象按健康管理处方及健康行动计划去做。服务对象也可通过电话、门诊咨询等方式与负责医生保持联系。使用互联网的服务对象可通过网站查询及使用自己的健康资料。

(4)随访(再次评价)。

按服务对象的疾病危险程度分级,可以根据临床指南以及疾病管理的原则制定随访的时间。对高度危险的服务对象的随访时间一般为每三个月一次,中度危险的服务对象的随访时间为每六个月一次,低度危险服务对象的随访时间为每年一次。

随访时服务对象可以再次填写"个人健康及生活方式信息记录表",也可以采用"个人健康管理日记"的方法来作为随访的信息来源,如膳食、运动量等方面的内容。进行再次评估后服务对象会得到同样的一组报告,所不同的是所有的结果都将与上一次评价进行比较。

(5)效果考核与评价。

对被管理对象个人的考核,包括个人健康危险信息的知晓度,参加个人的健康改善知识、行为变化,危险因素的控制情况以及不同病种的控制率和有效率。对健康管理师及服务医师的考核,考核的内容包括工作量(管理人数、工作记录等)、参加者对服务的满意度(问卷调查)等。

(四)健康风险评估的应用

1.帮助个体综合认识健康危险因素

健康危险因素是指机体内外存在的使疾病发生和死亡概率增加的诱发因素,包括个人特征、环境因素、生理参数、疾病或临床前疾病状态等。个人特征包括不良的行为(如吸烟、运动不足、膳食不平衡、酗酒、睡眠不足、心理压力大、吸毒等)、疾病家族史、职业等;环境因素包括暴露于不良的生活环境和生产环境等;生理参数包括有关实验室检查结果(如血脂异常)、体重测量(如超重、肥胖)和其他资料(如心电图异常)等。

2.鼓励和帮助人们修正不健康的行为

健康风险评估是作为健康教育中医生与患者之间沟通疾病预防方面的信息的工具。健康教育不是简单的健康宣教,它是通过有计划、有组织、有系统的教育活动和社会活动,促使人们自愿地改变不良的健康行为和影响健康行为的相关因素,消除或减轻影响健康的危险因素,预防疾病、促进健康、提高生活质量。可以说,健康教育的核心任务就是促使个体或群体改变不健康的行为和生活方式。健康风险评估通过个性化、量化的评估结果,帮助个人认识自身的健康危险因素及其危害与发展趋势,指出了个人应该努力改善的方向,有利于医生制定针对性强的系统教育方案,帮助人们有的放矢地修正不健康的行为。

3. 制定个体化的健康干预措施

通过健康风险评估,可以明确个人或人群的主要健康问题及其危险因素,接下来应对评估结果进行仔细地分析和判断,如:区分引起健康问题的行为与非行为因素、可修正和不可修正因素(不可修正因素如年龄、性别、疾病家族史和遗传特质);区分重要行为与非重要行为(行为与健康问题相关的密切程度及是否是经常发生的行为);区分高可变性行为与低可变性行为(即通过健康干预,某行为发生定向改变的难易程度)等。由于健康问题及其危险因素往往是多重的,故健康干预的内容和手段也应该是多方位的。对健康风险评估结果的详细分析,有利于制定有效而节约成本的健康干预措施。

4. 评价干预措施的有效性评价(evaluation)

有效性评价是指客观实际与预期结果进行的比较,其实质是不断地进行比较,包括结果的比较、实施情况的比较等,只有比较才能找出差异、分析原因、修正计划、完善执行,使工作取得更好的效果,要进行评价,测量是必需而重要的手段,这里的测量包括对健康干预依从性的测量、对健康评价指标及经济评价指标的定量定性测量,以及对参与者满意度的测量等。准确的信息是评价成功的保障,必须具备完善的信息系统,准确地收集、分析和表达资料。健康风险评估通过自身的信息系统,收集、追踪和比较重点评价指标的变化,对健康干预措施的有效性进行实时评价和修正。

5. 健康管理人群分类

健康风险评估的一个重要用途是根据评估结果将人群进行分类。分类的标准主要有两类:健康风险的高低、医疗花费的高低。前者主要根据健康危险因素的多少、疾病危险性的高低等进行人群分组,后者主要根据卫生服务的利用水平、设定的阈值或标准等进行人群划分。不难理解的是,高健康风险的人群其医疗卫生花费通常也处于较高水平。

分类后的各个人群,由于已经有效地鉴别了个人及人群的健康危险状态,故可提高干预的针对性和有效性,通过对不同风险的人群采取不同等级的干预手段,可达到资源的最大利用和健康的最大效果。换句话说,健康风险评估后的各个人群,可依据一定的原则采取相应的策略进行健康管理。

6. 其他应用

健康风险评估还被广泛地应用在保险的核保及服务管理中,根据评估数据进行健康保险费率的计算,以使保费的收取更加合理化。另外,将健康评估数据与健康费用支出相联系,还可进行健康保险费用的预测,帮助保险公司量化回报效果。

【技能训练】

一、案例讨论

我国是冠心病相对低发、脑卒中相对高发的国家,如果采用冠心病发病危险来衡量个体或群体的心血管病综合危险,显然会很大程度的低估其危险,而不足以引起人们应有的重视。冠心病和缺血性脑卒中二者的主要危险因素基本相同,各危险因素对发病的贡献大小顺序也相同,为了更恰当地反映我国人群存在的心血管病危险,该研究依据中心脑血管疾病流行病学合作研究队列随访资料,将冠心病事件和缺血性脑卒中事件合并后的联合终点称为缺血性心血管病事件(即如某一个体兼患冠心病和缺血性脑卒中事件,则仅记为一例缺血性心血管病事件)。

采用 Cox 比例风险模型,以缺血性心血管病事件作为预测模型的因变量,以年龄、收缩压(SBP)、体重指数(BMI)、血清总胆固醇(TC)、是否糖尿病(GLU)和是否吸烟6个主要危险因素为自变量,拟合分性别的最优预测模型。进一步将各连续变量危险因素转化为分组变量,拟合出适合我国人群的心血管病综合危险度简易评估工具,该工具是根据简易预测模型中各危险因素处于不同水平时所对应的回归系数,确定不同危险因素水平的分值,所有危险因素评分之总和即对应于缺血性心血管病事件的10年发病绝对危险。

根据简易预测模型中各危险因素处于不同水平时所对应的回归系数,制定了不同危险因素水平给予不同危险分值的评分系统。所有危险因素评分之总和对应于 ICVD 事件的10年发病绝对危险。现举例说明评估表(表 2-2-1 和表 2-2-2)的使用:一个年龄50岁的男性,血压 150/90mmHg,体重指数 $25kg/m^2$,血清总胆固醇 5.46mmol/L,吸烟,无糖尿病。评估各步骤如下:

第一步:年龄50岁=3分,SBP150mmHg=2分,BMI $25kg/m^2$=1分,TC 5.46mmol/L=1分,吸烟=2分,无糖尿病=0分。

第二步:评分求和 3+2+1+1+2+0=9分。

第三步:查得表中9分对应的10年发生 ICVD 的绝对危险为 7.3%。

表中下方同时又给出了不同年龄组的平均危险和最低危险,以便医生了解该患者的绝对危险相对于人群平均危险和最低危险的严重程度。平均危险是指同年龄所有人的平均发病危险。最低危险是指同年龄、同性别人中,SBP < 120mmHg, BMI < $24kg/m^2$, TC < 5.20mmol/L,不吸烟,无糖尿病者的发病危险。对于上例50岁的男性,其10年发生 ICVD 事件的绝对危险比一般人和低危人群净增加分别为 4.7%(2.6%~7.3%)和 6.6%(0.7%~7.13%),分别是一般人和低危人群的 2.8 倍和 10.4 倍。

二、技能培训

通过软件或各种信息系统平台来收集并跟踪反映个人健康状况的各种信息,为个人提供个人健康信息清单、个人健康管理处方。

健康风险评估在操作上通常采用 IT(信息科技)支持技术,通过软件或各种信息系统平台来收集并跟踪反映个人健康状况的各种信息,为参加个人提供个人健康信息清单、个人疾病危险性评价报告、个人健康管理处方及如何降低和控制危险因素的个人健康改善行动指南。调动个人及集体的积极性,在个人与医生之间建立交流平台,从而有效地预防和控制以成年人为主要人群的肥胖、高血压、糖尿病、冠心病、脑卒中、癌症等慢性病的发生和发展。

表 2-2-1 缺血性心血管病(ICVD)10 年发病危险度评估表(男)

第一步 评分		第二步 求和		第三步 绝对危险	

年龄/岁	得分
35~39	0
40~44	1
45~49	2
50~54	3
55~59	4

收缩压/mmHg	得分
<120	-2
120~	0
130~	1
140~	2
160~	5
>180	8

体质指数/kg·m⁻²	得分
<24	0
24~	1
>28	2

吸烟	得分
否	0
是	1

糖尿病	得分
否	0
是	1

总胆固醇/mmol·L⁻¹	得分
<5.20	0
>5.20	1

危险因素	得分
年龄	
收缩压	
体质指数	
总胆固醇	
吸烟	
糖尿病	
总计	

10 年 ICVD 绝对危险参考标准

年龄	平均危险	最低危险
35~39	1.0	0.3
40~44	1.4	0.4
45~49	1.9	0.5
50~54	2.6	0.7
55~59	3.6	1.0

总分	10年ICVD危险/%
<-1	0.3
0	0.5
1	0.6
2	0.8
3	1.1
4	1.5
5	2.1
6	2.9
7	3.9
8	5.4
9	7.3
10	9.7
11	12.8
12	16.8
13	21.7
14	27.7
15	35.3
16	44.3
>17	>52.6

表 2-2-2 缺血性心血管病(ICVD)10 年发病危险度评估表(女)

第一步 评分		第二步 求和		第三步 绝对危险	

年龄/岁	得分
35~39	0
40~44	1
45~49	2
50~54	3
55~59	4

收缩压/mmHg	得分
<120	-2
120~	0
130~	1
140~	2
160~	3
>180	4

体质指数/kg·m⁻²	得分
<24	0
24~	1
>28	2

总胆固醇/mmol·L⁻¹	得分
<5.20	0
>5.20	1

吸烟	得分
否	0
是	1

糖尿病	得分
否	0
是	2

危险因素	得分
年龄	
收缩压	
体质指数	
总胆固醇	
吸烟	
糖尿病	
总计	

10 年 ICVD 绝对危险参考标准

年龄	平均危险	最低危险
35~39	0.3	0.1
40~44	0.4	0.1
45~49	0.6	0.2
50~54	0.9	0.3
55~59	1.4	0.5

总分	10年ICVD危险/%
-2	0.1
-1	0.2
0	0.2
1	0.3
2	0.5
3	0.8
4	1.2
5	1.8
6	2.8
7	4.4
8	6.8
9	10.3
10	15.6
11	23.0
12	32.7
>13	>43.1

三、能力拓展

（1）健康风险评估的工具选择与使用。

①评估软件的选择。

②填写风险评估问卷。

③产生报告的种类。

（2）常见健康风险评估报告内容及解释。

①个人健康信息汇总报告展示受评估者的个人健康信息概况。

②疾病风险评估报告。

A. 风险评估结果。

以风险等级（相对危险性）和发病率（绝对危险性）两种方式来表达个人在未来发生某种疾病的风险大小。

风险等级（相对危险性）。

发病率（绝对危险性）。

B. 危险因素状况。

以列表形式呈现各疾病相关的危险因素、受评估者前后两次评估中各个危险因素的变化情况以及与参考值的对比。

③可改变的危险因素提示。

（3）健康促进与指导信息。

①健康生活方式评估报告。

②危险因素重点提示。

③膳食处方。

④运动处方。

过程性考核：

一、选择题（10题）

1. 健康危险因素包括（ABCD）。

A. 环境因素　　　　　　　　　　B. 生物遗传因素

C. 行为生活方式因素　　　　　　D. 卫生服务因素

2. 造成多种慢性病三大行为危险因素是（ACD）。

A. 吸烟　　　　　　　　　　　　B. 酗酒

C. 膳食不合理　　　　　　　　　D. 身体活动不足

3. 生活方式是指人们日常生活中与健康有关的行为，包括（ABCD）等方面。

A. 消费类型　　　　　　　　　　B. 有害健康的业余活动

C. 职业危害　　　　　　　　　　D. 饮食习惯

4. 危险度有时也称（D）。

A. 目标分值　　　　　　　　　　B. 总分值

C. 计算分值   D. 评估分值

5. 健康风险评估步骤主要包括(ABC)。

A. 个人健康信息的收集   B. 风险评估

C. 评估报告   D. 数据处理

6. 个人健康信息的收集是进行健康风险评估的基础,包括(ABCD)。

A. 问卷调查   B. 体格检查

C. 实验室检查   D. 生活习惯调查

7. 健康风险评估的目的是(ABCD)。

A. 帮助个体认识健康风险

B. 制定个体化的健康干预措施

C. 评价干预措施的有效性

D. 鼓励和帮助人们修正不健康的行为及筛选高危人群

8. 疾病风险评估主要有以下(ABCD)步骤。

A. 选择要预测的疾病

B. 不断发现并确定与该疾病发生有关的危险因素

C. 应用适当的预测方法建立疾病风险预测模型

D. 验证评估模型的正确性和准确性

9. 疾病发生前期暴露的危险因素与一种健康结果之间的关系可以有多种方法进行计算,最普遍的方法就是计算(B)。

A. 绝对危险度   B. 相对危险度

C. 理想危险度   D. 评估危险度

10. 健康风险评估可应用于(ABCD)领域。

A. 医院   B. 企业

C. 健康保险行业   D. 体检中心、社区卫生服务中心

二、简答题(5题)

1. 简述主要的健康危险因素有哪些。

2. 简述健康风险识别的步骤和具体方法。

3. 简述健康风险的表示方法。

4. 简述健康风险评估的应用方式。

5. 简述健康风险评估的工具选择与使用。

任务三　干预健康危险因素

案例导入：

　　刘女士,45岁,某商店收银员,体重75公斤,身高1.60米,生活缺乏规律,每天中午、晚上在餐馆进餐,嗜好甜品和零食,体力活动很少,既往无重大疾病史,其父患糖尿病已有10年,其母患高血压病6年,刘女士迫切希望进行减肥,你作为她的健康管理师,如何为其实施个性化的减肥干预?请陈述操作过程。

任务实施：

【理论学习(知识准备)】

一、生活方式指导

　　对生活方式的管理是健康管理的基本策略和重要方法。冠心病、脑卒中、糖尿病、慢性呼吸系统疾病等常见慢性病及肿瘤,虽然有各自特异、重点的危险因素,但它们都与吸烟过量、饮酒、不健康饮食、运动和体力活动不足、长期过劳、精神紧张或心情郁闷等几种共同的生活方式有关。

　　因此,生活方式的管理是慢性病预防与健康管理的基本内容。如何改变这几种不健康的生活习惯是健康管理工作成败的关键。

(一)营养指导

　　2007年5月18日,世界卫生组织(WHO)的报告就强调"均衡饮食是保持健康长寿的重要因素"。在健康管理越来越受到重视的今天,饮食和营养指导所起的作用是显而易见的。

　　1. 我国居民目前存在的主要营养问题

　　中华民族有几千年优良的健康饮食传统,粗细粮搭配、主副食结合、肉类与蔬菜混合烹调、色香味俱全。可是,近十几年来,由于经济的迅速发展、物质的极大丰富,人们追求美食的欲望超过了传统的健康饮食理念,不少人的饮食结构出现了不均衡等问题:摄入能量多、脂肪(烹调油)多、盐多、微量营养素缺乏,但身体活动却在减少,导致超重、肥胖、高血压、糖尿病高发,心脑血管疾病和癌症死亡率居高不下。加上有些经济效益和福利好的单位提供免费的自助早餐、午餐,甚至晚餐,更加剧了摄入能量过量。除因为工作接待和应酬较多以外工作时间较长,半数以上的人选择在外就餐,而商业餐馆和外卖为了追求异于家庭饭菜的味道,往往油多、盐多、味精多("三多")的倾向严重,经常在外就餐者营养不平衡现象比普通人更甚。

2. 营养指导的原则

针对我国居民目前存在的营养问题，2022 年 4 月 26 日，中国营养学会正式发布《中国居民膳食指南（2022）》，由《中国居民膳食指南（2016）》的 6 条"核心推荐"变为 8 条"膳食准则"：①食物多样，合理搭配；②吃动平衡，健康体重；③多吃蔬果、奶类、全谷、大豆；④适量吃鱼、禽、蛋、瘦肉；⑤少盐少油，控糖限酒；⑥规律进餐，足量饮水；⑦会烹会选，会看标签；⑧公筷公餐，杜绝浪费。并在此基础上推出了新的中国居民平衡膳食宝塔（图 3-4-1），便于人们在日常生活中实行。

基于上述原则，营养指导的原则可以简化为以下几点：

（1）食物多样化，以谷类为主。

食物多样是平衡膳食模式的基本原则。谷物为主是平衡膳食的基础，谷类食物含有丰富的碳水化合物，它是提供人体所需能量的最经济、最重要的食物来源。每天的膳食应包括谷薯类、蔬菜水果类、畜禽鱼蛋奶类、大豆坚果类等食物。平均每天摄入 12 种以上食物，每周 25 种以上。每天摄入谷薯类食物 250~400g，全谷物和杂豆类 50~150g，薯类 50~100g。全谷物含 B 族维生素、脂肪酸、营养更丰富。食物多样、谷类为主是平衡膳食模式的重要特征。每一种食物都有不同的营养特点，只有食物多样，才能满足平衡膳食模式的需要。

近 30 年来，我国居民膳食模式正在发生着变化，居民的谷类消费量逐年下降，动物性食物和油脂摄入量逐年增多，导致能量摄入过剩；谷类过度精加工导致 B 族维生素、矿物质和膳食纤维丢失而引起摄入量不足，这些因素都可能增加慢性非传染性疾病的发生风险。因此，坚持谷类为主，特别是增加全谷物摄入，有利于降低 2 型糖尿病、心血管疾病、结直肠癌等与膳食相关的慢性病的发病风险，可减少体重增加的风险，增加全谷物和燕麦摄入具有改善血脂异常的作用。

（2）多吃蔬菜、水果、奶类、大豆。

新鲜蔬菜和水果能量低，微量营养素丰富，也是植物化合物的来源。蔬菜水果摄入可降低脑卒中和冠心病的发病风险以及心血管疾病的死亡风险，降低胃肠道癌症、糖尿病等的发病风险。奶类和大豆类食物在改善城乡居民营养，特别是提高贫困地区居民的营养状况方面具有重要作用。在各国膳食指南中，蔬果奶豆类食物都作为优先推荐摄入的食物种类。

目前，我国居民蔬菜摄入量逐渐下降，水果、大豆、奶类摄入量仍处于较低水平。根据我国 2020 年中国居民营养与健康状况监测结果显示，我国城乡居民平均每标准人日水果的摄入量为 55.7g，鱼虾类的摄入量为 24.3g，大豆类及制品摄入量明显不足，约有 40% 的成人不常吃大豆类制品。与 2010 年相比，蔬菜、水果、奶类和大豆类摄入量没有明显增加。

蔬菜和水果富含维生素、矿物质、膳食纤维，且能量低，对于满足人体微量营养素的需要，保持人体肠道正常功能以及降低慢性病的发生风险等具有重要作用。蔬果中还含有各种植物化合物、有机酸、芳香物质等成分,能够增进食欲,帮助消化,促进人体健康。

奶类富含钙,是优质蛋白质和 B 族维生素的良好来源;奶类品种繁多,如液态奶、酸奶、奶酪和奶粉等都可选用。我国居民长期钙摄入不足,每天摄入 300g 奶或相当量乳制品可以较好补充不足。增加奶类摄入有利于儿童少年生长发育,促进成人骨健康。

大豆富含优质蛋白质、必需脂肪酸、维生素 E,并含有大豆异黄酮、植物固醇等多种植物化合物。坚果富含脂类和多不饱和脂肪酸、蛋白质等营养素,是膳食的有益补充。

(3)适量吃优质蛋白质。

鱼、禽、蛋和瘦肉含有丰富的蛋白质、维生素 A、B 族维生素、铁、锌等营养素,是平衡膳食的重要组成部分,是人体营养需要的重要来源。

鱼类脂肪含量相对较低,且含有较多的不饱和脂肪酸,有些鱼类富含二十碳五烯酸(EPA)和二十二碳六烯酸(DHA),对预防血脂异常和心血管疾病等有一定作用,可作为首选蛋白质食物。

禽类脂肪含量也相对较低,其脂肪酸组成优于畜类脂肪,应先于畜肉选择。

蛋黄,是蛋类中的维生素和矿物质的主要来源,尤其富含磷脂和胆碱,对健康十分有益,尽管胆固醇含量较高,但若不过量摄入,对人体健康不会产生影响,因此吃鸡蛋不要丢弃蛋黄。

肥的畜肉,脂肪含量较多,能量密度高,摄入过多往往是肥胖、心血管疾病和某些肿瘤发生的危险因素,但瘦肉脂肪含量较低,矿物质含量丰富,利用率高,因此应当选吃瘦肉,少吃肥肉。

动物内脏如肝、肾等,含有丰富的脂溶性维生素、B 族维生素、铁、硒和锌等,适量摄入可弥补日常膳食的不足,可定期摄入,建议每月可食用动物内脏食物 2~3 次,每次 25g 左右。

烟熏和腌制肉风味独特,是人们喜爱的食品,但由于在熏制和腌制过程中,易遭受多环芳烃类和甲醛等多种有害物质的污染,过多摄入可增加身体肿瘤的发生风险,应当少吃。

(4)少盐少油,控糖限酒。

培养清淡饮食习惯,少吃高盐和油炸食品。成人每天食盐不超过 6g,每天烹调油 25~30g。控制添加糖的摄入量,每天摄入不超过 50g,最好控制在 25g 以下。足量饮水,成年人每天 7~8 杯(1500~1700mL),提倡饮用白开水和茶水;不喝或少喝含糖饮料。儿童、少年、孕妇、乳母不应饮酒。成人如饮酒,男性一天饮用酒的酒精量不超过 25g,女性不超过 15g。

高血压流行病学调查证实,人群的血压水平和高血压的患病率均与食盐的摄入量密切相关。50 岁以上的人、有家族性高血压的人、超重和肥胖者,其血压对食盐摄入量的变化更为敏感,膳食中的食盐如果增加,发生心脑血管意外的危险性就大大增加。中国营养学会建议健康成年人一天食盐(包括酱油和其他食物中的食盐量)的摄入量不超过 6g。但 2020 年的调查显示,我国居民每人日平均摄入食盐 9.3g,与 2015 年相比下降了 1.2g。因此,减少食盐量仍需努力。一般 20mL 酱油中含有 3g 食盐,10g 蛋黄酱含 1.5g 食盐,如果菜看需要用酱油和酱类,应按比例减少食盐用量。此外,还要注意减少酱菜腌制食品以及其他过咸食品的摄入量。

　　烹调油除了可以增加食物的风味,还是人体必需脂肪酸和维生素 E 的重要来源,并且有助于食物中脂溶性维生素的吸收利用。但是过多脂肪摄入会增加慢性疾病发生的风险。动物油的饱和脂肪酸比例较高;植物油则以不饱和脂肪酸为主。不同植物油又各具特点,如橄榄油、茶油、菜籽油的单不饱和脂肪酸含量较高,玉米油、葵花籽油则富含亚油酸,胡麻油(亚麻籽油)中富含 α-亚麻酸。因此应当经常更换烹调油的种类,食用多种植物油,减少动物油的用量。

　　从健康的考虑出发,男性和女性成年人每日饮酒应该不超过酒精 25g 和 15g,换算成不同酒类,25g 酒精相当于啤酒 750mL,葡萄酒 250mL,38°白酒 75g,高度白酒 50g;15g 酒精相当于啤酒 450mL,葡萄酒 150mL,38°白酒 50g,高度白酒 30g。

　　人体补充水分的最好方式是饮用白开水和淡茶水。在温和气候条件下,成年男性每日最少饮用 1700mL(约 8.5 杯)水,女性最少饮用 1500mL(约 7.5 杯)水。最好的饮水方式是少量多次,每次 1 杯(200mL),不鼓励一次大量饮水,尤其是在进餐前,大量饮水会冲淡胃液,影响食物的消化吸收。除了早、晚各 1 杯水外,在三餐前后可以饮用 1~2 杯水,分多次喝完;也可以饮用较淡的茶水替代部分白开水。此外,在炎热夏天,饮水量也需要相应地增加。

　　(5)珍惜食物,按需备餐,提倡分餐不浪费。

　　选择新鲜卫生的食物和适宜的烹调方式,食物制备生熟分开,熟食二次加热要热透;学会阅读食品标签,合理选择食品;多回家吃饭,享受食物和亲情;传承优良文化,兴饮食文明新风。珍惜食物从每个人做起,日常生活应做到按需购买食物、适量备餐、准备小份量食物、合理利用剩饭菜。选择当地、当季食物,能最大限度保障食物的新鲜度和营养;备餐应该彻底煮熟食物,对于肉类和家禽、蛋类,应确保熟透。购买预包装食品要看食品看标签,食品标签标注了食品的生产日期、保质期、配料、质量(品质)等级等,可以给消费者提供食物是否新鲜、产品特点、营养信息。另外要注意过敏食物及食物中的过敏原信息。

　　(6)吃动平衡,保持健康体重。

　　吃和动是影响体重的两个主要因素。吃的过少和(或)运动过量,能量摄入不足和(或)能量消耗过多,导致营养不良,体重过低(低体重,消瘦),体虚乏力,增加感染性疾病风险;吃的过多和(或)运动不足,能量摄入过量和(或)消耗过少,会导致体重超重肥胖,增加慢性病风险。对成年人来说,轻体力劳动者每天能量摄入量男性为 2250kcal,女性为 1800kcal;中、重体力劳动者或活动量大的人,每天能量摄入应适当增加 300~500kcal。建议食物多样,平衡膳食,每餐食不过量;一日三餐,定时定量,重视早餐,不漏餐。

　　因此,吃动应平衡,保持健康体重。原则上是量出为入,鼓励多动会吃,通过合理的"吃"和科学的"动",不仅可以保持健康体重,打造美好体型,还可以增进心肺功能,改善糖、脂代谢和骨健康,调节心理平衡,增强机体免疫力,降低肥胖、心血管疾病、2 型糖尿病、癌症等威胁人类健康的慢性病的风险,提高生活质量,减少过早死亡,延年益寿。

（二）体力活动指导

1. 身体活动量的测量方法

身体活动量反映身体所承受的体力负荷剂量。通常用能量消耗量表示。在实际应用中可以是一次运动的身体负荷量,也可以是一段时间里,各种强度、持续时间和频率身体活动的加和。

（1）运动强度的测量。

①心率。

运动中的心率可以通过颈动脉或四肢动脉触摸直接测量,测量时间可以为10秒,更方便的方法是采用有线和无线仪器设备监测心率。

运动的目标心率以个体最大心率乘以百分数可得到运动的目标心率。

最大心率可由逐级递增运动试验测定,更简便的方法是按年龄预计,即最大心率 $HRmax = 220 - 年龄（岁）$。中等强度的心率一般定义在最大心率的 $60\% \sim 75\%$。由于心率变化与多种非运动因素有关,用心率监测运动强度,需要排除环境、心理刺激、用药或疾病等因素对运动中心率的影响,以保证运动效果和安全。

②代谢当量（梅脱,METs）。

指相对于安静休息时身体活动的能量代谢水平,1METs 相当于每分钟每千克体重消耗 3.5mL 的氧,或每千克体重每小时消耗 1.05kcal 能量的活动强度。$\geq 6METs$ 为高强度活动;$3 \sim 5.9METs$ 为中等强度活动;$1.6 \sim 2.9METs$ 为低强度活动;$1.0 \sim 1.5METs$ 为坐、躺姿势阅读、看电视或使用手机、电脑等电子产品等静态行为活动。各类身体活动的梅脱值可查阅有关数据库（表2-3-1）。

表 2-3-1　常见身体活动的代谢当量（梅脱）值

	活动项目	强度梅脱	千步当量时间/分	强度分类
步行	4千米/小时,水平硬表面;下楼;下山	3.0	10	中
	4.8千米/小时,水平硬表面	3.3	9	中
	5.6千米/小时,水平硬表面;中慢速上楼	4.0	8	中
	6.4千米/小时,水平硬表面;0.5~7千克负重上楼	5.0	6	中
	5.6千米/小时上山;7.5~11千克负重上楼	6.0	5	高
自行车	<12千米/小时	3.0	10	中
	12~16千米/小时	4.0	8	中
	16~19千米/小时	6.0	5	高
家居	整理床铺;搬桌椅	3.0	10	中
	清扫地毯	3.3	9	中
	拖地板;吸尘	3.5	8	中
	和孩子游戏;中度用力（走/跑）	4.0	7	中

活动项目	强度 梅脱	千步当量 时间/分	强度分类
舞厅跳舞(如华尔兹、狐步、慢速舞蹈)、排球练习	3.0	10	中
早操、工间操、家庭锻炼、轻或中等强度	3.5	9	中
乒乓球练习、踩水(中等用力)太极拳	4.0	8	中
爬绳、羽毛球练习、高尔夫球、小步慢跑、舞厅快舞	4.5	7	中
网球练习	5.0	6	中
一般健身房练习、集体舞(骑兵舞、邀请舞)、起蹲	5.5	5	中
起跑结合(慢跑成分少于10min)、篮球练习	6.0	5	高
慢跑、足球练习、轮滑旱冰	7.0	4	高
跑(8千米/小时)、跳绳(慢)、游泳、滑冰	8.0	4	高
跑(9.6千米/小时)、跳绳(中速)	10.0	3	高

(表格最左侧竖排:文娱活动)

③自我感知运动强度(ratings of perclived exertion,RPE)分级。

可以更准确地反映个体的相当强度和机体功能状态的变化。中等强度的干预通常在11~14区间内(表2-3-2)。具体方法:将主观的疲劳程度"6"设为最低水平(最大程度的轻松感,无任何负荷感),"20"作为最高水平(极度疲劳感),然后针对所进行的具体活动(如跑步)的疲劳感进行主观估计个体的疲劳级别,不同个体的感觉可能存在明显差异。如慢跑对于职业运动员而言,可能感到非常轻松,为"7"或"8",而对于一名很少锻炼的成年人,可能会感到比较累为"14"。

表2-3-2　RPE分级

分级	6	7	8	9	10	11	12	13	14	15	16	17	18	19	20
RPE		非常轻		很轻		有点 儿累		稍累		累		很累		非常累	

(2)肌肉力量和耐力的测量。

传统上用可重复3次以下的负荷测试力量,用可重复12次以上的负荷测试耐力。

肌肉力量测试:①静力或等长力量:测试限于指定肌群和关节角度,不能全面反映肌肉力量峰值用力常用最大主动收缩(MVC)表示。②动力测试:有控制、良好姿势、全范围关节活动完成的动作所对抗的最大阻力(1-RM),测定值为特定肌肉或动作的特异指标。

肌肉耐力测试:给定频率、重复抗阻力动作的次数,如蹲起次数。测试中肌肉耐力的度量应能综合阻力(重量)、时间(频率)和重复次数3个指标。

(3)日常体力活动水平的测量。

日常身体活动包括职业、业余时间、出行往来、家务等各类劳动。常见测量方法包括能量消耗、行为观察、机械和电子装置监测、问卷调查、间接观察(如设备使用率)、职业分类、参与的运动项目等。比较各种测量工具,它们的使用范围有差异,误差范围也不同,其共同特点是系统误差大于随机误差。因此在实际应用中,关键是保持同一工具重复测量的一致性。

①问卷调查。

问卷可分为自填和访谈形式,在一些人群调查中还经常采用集体讲解和个别指导结合的形式组织问卷调查(表2-3-3)。

表 2-3-3　国际体力活动问卷

在下列问题中
重体力活动是指需要您花费大力气完成,呼吸较平常明显增强的活动。
中等强度体力活动是指需要您花费中等力气完成,呼吸较平常稍微增强的活动。
在回答下面的问题时,请只考虑那些每次至少十分钟的体力活动

1.最近 7 天内,您有几天做了剧烈的体育活动,像是提重物、挖掘、有氧运动或是快速骑车?

每周＿＿天

□无相关体育活动　→跳到问题 3

2.在这其中一天您通常会花多少时间在剧烈的体育活动上?

每天＿＿小时＿＿分钟

□不知道或不确定

3.最近 7 天内,您有几天做了适度的体育活动,像是提轻的物品、以平常的速度骑车或打双人网球? 请不要包括走路。

每周＿＿天

□无适度体育活动　→跳到问题 5

4.在这其中一天您通常会花多少时间在适度的体育活动上?

每天＿＿小时＿＿分钟

□不知道或不确定

5.最近 7 天内,您有几天是步行,且一次步行至少 10 分钟?

每周＿＿天

□没有步行　→跳到问题 7

6.在这其中一天您通常花多少时间在步行上?

每天＿＿小时＿＿分钟

□不知道或不确定

7.最近 7 天内,工作日您有多久时间是坐着的?

每天＿＿小时＿＿分钟

□不知道或不确定

问卷到此结束,感谢您的合作!

②日志记录:以日志的形式记录一天中各种体力活动的情况和时间,可以较为准确地掌握总的体力活动水平,如以 15min 为一段,逐段记录所从事的活动。对于不同活动强度的定义通常需要举例说明,对某些活动需要区分不同的成分,如采摘棉花劳动中包含来往于棉田的路程、采摘、汇集、打包、中间休息等多种活动形式,球类活动中也存在跑动、站立、跳跃、替补、暂停、休息等多种活动形式,综合不同活动形式的强度时间才能准确反映实际的体力活动量。

③体力活动能量消耗的计算:

如体重 75kg,每小时 4km 的速度快走 30min(0.5h),代谢当量＝3kcal/(h-kg),能量消耗为:$75×3×0.5＝113(kcal)$。记录日活动,根据代谢当量计算一天的能量消耗。

④仪器测量

心率表可以用来监测运动中的心率,辅助控制运动强度;记步器和加速仪可用于帮助计算步行或跑步的运动量,但记步器只能单纯记录步数,而加速仪可同时收集动作强度的信息,根据移动的加速度折算出总的运动量。

2. 运动干预原则

运动干预的目的在于改变不利于健康的久坐少动的生活方式,指导开展合理运动,提高机体代谢能力,降低疾病风险,改善健康状况和生活质量。运动干预的过程和内容主要包括:

(1)运动训练前常规体格检查。

病史、血压、脉搏、关节等一般检查,必要时进行心电图、胸透和实验室检查等。主要目的是降低不适当运动造成的运动性疾病,甚至发生意外伤害的危险。

(2)有关信息收集。

①既往身体活动水平评价。

如爱好运动和经常参加运动者可选择的运动项目较多;既往不爱好运动者宜选择简单易掌握的运动项目。

②心脑血管疾病风险评价、运动风险测试与体适能水平普通人关注的健康体适能的内容主要包括心肺耐力素质、肌肉力量和耐力素质、柔韧性素质和身体成分。

③兴趣。

选择个人喜爱的运动项目,有助于养成运动的习惯和长期坚持。

④运动禁忌证。

某些疾病患者参加一些运动时容易发生意外,如有中等以上程度骨质疏松的患者禁忌跳绳运动,因其易在突然冲击或意外中发生骨折。心血管疾病患者不宜进行过度用力以及憋气的运动项目。

⑤运动环境。

根据就近的环境条件选择运动项目,如步行、慢跑和太极拳等,有运动场所和运动设施的情况下,还可选择游泳、球类或健身器械等。

⑥运动指导需求。

无运动史者,开始时应有指导人员帮助其学会控制运动强度;选择要求一定技能的运动项目时应有体育教练的指导;年老体弱者有人陪伴运动可以减少发生意外的危险。

(3)运动内容与运动量。

对于普通成人,推荐每周至少完成大肌肉群参与的150min中等强度有氧活动,或每周累计至少75min高强度有氧活动,或中等和高强度两种活动相当量的组合。同时,每周2~3天进行大肌肉群参与的肌肉力量练习,每次15~20min。其他柔韧性练习和平衡练习等功能锻炼也应每周进行2~3次。并且,日常生活中应做到少静多动,减少久坐不动行为。

(4)运动进度。

运动强度、时间和频度应循序渐进。运动进度取决于个体的体质、健康情况、年龄和运动训练目标。

(5)意外情况和不适的预防及处理。

对于在运动时和运动后可能出现的不适症状,分析可能的原因,提出即时处理的方法。

3. 运动锻炼的医学监督

对于在运动时和运动后可能出现的不适症状,应针对具体情况,提出预防和应急处理的措施。

(1)体力负荷与运动反应。

运动疲劳、恢复和适应是机体运动反应的三个关键环节。测量和分析这些变化,可以了解机体对其所承受体力负荷的耐受和适应程度,由此可以进一步判断可能产生的健康效益和存在的意外伤害风险。

(2)运动计划的调整。

机体从运动疲劳到恢复的变化过程,可以表现在各种生理生化指标的变化上。这种变化的良性过程会提高身体对体力负荷的适应和耐受程度。反之,可降低身体对体力负荷的耐受能力,连续累计可形成慢性疲劳。

预防运动的不耐受和可能由此引发的慢性损害,需要及时对运动反应做出判断,并相应调整活动量目标以及运动强度、时间和频度等。此外,针对与运动形式和内容有关的不适应也应做出必要的安排。

(3)健康状况和运动能力的再评估。

随着运动训练的持续,机体的运动能力提高;身体的健康和疾病状况也可能发生改变。这些变化会改变机体的运动反应、影响机体的运动耐受力,也会改变机体发生运动有关意外伤害的风险。因此,针对个体的具体情况,需要定期对健康状况和运动能力进行再评估。

运动伤害的预防:运动时和运动后发生的疾病,如运动外伤和急性心血管事件,运动本身可以是一个诱发因素,也可以是一个致病因素。如已经存在冠状动脉狭窄的冠心病患者,可因运动锻炼增加心脏负荷而发生急性心血管事件。另外,即使心脏有病,如果运动计划安排得合理,冠心病患者也可耐受适量的体力负荷。

常见的运动伤害是外伤,主要为关节周围的软组织和肌肉组织损伤。急性心血管事件造成的损害对健康和生命威胁很大,但实际发生率很低。特殊环境和疾病状态还可能增加特定类型的运动有关伤害,如与高气温和大量出汗有关的脱水、糖尿病患者低血糖等。

①运动意外伤害的影响因素。

大多数与运动有关的意外伤害都受到身体的内在承受能力与外部体力负荷量两方面因素的影响。

心血管、呼吸、神经、代谢、骨骼、关节等系统病变都有可能降低运动耐受力,增加发生意外伤害的机会。这些病变可以是已经确诊的疾患,也可以是潜在、尚未诊断的结构功能损害,后者常常使运动伤害显得更加意外。

把握体力负荷的度是预防运动伤害的关键,这里的"度"包括运动强度、时间、频度和进度的综合考虑。另外,特定运动技能的熟练程度和其他有关情况也是需要考虑的影响因素。

②运动意外伤害的预防和自我保护。

运动处方是根据个体身体条件制订的运动锻炼强度、时间、频度和进度的计划,以及为了保证锻炼的安全有效,对运动前、中、后做出相应的自助和医学监督的安排和措施。运动处方不仅是纸面上的锻炼计划,在其实施过程中的医学监督和随访也是不可或缺的组成部分,更是安全有效地进行运动锻炼的保障措施。多数中低风险的运动锻炼者不需要运动中的医学监督,但是他们也存在发生意外伤害的可能性,预防措施主要靠自助的方式实现。高风险者从事运动锻炼,运动处方和医学监督也不可能把握所有情况下的风险,因此需要学会必要的自我保护措施。

③运动意外伤害的风险和促进健康的效益。

运动锻炼可以预防疾病,但也有发生意外伤害的风险,其利弊需要综合权衡,而风险控制的目的是保证利大于弊。

有些人运动时发生了外伤,但是这不意味着运动等于外伤,日常生活活动同样可以发生外伤。流行病学资料显示,日常缺乏运动锻炼的人更容易发生运动外伤。适度的体力负荷,通过耐力、肌肉力量、身体平衡协调能力和关节灵活柔韧性的锻炼,增加了身体抵御骨关节系统伤害的能力;缺乏运动锻炼,肌肉无力充分吸收关节承受的负荷,使关节本身受力为主要原因。另外,重负荷过度增加,加速了关节软骨磨损,增加发生运动外伤的风险。

与运动外伤同样的道理,合理的运动计划可以改善冠状动脉的功能,降低发生心肌缺血的风险,而不是发生心血管意外的必然原因,身体活动可以更多地降低发生各种心血管意外的长期风险。把握运动锻炼的风险与效益需要控制适度的体力负荷。同时,采取合理的运动医务监督和预防措施是减少运动有关意外伤害的关键对策。

(三)控烟指导

吸烟是常见的对人类健康造成极大危害的成瘾行为。如何转变、控制甚至消除这类行为是健康教育工作的重大课题。

1. 成瘾行为的概念、形成过程及影响因素

（1）成瘾行为的概念。

吸烟和酗酒是典型的成瘾行为（也称依赖性行为）。瘾，系指各种生理需要以外的超乎寻常的嗜好。成瘾，指养成该嗜好的过程。导致人上瘾的物质称致瘾源，致瘾源能使易成瘾者产生强烈的欣快感和满足感。其中，毒品引起的欣快感强烈持久，极易产生依赖性，称强致瘾源；香烟和酒带来的欣快感相对弱，持续时间短暂，称弱致瘾源。致瘾源越强，促其行为转变的过程越艰难。

（2）成瘾行为的特征。

成瘾行为，指成瘾后表现出的一系列心理、行为表现。它有两个重要的行为特征：一是已成为成瘾者生命活动中的必需部分，从健康的三维角度，可以观察到强烈的心理、生理、社会性依赖；二是一旦终止成瘾物质的使用，将立即引起戒断症状，一旦恢复成瘾行为，戒断症状将会消失，同时产生欣快感。

①生理性依赖。

成瘾行为已在体内形成包括循环、呼吸代谢、内分泌系统的生理基础，以适应烟、酒、毒品等额外的需要。

②心理性依赖。

成瘾行为已完全整合到心理活动中，成为完成智力、思维、想象等心理过程的关键因素。

③社会性依赖。

一进入某种社会环境或某种状态，就出现该行为。如吸烟成瘾者假如不先吸烟就无法完成开会、人际交往、做报告等社会活动。

④戒断症状。

一旦终止成瘾物质的使用，会出现空虚、无聊、无助、不安等心理异常，同时会出现嗜睡、流涎、恶心等躯体异常症状，是一组心理和生理的综合改变。烟酒在成瘾后各有特异戒断症状。

（3）成瘾行为的形成过程。

①诱导阶段：人与致瘾源偶尔接触，初步尝到"甜头"。如喝酒后的飘飘欲仙感，手拿烟卷的自我陶醉的"成就感"等。这些欣快感对成瘾者有强大吸引力，但终止后也不会有明显的戒断症状。

②形成阶段：在内、外环境的共同作用下。尚未成瘾的行为不断重复，直至产生依赖。初期成瘾者常有羞耻感、畏惧感和自责心理，宜及时矫治。一旦依赖建立，矫治难度将增加。不过多数成瘾者仍有强烈的戒断愿望，只是难以忍受戒断症状。戒断症状带来的痛苦会对成瘾行为起正反馈作用，使行为程度加剧。此时若及时矫治，容易戒断。但当依赖已经建立，矫治难度将增加。不成功的戒断次数越多，成瘾行为恢复后的超欣快感越明显。

③巩固阶段：成瘾行为已经巩固，并整合为生命活动的一部分。成瘾者此阶段对各种

促使其戒断的措施有强烈的心理抵抗,瘾的发作可使成瘾者宁可不吃不喝、不睡,甚至明知后果严重,也要接触成瘾物质。

④衰竭阶段:由于成瘾行为使躯体和心理受到严重损害,社会功能也会发生不同程度的缺失。如酒精依赖和酒精中毒者出现酒精性肝硬化症状。

不同的致瘾源和不同类型的成瘾行为经历上述过程的表现各异,同一行为的个体间差异也很大。但通常来说,吸烟者的诱导时间较长,研究表明,青少年时代的尝试成瘾行为留在大脑皮质中的记忆十分深刻,对成年后的成瘾行为发展有较大影响。

⑤成瘾行为的影响因素

A. 人格特征:面对同样的致瘾源,并非所有人都成瘾。人群中有一部分被认为是"易成瘾者"。作为导致成瘾行为的内因,他们具有以下人格特征:

a. 被动依赖:从众心理,凡事无主见,行为随大流,对不良事物缺乏批判性。

b. 过度敏感:与人交往的过程中过度紧张、焦虑、疑心。

c. 性格内向:有内心矛盾冲突时,既不与人交流,也没有积极的解决方式,对外界的耐受性差,适应不良。

d. 高级意向减退或不稳定:意志薄弱,缺乏对诱惑的抵抗力。

e. 情绪不稳和冲动性:易有冲动行为,争强好胜,易激惹,易在别人挑唆、激将下接受致瘾源。

B. 社会环境因素:不良社会环境,如社会的暴力、杀人、种族歧视、失业、通货膨胀和拜金主义等,引起人们对现实生活的惶惑和厌倦;社会各阶层都有一些人物质生活虽然丰足,但精神却极度空虚。以上社会环境促使易成瘾者希望借助成瘾行为获得暂时的内心安宁。

C. 社会心理因素:生活节奏的加快、激烈的竞争、生活紧张性刺激增多,使人们应激增加。由此,有人借吸烟来调节情绪,提高工作效率;有人借酗酒来消除烦恼空虚、胆怯、失败等心理感受。

D. 文化因素:不同的文化现象对于成瘾行为起到了社会润滑作用,如在我国社会生活中,烟和酒作为社会生活的一种小媒介、润滑剂,常常使得社会人际交往更易成功,故有"烟为路,酒为桥""烟酒不分家"的说法,在社会价值上取得难以替代的满足感,并具有广泛的社会文化认同。因此受传统习俗影响,敬烟、敬酒作为礼貌待客的方式,甚至是喜庆和礼仪场所的重要活动。许多人明知吸烟、饮酒有害健康,在一定的社交场合仍不得不参与其中。时间一长,自然而然地把此整合到自己社会生活的日常行为模式中。

E. 传播媒介因素:媒体宣传与广告效应在成瘾行为的形成中起到了不可低估的作用。有些媒体追求广告商业利益,影视业借助吸烟、饮酒表现一定的复杂心理活动、人物的个性社会形象、风度和仪表等,各种形式的广告及影视作品中都可见到吸烟者。

F. 团体效应:团体内广泛存在的吸烟、酗酒现象,其成瘾作用对具有强烈认同感的成员来说影响比外界更大,许多青少年的吸烟行为源自同龄小伙伴。犯罪团伙从事贩毒,往往先须诱使其成员吸毒,以此作为团伙内互相认同的主要标志。

G.家庭影响:吸烟和酗酒行为都有"家庭集聚现象",即家庭成员在某健康相关行为上的相似程度显著大于非成员。美国有调查发现,来自父母吸烟家庭的孩子吸烟率比其他家庭高1.5倍;若家中还有年长兄弟姐妹吸烟,该吸烟率还将增加1倍。这一现象的产生并不取决于父母对吸烟的态度,而在于他们的"榜样"行为迎合了青少年强烈的好奇心理,并引发其探究行为。同时,家庭成员享有共同的遗传基因,亦可以解释家庭聚集性。

2.吸烟行为的预防、矫治与健康促进

(1)控烟戒烟策略。

控烟的总策略可以按渥太华宪章提出的健康促进五大行动领域来进行设计,即包括制定公共卫生政策、建立支持环境、加强健康教育及社区行动、发展个人技能及调整卫生服务方向。当然,针对不同地区、不同人群的具体策略可能有所侧重。表2-3-4是有关专家提出的控烟策略,这些策略分为立法、教育及信息传播和组织全国范围的控烟项目三大类,虽然还属于一般策略,但它仍然比较具体、详细地比较了各类策略的效果、成本及实施时可能遇到的来自烟草公司的阻力,因此,可供选择策略时作为参考。

表2-3-4　各类控烟策略的效果、成本及来自烟草公司的阻力

策略		效果	成本	来自烟草公司的阻力
1.立法	向烟草产品增税和其他经济措施	很好	不高	大
	禁止烟草广告	很好	不高	大
	烟草产品及广告上加警句	弱	不高	中
	对香烟中有害物质的限量规定	弱	不高	小
	保护不吸烟者的权利	中	不高	中
	保护易受影响者	中	不高	小
2.教育和信息传播	向领导者和重要组织传播信息	中	不高	小
	鼓励医务工作者和知名人士率先控烟	很好	不高	小
	向大众传播吸烟危害的知识	中	高	小
	鼓励群众,尤其是儿童拒绝吸烟行为	很好	高	小
	鼓励吸烟者戒烟或减少吸烟量	弱	不高	小
	鼓励危险职业人群及孕妇戒烟	中	中	小
3.实施全国范围控烟项目	建立全国性控烟项目的计划和协调机构	中	中	小

(2)控烟健康教育的干预措施(详见实施干预方案中烟草使用的干预)。

(四)卫生服务因素

医疗卫生服务是指促进及维护人类健康的各类医疗、卫生活动。它既包括医疗机构提供的诊断、治疗服务,也包括卫生保健机构提供的各种预防保健服务。卫生服务的范围、内容与质量直接关系到人的生、老、病、死及由此产生的一系列健康问题。一个国家的医疗水

平及卫生服务水平,将对这个国家的人民的健康状况起到重要的作用。

世界卫生组织把卫生保健服务分为初级、二级和三级,实现初级卫生保健是当代世界各国的共同目标。其基本内容是:

a. 健康教育。

b. 供给符合营养要求的食品。

c. 供给安全用水和基本环境卫生设施。

d. 妇幼保健和计划生育。

e. 开展预防接种。

f. 采取适用的治疗方法。

g. 提供基本药物。

这足以说明卫生医疗因素对我们健康的重要程度。所以,医疗卫生是影响健康的又一重要因素。党的十八大以来,我国深化医改、政府加大医疗投入,医疗资源总体不足且分布不均衡、医疗保障覆盖面太小、医疗费用上涨过快的问题得以改善。

至今我国逐渐健全的医疗卫生机构、完备的服务网络、加大的卫生经费投入以及合理的卫生资源配置,必定对人群健康起到促进作用。

二、制订健康教育计划

计划设计是健康管理师根据服务对象的实际情况,提出在未来一定时期内所要达到的目标以及实现这一目标的方法、途径等所有活动的过程,计划设计的产出就是一份健康教育计划。

(一)计划设计原则

1. 目标原则

计划设计必须自始至终坚持以正确的目标为指向,使计划活动紧紧围绕目标开展,以保证计划目标的实现。健康教育计划应有明确的总体目标(或称远期目标)和切实可行的具体目标(或称近期目标),才能体现计划的整体性和特殊性,才能保证以最小的投入取得最大的成功。

2. 前瞻性原则

一切计划都是面向未来的,要预测未来把握未来。计划的制订和执行要考虑长远的发展和要求。前瞻性目标要体现一定的先进性,如果目标要求过低,将失去计划的激励功能。

3. 弹性原则

在制订计划时要尽可能预计到在实施过程中可能发生的变故,要留有余地并预先制订应变对策,以确保计划的顺利实施。但不能因为弹性原则而随意更改计划,只有经过评价与反馈,获得修改计划的指征,认为确有修改的必要时才能由制订者进行修改。

4. 从实际出发原则

遵循一切从实际出发的原则,一要借鉴历史的经验与教训,二要做周密细致的调查研究,因地制宜地提出计划要求。同时,要清晰地掌握目标人群的健康问题、知识水平、思想观念、经济状况、风俗民情等一系列客观资料,实行分类指导,提出真正符合具体实际,有可行性的活动计划。

5. 参与性原则

健康教育计划应该是健康管理师与服务对象共同制订的,也就是说,在计划的制订过程中要求服务对象(包括个体和群体)的积极参与。

(二)制订目标

任何一个健康教育计划都必须有明确的目标,它是制订干预策略和活动的前提,也是计划实施、监测和效果评价的根据,如果缺乏明确的目标,整个计划将失去意义。

1. 计划的总体目标

计划的总体目标是指计划执行后预期达到的最终结果。总体目标是宏观的、长远的,描述总体上的努力方向。例如"在某社区的居民或某企业的员工中开展高血压教育,以提高其健康水平"。

2. 计划的具体目标

计划的具体目标是对总体目标更加具体的描述,用以解释和说明计划总体目标的具体内涵。因此,健康教育计划的具体目标需要包含具体的、量化的、可测量的指标,应该能够对以下问题做出回答:

Who——对谁? 可以是个体,也可以是群体。

What——实现什么变化(知识、信念、行为、发病率等)?

When——在多长时间内实现这种变化?

Where——在什么范围内实现这种变化? 如果是针对个体的目标,可以忽略此项。

How much——变化程度多大?

(三)确定健康教育干预策略

干预策略是实现健康教育目标的措施、途径和方法,是每一项具体干预活动的指导思想。针对群体的健康教育干预策略主要从提高目标人群的认知和技能、改善物质环境(如生活条件、资源、服务等)、改善社会环境(如政策、文化等)三大方面加以思考。针对个体的健康教育主要依靠教育策略,比如通过宣传品,如手册、小折页和短视频等媒介学习健康知识,通过个别咨询有针对性地解决个人的问题,而其他的策略手段是通过群体的教育来影响其中的个体。

1. 教育策略

教育策略的核心是教育人们形成有益于健康的认知和技能。在教育策略下,常用的健康教育活动很多,包括:①通过电子媒介开展的大众传媒活动,如电视节目、广播节目、公益广告、网络信息等,同时这些节目还可以制成录像带、录音带、光碟等在人群中反复使用;②通过印刷媒介开展的活动,如手册、小折页、挂图、招贴画、日历、卡片、传单等;③人际传播活动,如讲座/讲课、小组讨论、个别咨询、示范、入户指导、观摩学习、同伴教育等;④因地制宜的社区活动,如墙体标语、板报、墙报、展览、义诊、评选示范户、知识竞赛、患者俱乐部等;⑤民俗、文体活动,如相声、戏曲、民歌、庙会、赶集等。

2. 环境策略

环境策略的作用对象是物质环境条件。其目的是使人们采纳健康行为的意愿得以实现。如在某企业职工预防心脑血管疾病的健康教育中,食堂提供低脂、低盐的食物,在工作场所为职工提供锻炼设施等,均属于环境策略,上述活动使得目标人群能更加便捷地采纳健康行为。

3. 政策策略

政策策略从两方面作用于人群的健康行为:①政策可以支持并促使这些行为得以实现。例如,某企业创立无烟单位,规定全企业办公区一律禁止吸烟,此规定在很大程度上限制了员工的吸烟行为;②政策策略可以通过影响资源配置、环境改善,从而促进健康行为甚至健康。例如在企业开展预防心脑血管疾病的健康教育项目中,有了职工运动健身的愿望,有了必要的设施和场地,如果没有调整工作时间的政策支持,人们依然难以真正去运动,因此,需要制订有关工间操制度、轮班制度,确保员工有时间做运动。

(四)健康教育工作流程图(图2-3-1)

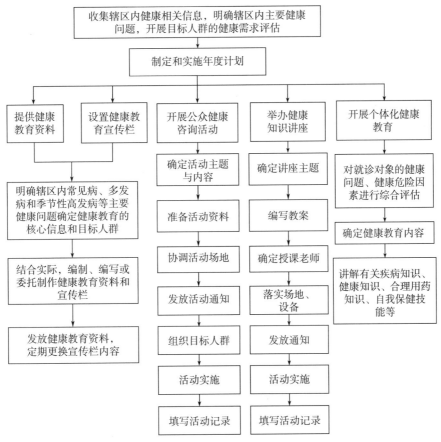

图2-3-1　健康教育工作流程

三、实施干预方案

（一）烟草使用的干预

1. 烟草使用干预的健康教育知识点

烟草使用依旧是导致全球可预防死亡的首要死因。每年，它导致全球近 600 万人死亡并造成数千亿元的经济损失。绝大多数的死亡发生在低收入和中等收入国家，而预计这一不平等状况将在未来数十年中持续扩大。如果当前的趋势继续下去，到 2030 年，全世界每年因烟草导致的死亡将超过 800 万，其中 80% 的过早死亡将发生在低收入和中等收入国家。

吸烟是心血管病的三大经典危险因素（高血压、血脂异常和吸烟）之一，吸烟可导致动脉粥样硬化，进而明显增加心脑血管疾病的发病和死亡，此外吸烟也是恶性肿瘤和慢性阻塞性肺部疾病等其他多种慢性病的危险因素，吸烟是哮喘恶化和发作的常见诱因，吸烟至少与 40 种疾病和 20 种癌症有关，烟草中的 400 多种化学物质中有几种已经被证实为致癌物，已知有害的常见物质有焦油、尼古丁和一氧化碳等。

吸烟是一种典型的成瘾行为，又称依赖性行为，是依赖综合征中的一种行为表现，由物质使用障碍所致。这种成瘾行为的影响因索包括社会环境因素、社会心理因素、文化因素、传播媒介因素、团体因素和家庭因素。烟草中的致成瘾物质主要是尼古丁，这使戒烟很困难，尤其对于烟龄很长、烟量很大、开始吸烟年龄较小和吸入较深的人群。

我国是烟草消费大国，中国人消费的香烟占世界香烟产量的 1/3，调查显示我国约有 3 亿吸烟者，此外还有 9 亿多的被动吸烟者。所以，如果尚未吸烟者，请不要开始吸烟；如果偶尔吸烟，趁尚未成瘾之时请立即戒烟；如果已经是经常吸烟者，戒烟仍然有益，戒烟能降低患病的危险性。

健康管理师在创建无烟环境和倡导戒烟中起着重要作用，可提供的干预至少包括询问吸烟情况、劝阻吸烟、提供信息以帮助戒烟、参与戒烟项目和安排随访防止复吸等。因此，为了保护人民身体健康，减少吸烟危害，各国政府对控烟工作十分重视，正在采取一系列措施控制吸烟，提倡全人群不吸烟、戒烟，减少被动吸烟，并重视从小学生开始进行吸烟有害健康的宣传教育。

2. 吸烟的相关定义

（1）主动吸烟。

直接从点燃的香烟或其他烟草制品吸入烟雾（主流烟雾）；通常主动吸烟的人称为吸烟者。

（2）被动吸烟。

也称非自愿吸烟、吸二手烟；不吸烟者暴露于吸烟者的二手烟中。

3. 戒烟可降低危险性

停止吸烟，身体会发生一些变化？如：

（1）8 小时左右。

①体内的一氧化碳水平趋向正常。

②体内的血氧水平趋向正常。

（2）48 小时左右。

①手和脚的血液循环得到改善。

②嗅觉味觉能力明显改善。

（3）72 小时左右。

①呼吸较轻松。

②肺活量开始增加。

（4）1.5~2 周。

肺功能改善约 30%。

（5）1~9 个月内。

①咳嗽、鼻塞疲劳和呼吸困难减少。

②肺内纤毛重生，控制黏液的能力增加，清理肺部，减少感染。

③总的体能水平增加。

（6）5 年后。

①患癌症概率会大大降低。

②患心脏病危险性显著下降。

（7）10 年后。

①患肺癌的概率可下降至近于从不吸烟人群。

②癌前细胞被替代。

③其他与吸烟有关癌症的机会减少。

（二）烟草使用的干预原则

烟草使用的干预侧重于生活方式管理的策略，具体干预原则包括：

①以个体为中心，强调干预对象的健康责任和作用。

②以健康为中心，强调预防为主，烟草使用的干预主要应放在预防不吸烟者开始吸烟。

③形式多样，强调综合干预

（三）烟草使用干预的目标人群

干预的目标人群是一般人群、青少年、妇女、医师、老师、领导、吸烟者、不吸烟者。

（四）烟草使用的干预措施

戒烟通常包括药物干预和行为干预。WHO 推荐的一线戒烟药物主要包括非处方药，如尼古丁替代制品；处方药，如安非他酮和伐尼克兰，这些药物的使用均应该始终与行为改变相结合。健康管理师通常的作用是激励和支持个人戒烟。

1.针对群体的烟草干预措施

（1）拒吸第一支烟。

拒吸第一支烟对控制吸烟率是最为重要的，重点干预人群是青少年人群。许多研究发现，诱发青少年吸烟的主要原因是环境的影响，如烟草的易获得性、对成人吸烟的模仿、为获得社会认可的社交需求、广告或名人在文艺影视作品中的模范效应等。除了政策层面严格执行烟草销售环节的法律法规，以减少青少年烟草的获得外，重点是利用学校，对在校学生开展有关吸烟有害健康和拒绝烟草技能等知识的教育，鼓励学校教职员工不吸烟，起模范带头作用。

（2）加强健康教育。

普及烟草危害知识，充分利用广播电视、报纸、杂志、黑板报、画廊、咨询等宣传媒体，在不同场合、以不同方式、对不同人群开展吸烟和被动吸烟危害健康的知识普及教育，摒弃"吸烟是开展社交的润滑剂""吸烟能显示男子汉的风度""吸烟能提高工作效率"等错误观点，特别要使青少年不但了解吸烟会对身体的生长发育产生坏的影响，而且要使他们明白烟草的成瘾作用，会对吸烟者今后一生产生一系列严重后果。在给吸烟者宣传烟草危害的同时，还要向他们介绍戒烟的益处，以及有效的戒烟方法和产品。

（3）限制吸烟和劝阻别人吸烟。

吸烟者往往对烟草已经产生一定的依赖性，而他们对烟草成瘾性的危害以及吸烟危害健康的认识不足，甚至有所怀疑。对这部分人群干预的重点是在烟草法制化管理的基础上，强化宣传烟草依赖性和吸烟与疾病的关系，让每一个吸烟者都应认识到吸烟不仅危害本人，而且对被动吸烟者也会造成危害，提高烟草危害健康知识的知晓率，促进行为改变，并教育他们自觉遵守国家有关控烟的法律法规，不在家庭、学校及公共场所吸烟，逐步减少吸烟，并最终戒烟。对于未吸烟者，他们都有权利和责任劝阻吸烟者在公共场所吸烟，规劝吸烟的家人、朋友亲戚和同事戒烟。

（4）研究和推广有效的戒烟方法和戒烟产品。

开展对医务人员戒烟技能的培训，再由他们通过戒烟门诊和咨询等途径把有效的戒烟方法传授给患者和其他就医服务对象。目前我国市场上销售的戒烟产品主要有戒烟糖、戒烟贴、戒烟茶、戒烟火柴、戒烟漱口水、戒烟打火机、戒烟香水等。

（5）建立行为危险因素监测系统。

建立居民行为危险因素监测系统，可及时了解居民对吸烟危害健康的知识、态度和行为情况，并在采取相应干预措施以后进行效果评价，为进一步提高健康管理效果提供依据。

其他涉及政策层面的烟草使用干预策略，如限制烟草生产和消费等。

2.针对个体的烟草干预措施

（1）五日戒烟法。

第1日：做好心理、生理、社会环境的准备，强调全部参加是成功的关键。技能方面：学会记录吸烟日记、深呼吸。

第2日：医学知识、心理支持（制订口号、小组讨论）、采取行动。技能方面：替代疗法、行为指导、吸烟日记、心理支持。

第3日：医学知识、心理支持、社会支持、运动指导、小组讨论。技能方面：克服心理和生理成瘾性的技能、经验交流、吸烟日记。

第4日：医学知识、心理支持、膳食指导。技能方面：膳食、运动技能、小组讨论、经验交流、吸烟日记。

第5日：医学知识、心理支持、环境支持、生活方式指导。技能方面：克服复吸的技巧。

（2）自我戒烟法。

第一阶段：准备阶段。

做出戒烟决定，牢记戒烟的原因；制订详细的戒烟计划（通常为1~3个月）（表2-3-5）；记录1周的吸烟行为，这将帮助了解具体的吸烟习惯和对每支烟的需求程度，一旦开始戒烟，就应知道哪些烟可以轻易避免，哪些需要思考和努力去克服。了解一些关于吸烟的医学知识，如吸烟和被动吸烟危害人体健康，吸烟有成瘾性等；了解戒烟过程是考验个人的毅力、信念、品质的过程。所以必须树立戒烟必定成功的信心，保持愉快的心情和好的精神状态，才能更好地投入戒烟行动当中。寻求家人、朋友和同事的支持和鼓励，增加戒烟的成功率。

表 2-3-5　戒烟计划卡

我戒烟的理由是： 我开始戒烟的日期： 支持我戒烟的人有＿＿＿家人＿＿＿朋友/同事＿＿＿＿＿医师＿＿＿＿＿其他 我的戒烟方法是： 引发我吸烟的三个主要原因是　　　　　　　　　我打算怎样应对 ＿＿＿＿＿＿＿＿＿＿＿＿＿＿　　　＿＿＿＿＿＿＿＿＿＿＿＿＿＿ ＿＿＿＿＿＿＿＿＿＿＿＿＿＿　　　＿＿＿＿＿＿＿＿＿＿＿＿＿＿ ＿＿＿＿＿＿＿＿＿＿＿＿＿＿　　　＿＿＿＿＿＿＿＿＿＿＿＿＿＿ 我还可以拨打下面的戒烟热线电话获得戒烟帮助： 400-888-5531（北京朝阳医院）　　　400-810-5180（中国健康教育中心）

注：本表选自《简短戒烟干预手册》中国疾病预防控制中心控烟办公室。

戒烟计划内容包括：

◆告诉家人、朋友或者同事自己准备戒烟。

◆告诉他们自己要从哪天开始戒烟。

◆记录自己1周的吸烟习惯，以便戒烟时应对。

◆扔掉所有烟草产品和吸烟用具。

◆开始延迟5~10min吸第一支烟。

◆多吃水果。

◆进行适当的身体锻炼。

◆减少在可吸烟场所停留的时间。

◆尽量保持忙碌状态，即使是在休闲时间。

◆减少与吸烟者的交往,和已经戒烟的人交朋友。

◆复习戒烟自助资料。

◆考虑使用戒烟药物、短信、微信以及热线帮助自已戒烟。

◆回顾以往戒烟失败的经历,从中找出那些对自己有帮助的,以便汲取经验教训。

◆练习当别人给自己递烟时,自己应当如何应答,例如:"不用了,谢谢,我已经不抽烟了。""谢谢,不过我已经下决心不抽烟了。"

第二阶段:行动阶段。

创造良好环境,如丢弃所有的香烟、打火机和烟具,清洗牙齿和带有烟味的衣服;记好戒烟日记;按计划逐步减少吸烟量;不要奢望一天就能戒烟成功,应采用台阶法,有计划地减少吸烟数量,延长吸烟间隔时间,淡化戒断症状,减轻不适感。假如戒烟之前是一天一包香烟的量,在戒烟的第 1 周每天不超过 15 支,第 2 周每天不超过 10 支,第 3 周每天不超过 7 支,第 5 周每天不超过 3 支,第 6 周每天不超过 1 支,第 7 周完全不抽烟。签署戒烟承诺书(表 2-3-6);应对戒断症状。

表 2-3-6　戒烟承诺书格式

我(姓名)_____郑重承诺,从_____年__月__日开始,不再抽烟,决心完全戒烟。 我之所以这样做是因为: 1. 2. 3. 承诺人: 见证人: ___年___月___日

注:本表选自《简短戒烟干预手册》中国疾病预防控制中心控烟办公室。

◆抑郁:打电话给亲朋好友,和别人一起看电影、逛街或参观展览,默念自己的戒烟决心。

◆失眠:下午 6 点以后不喝咖啡,睡前在床上阅读,睡前保持 1~15min 的安静时间。

◆暴躁、挫折感或愤怒:去散步或锻炼身体,停下来闭上眼睛,用鼻孔深深吸气,再用嘴巴呼气(重复几次)。

◆焦虑:10min 什么都不做,做些伸展运动,一次只做一件事。

◆简易应对方法:散步、刷牙、勤做深呼吸、洗澡、逛街、看报纸等。

◆注意力难以集中:停下来休息,注意力最难集中时去做些重要的事情,不要在同一个位置坐太久。

◆食欲或体重增加:每天至少吃 5 次水果和蔬菜,不吃"快餐"、方便食品和油炸食品,多喝水,尽可能每天散步 20~30min。

◆坐立不安:尝试捏皮球或其他"减压器",嚼无糖口香糖、糖果、胡萝卜或剔牙,投入到业余爱好中。

◆告诉自己一些积极的事情:"我变得更健康了。""我正朝更好的方向发展。""我感觉好多了。""我要有自信。"

第三阶段:维持阶段。

认真对待戒断反应;尽量避免和吸烟的人在一起;减少自己的空闲时间;积极参加体育运动和健康有益的公益活动;多做放松运动;多想自己戒烟的原因;调整膳食,适当多吃碱性食品,如蔬菜水果;多向心理医师或戒烟门诊咨询。

防止复吸:如果已经超过4周,表明戒烟已经进入戒烟维持期,千万别放松警惕,再碰一支烟的行为经常会导致复吸。拒绝第一支烟比拒绝第二支容易,一些防止复吸的小窍门:

◆将所有可能复吸的环境列出来,提前想好应对方法。

◆养成让手闲不住的习惯,例如弹吉他、养鱼、握健身球、绘画等。

◆在家和办公室张贴"禁止吸烟"的标示提醒自己。

◆尽量去禁烟的场所。

◆将戒烟的好处告诉吸烟的朋友,鼓励他们一起戒烟。

◆定期对自己能维持戒烟状态给予奖励。

◆增加体育运动,能使身体释放内啡肽,改善情绪。

偶尔复吸:偶尔复吸别紧张,分析复吸的原因,想好对策,避免因为同样的诱因导致复吸,戒烟不是个容易的过程,需要坚定的毅力、适当的技巧和专业人员的指导。

第四阶段:随访。

随访的主要目的是了解吸烟者是否仍然在继续戒烟,对在戒烟过程中所做的各种尝试给予肯定;对戒烟维持者表示祝贺,并鼓励他们继续坚持,因为通常认为连续戒烟2年以上才能称为戒烟成功;帮助复吸者回顾戒烟的好处,并鼓励他们重新开始戒烟。谨记,复吸现象很常见,因此,复吸不应该被认为是一种失败,更不应该指责戒烟者没有足够的意志力。

由于戒断症状在戒烟后的前3个星期,尤其是第1周最为严重,并在随后的几个月仍可能再现。因此,通常推荐最佳的随访计划应安排在开始戒烟后1周、1个月和3个月,并按照吸烟者的选择确定具体的随访时间。随访的方式可以采用电话或当面访视,并建议使用提醒工具以确保随访按计划进行。

世界卫生组织还提供了一个简洁的建议——5A戒烟干预模型,任何健康管理师或卫生工作者在任何地点都可以对任何吸烟者使用。这个建议包括5个行动以帮助吸烟者戒烟。

5A戒烟干预模型:

①Ask——询问(吸烟情况)

步骤1:询问包括是否吸烟、开始吸烟年龄、平均每天吸烟量、过去1年中尝试戒烟次数等烟草使用情况和健康状况,确认想戒烟或准备戒烟的吸烟者。

②Advise——建议(戒烟)

步骤2:提供有针对性的戒烟建议,并告知吸烟能导致许多疾病甚至死亡,提供视听或书面材料,促使所有吸烟者戒烟。

③Asess——评估(戒烟意愿)

步骤3:评估吸烟者的戒烟意愿。

步骤4:鼓励彻底戒烟,如有需要可建议去戒烟门诊。

步骤5:商讨吸烟的替代用品。

④Assist——帮助(戒烟)

步骤6:帮助戒烟者制订戒烟计划,设定戒烟日期。

步骤7:提供补充资料帮助戒烟者。

步骤8:制订计划防止复吸。

⑤Arrange follow up——安排随访(防止复吸)

步骤9:确定随访间隔,以监测进展和防止复吸。

在时间不够充裕,且尚不具备完成所有步骤的能力时,必须完成的3步是询问(Ask)、建议(Advice)和转诊(Refer),也就是采用2A+R模型进行干预。前两步的内容与5A模型相同,第三步是根据吸烟者的戒烟意愿的不同,也就是对准备戒烟和尚未准备戒烟者分别给予不同的转诊方向,以便寻求更加专业和个体化的戒烟指导。

(五)肥胖的干预

1.肥胖干预健康教育的知识要点

肥胖指的是人体脂肪的过量储存,表现为脂肪细胞数量的增多和体积的增大,即全身脂肪组织块增大,与其他组织相比失去了正常比例的一种状态。通常判定标准是体重超过了相应身高所确定的标准值的20%以上。肥胖症是一种由多种因素引起的慢性代谢性疾病,早在1948年世界卫生组织已将它列入疾病名单,并认为它是2型糖尿病、心血管病、高血压、脑卒中和多种癌症的危险因素。超重和肥胖症在一些发达国家和地区人群中的患病情况已呈流行趋势。按照中国标准,我国2020年《中国居民营养与慢性病状况报告(2020年)》公布18岁及以上居民的超重肥胖率达50%,6~17岁、6岁以下儿童青少年超重肥胖率分别达到19%和10.4%,因此预防和控制肥胖症已成为刻不容缓的任务。《中国居民膳食指南2016》强调,控制体重是预防慢性病的重要手段。2009年原卫生部发布《保持健康体重知识要点》强调指出:超重、肥胖和体重不足,都是健康的"元凶"。《中国2型糖尿病防治指南2017》建议,超重的糖尿病患者体重减少的目标是体重在3~6个月期间减轻5%~10%。

2.肥胖的干预原则

通过对一般人群的群体预防,以降低肥胖症患病率;通过对高危人群的选择性干预,重点预防其肥胖程度进一步加剧以及出现肥胖相关的并发症;通过对肥胖症和伴有并发症的患者进行针对性干预,减低体重,降低心脑血管疾病死亡率。

肥胖的干预侧重于生活方式管理的策略,具体干预原则包括:

①必须坚持预防为主,从儿童、青少年开始,从预防超重入手,并须终生坚持。

②采取综合措施预防和控制肥胖,积极改变人们的生活方式,包括改变膳食、增加身体活动、矫正引起过度进食或活动不足的行为和习惯。

③鼓励摄入低能量、低脂肪、适量蛋白质和碳水化合物、富含微量元素和维生素的膳食。

④控制膳食与增加运动相结合,因为这两种方法相结合可使基础代谢率不致因摄入能量过低而下降,达到更好的减肥效果。积极运动不仅可以增加基础代谢率,还可防止体重反弹,改善心肺功能,产生更多、更全面的健康受益。

⑤应长期坚持减重计划,速度不宜过快,不可急于求成。

⑥必须同时防治与肥胖相关的疾病,将防治肥胖作为防治相关慢性病的重要环节。

⑦树立健康体重的概念,防止为美而减肥的误区。

3.肥胖干预的目标人群

一般人群、慢性病人群。

4.肥胖的干预策略和步骤

肥胖干预流程见图2-3-2。

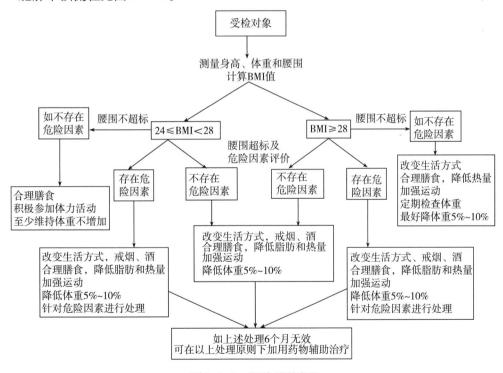

图2-3-2　肥胖干预流程

(1)肥胖的干预策略。

肥胖的干预策略是针对不同的目标人群采取不同的预防和控制措施。

①普通人群策略。

把监测和控制超重与预防肥胖发展以降低肥胖症患病率作为预防慢性病的重要措施

之一,定期监测抽样人群的体重变化,了解其变化趋势,做到心中有数。通过对学校、社团、工作场所人群的筛查发现高危个体。积极做好宣传教育,使人们更加注意膳食平衡,防止能量摄入超过能量消耗。膳食中蛋白质、脂肪和碳水化合物摄入的比例合理,特别要减少脂肪摄入量,增加蔬菜和水果在食物中的比例。在工作和休闲时间,有意识地多进行中低强度的体力活动。传播健康的生活方式,戒烟、限酒和限盐。经常注意自己的体重,预防体重增长过多、过快。成年后的体重增长最好控制在 5kg 以内,超过 10kg 则相关疾病危险将增加。

②高危人群策略。

有肥胖症高危险因素的个体和人群,应重点预防其肥胖程度进一步加重,预防出现与肥胖相关的并发症。高危险因素指存在肥胖家族史、有肥胖相关性疾病、膳食不平衡、体力活动少等。对高危个体和人群的预防控制超重、肥胖的目标是增加该群体的知识和技能,以减少或消除发生并发症的危险因素。其措施包括:改变高危人群的知识、观念、态度和行为;应让其了解在大多数情况下,不良环境或生活方式因素对肥胖症的发生可起促进作用并激活这一趋势,而改变膳食、加强体力活动对预防肥胖是有效的。要提醒有肥胖倾向的个体(特别是腰围超标者)定期检查与肥胖有关疾病的危险指标,尽早发现高血压、血脂异常、冠心病和糖尿病等隐患,并及时治疗。要强调对高危个体监测体重和对肥胖症患者进行管理的重要性和必要性。

③对肥胖症和伴有并发症患者的针对性干预。

对已有超重和肥胖并有肥胖相关疾病的高危个体,主要预防其体重进一步增长,最好使其体重有所降低,并对已出现并发症的患者进行疾病管理,如自我监测体重、制订减重目标,以及指导相应的药物治疗方法。通过健康教育,提高患者对肥胖可能进一步加重疾病危险性的认识,并努力提高患者的信心。要使已超重或肥胖者意识到,期望短期恢复到所谓的"理想体重"往往不太现实,但是即使在 1 年之内比原有体重减少 5%～10%也会对健康有极大好处。要使患者了解到,在短期内过度限制食物摄入可能见到一些暂时效果,但如果不长期坚持减少膳食中的热量摄入,也不积极参加体力活动,则很难保证体重保持在已降低的水平。个别患者的体重甚至会进一步增长,甚至超过减肥前的原始水平,减肥反复失败会使患者失去信心。可组织胖友座谈会交流减肥或控制体重的经验;举办讲座,讲解肥胖可能带来的危害及预防的方法;争取家属配合,创造减肥氛围;在医疗单位的配合下,监测有关的危险因素;引导重点对象做好膳食、体力活动及体重变化等自我监测记录和减肥计划的综合干预方法,并定期随访。

(2)肥胖干预措施。

包括控制总能量摄取、增加身体活动量、减肥方式、行为疗法、必要时使用药物。

①控制总能量摄取。

限制每天的食物摄入量和摄入食物的种类,减少能量以保证人体能从事正常的活动为原则,一般成人每天摄入能量控制在 1200～1300kcal。在平衡膳食中,蛋白质、碳水化合物和脂肪提供的能量比,应分别占总能量的 10%~15%、50%~65% 和 20%~30%。另外,食物选择上应该以水产品、瘦肉、奶等提供蛋白,少吃肥肉等富含脂肪和胆固醇的食物,增加蔬菜和谷类食物,为避免饥饿感可多吃高纤维素含量的食物。另外应纠正不良的饮食习惯,如暴饮暴食、过量吃零食等。

②增加身体活动量。

针对肥胖患者的体育运动的特殊说明是:肥胖者运动量(包括运动持续时间和运动强度两个方面)越大,坚持时间越长,减少体重的状况和保持这种减肥的状态的效果越好,运动量大小应该根据每个人自身的情况来确定,遵循从小到大、从弱变强的原则。以运动后1天自我感觉良好为度。做高强度的运动之前最好请医师做心肺功能(活动平板)检查,排除心血管疾病。

③减肥方式。

采用控制饮食能量和增加身体活动相结合的方法效果最好。从短期来看,单独增加身体活动或者运动结合饮食控制,其减肥效果好于单用伙食疗法。有研究发现,在平均减肥15kg,持续时间 1 年以上的人群中,每周应消耗 2800kcal 的热量(相当于每天走 6.5km,每周 7 天)才能保持减肥的效果。在肥胖女性人群(BMI 平均值在 $32kg/m^2$ 左右)的研究中发现,运动(平均每周 280min)加饮食控制在 6 个月后减少体重 12%,12 个月后减少体重14%,到第 18 个月还能维持减肥 14% 左右的状况,而运动量较少者(每周 150~200min),减肥效果较差,到第 12 个月时体重有回升现象。这一研究结果表明,运动量较少时,虽然短期内能达到减肥的目标,但是之后又逐渐恢复超重或肥胖状态,即减肥遭遇反弹。

所以,在肥胖干预的健康管理实践中,尤其要注意结合管理对象的个人实际情况,综合运用多种手段(饮食热量控制法联合增加运动法)管理体重。既要注重控制体重的短期目标,更应该关注管理对象养成自觉主动遵循健康生活方式的长期目标,矫正引起过量进食或身体活动不足的行为和习惯。

④行为疗法。

建立节食意识,每餐不过饱;改变进食行为常常有助于减少进食量而没有未吃饱的感觉。尽量减少暴饮暴食的频率和程度。注意挑选脂肪含量低的食物。细嚼慢咽以延长进食时间,使在进餐尚未完毕以前即对大脑发出饱足信号,有助于减少进食量。另一种方法就是进食时使用较小的餐具,使得中等量的食物看起来也不显得单薄;也可按计划用餐,即在进餐前将一餐的食物按计划分装,自我限制进食量,使每餐达到七分饱,也可使漏餐者不致在下一餐过量进食,餐后加点水果可以满足进食欲望。

医疗保健人员应协助肥胖患者制订规划并支持和指导减肥措施的执行。医务人员需要了解肥胖者的肥胖史,如曾采用过哪些减肥措施,减肥措施受到过哪些挫折和存在的问题,以及肥胖症对其生活有何影响,以示对患者的关心;应向肥胖症患者说明肥胖对健康的可能危险,建立共同战胜肥胖症的伙伴关系。应让患者主动、积极参与制订改变行为的计划和目标,不能由医疗保健人员单方面决定。

制订的减肥目标要具体、可行。例如在制订体力活动目标时,以"每天走路30min或每天走6000步"代替"每天多活动点儿"。建立一系列短期目标,例如开始时每天走路增加30min,逐步增加到45min,然后到60min。膳食脂肪占总能量的百分比由原来的35%下降到30%,再逐步下降到25%~28%。对患者的监测有助于评价患者的进步,在前一阶段结果的基础上,为患者提供如何实施进一步目标的信息。与患者保持经常联系,关心和帮助患者改变行为是非常必要的。教会需要减肥的对象进行自我监测,观察并记录某些行为,如每天记录摄入食物的种类量和摄入时间,进行了哪些运动、使用了哪些药物,改变行为后所得到的结果等,经常监测体重对长期保持适当体重是非常重要的。对行为的自我监测通常可以使患者向所希望的目标方向改变。对于自我监测记录,某些患者可能会感到烦琐,但非常有用。

(3)肥胖的干预步骤。

①根据不同的肥胖患者类型,采取不同的干预强度,肥胖的干预程序包括:筛查和确诊肥胖患者并确定管理级别,制订肥胖干预计划、执行干预计划、定时随访并进行效果评价。

②根据是否患有其他慢性病,如糖尿病、高血压、冠心病等,将肥胖分为单纯性肥胖和重症肥胖,无内分泌疾病或找不出可能引起肥胖的特殊病因的肥胖症为单纯性肥胖。单纯性肥胖者占肥胖症总人数的95%以上。单纯性肥胖执行常规管理干预方案,重症肥胖者执行强化管理干预方案。

③常规管理干预方案与强化管理干预方案的不同在于后者需要通过综合干预方法和措施达到多方面的干预目标,如控制体重、血糖、血压水平到正常范围,而前者只需要将体重控制在正常范围。

5.肥胖干预的评估

基于目前肥胖干预本质上属于生活方式管理模式,故短期内应侧重评价健康饮食、适量运动的习惯养成等方面所取得的成效。

(1)个体肥胖干预的评估。

①是否帮助管理对象认清导致其自身超重或肥胖的原因所在?

②是否已列出可以减肥的方法?

③是否已经找到一个合适的减肥方法去尝试?

④评估已取得的短期减肥效果(1~6个月内BMI或腰围减少绝对值或相对值)。

⑤评估已取得的中长期减肥效果(0.5~3年内血压、血脂等指标的变化以及其他健康收益)。

⑥在尝试一个减肥方法失败后能否改行另一个减肥方法?

⑦能否综合运用各种措施以达到减肥目的,维持减肥成果?

⑧是否能利用管理对象身边的资源进行减肥?

(2)群体肥胖干预的评估。

①被管理(如某社区)人群肥胖知晓率、肥胖防治相关知识的知晓情况。

②被管理人群中通过饮食控制、增加身体活动等方式达到减肥目标的比例。

③被管理人群中肥胖者控制体重达标和未达标比例。

④被管理人群心脑血管疾病发病、致残和死亡信息,以及卫生经济学评价。

【技能训练】

一、案例讨论

1. 对刘女士进行健康筛查和风险评估

(1)健康筛查:

请刘女士填写健康初筛问卷表:筛查与心血管健康有关的信息和与运动、饮食有关的信息。

计算 BMI:$75/1.6^2 = 29.3kg/m^2$ 判断为肥胖症。

(2)风险评估。

评估运动意外的风险:先根据问卷和体检作出运动意外的风险危险度初步分层。再对刘女士进行运动试验和运动能力评估,进一步明确运动意外危险度分层。

评估健康风险:具有"父母分别患糖尿病、高血压病,体力活动少,饮食习惯不好,生活缺乏规律"等健康危险因素。

2. 为刘女士制定健康干预方案

先根据评估结果做出健康干预的初步方案,再与刘女士进行面谈交流,共同制定可执行的减肥干预方案。

(1)方案包括。

总目标:采取提高运动量与减少食物摄入量相结合的策略使出入能量负平衡,一年内达到逐渐减低体重的目的。

具体目标实施计划(项目和进度)

①第 1 个月,减 0.5kg;

②第 2 个月,减 1kg;

③第 3~6 个月,每月减 1.5kg;

④第 7~9 个月,每月减 1kg;

⑤第 10~12 个月,每月减 0.5kg;

⑥设计减肥日记。

(2)运动处方。

运动前的控制:选择中、低强度的运动。

运动形式和运动种类:选择有氧运动如长走、长跑、跳舞、游泳、健身器材运动等,如骑自行车运动时间、频率为每天运动 30~60min,每周 3~5 次。

运动注意事项:要持之以恒,运动后不要多吃,选择适当的运动方式和运动量,循序渐进。每次运动开始时要进行准备活动,结束前要进行整理放松活动。

(3)饮食处方。

控制总能量的摄入量,限制每天的食物摄入量,以保证人体能从事正常的活动为原则,一般成年人每天摄入热能控制在1000kcal左右，最低不能低于800kcal。控制三大营养素的生热比，即蛋白质占热能的25%，脂肪占10%，碳水化合物占65%，食物选择上应多吃瘦肉、奶、水果、蔬菜和谷类食物，少吃肥肉等油脂含量高的食物，不暴饮暴食，不迷恋零食、偏食等。

（4）其他减肥措施。

非药物疗法：如中医的针刺疗法，推拿按摩法等。

药物疗法：在医生的指导下使用。

3. 如何进行减肥指导

（1）健康教育：肥胖的危害和肥胖的非药物治疗。

（2）减肥日记的填写方法和重要性。

（3）指导能量测量和计算的方法：

①目标心率、最大心率、最好储备心率、代谢当量、运动量强度、能量消耗、能量摄入、基础代谢率；

②指导食物交换份、运动单位的使用方法；

③指导能量负平衡的原理和调节方法。

（4）如何进行处方实施过程中的随访和适时调整？

①检查减肥日记、指导生活方式改变；

②注意每一次运动量的监控及医务监督；

③教会患者进行自我监控；

④发现问题实时调整处方。

（5）如何进行减肥效果评估？

①每月进行体重测量；

②刘女士生活方式改变度测量；

③刘女士对方案的依从性测量；

④满意度测评。

二、技能演练

某学校，现有在校学生1165人，年龄15～18岁，绝大部分学生尚未有吸烟习惯，你作为该校的健康管理师，请根据该校已制定好的健康教育方案，就方案中的"控烟"项目设计一份为期一个学期的实施计划，请回答以下具体问题。

1. 控烟教育的总体目标？

造就不吸烟的下一代。

2. 控烟的具体目标？

知识方面：60%的学生能说出2项以上吸烟对健康的危害；

信念方面：90%的学生相信吸烟有害健康；

态度方面：80%的学生表示今后不吸烟；

价值观方面:75%的学生要健康,不要吸烟;

技巧方面:30%的学生学会如何拒绝第一支烟的技巧;

行为目标:40%已吸烟的学生戒烟,30%的学生开始劝阻家人不吸烟。

健康目标:慢性病发生的危险因素得到有效控制。

3.控烟的具体策略?

健康教育策略:吸烟有害健康的健康教育专题讲座,健康课堂上传授抵御吸烟的技巧;

社会策略:学校制定禁止吸烟的规章制度,学校制定控烟奖惩办法;

环境策略:学校布告栏张贴宣传资料,醒目处张贴控烟标示,学校教师和学生家长不吸烟。

4.控烟的具体措施?

印制控烟健康教育宣传资料;

印制控烟标示;

在学校健康教育宣传栏内定期刊登控烟活动信息;

请控烟形象代言人来学校进行吸烟有害健康的专题讲座;

各班不定期开展健康教育课;

举办一期"拒绝第一支烟"的签名活动;

各班组织学生到公共场所劝阻他人不吸烟活动;

学校举办一次控烟表彰大会。

5.控烟项目实施的进度和日程?

第一个月:学校制定禁止吸烟的规章制度、控烟奖惩办法,成立控烟工作小组,制定"个人吸烟现况问卷调查表"和"控烟健康教育效果评估问卷调查表";

第二个月:各班组织学生填写个人吸烟现况问卷调查表,印制控烟健康教育宣传资料,购买控烟标示,组织发放和张贴;

第三个月:请控烟形象代言人来学校进行吸烟有害健康的专题讲座;

第四个月:定为控烟活动月,校园内开展"拒绝第一支烟"的签名活动,校外组织学生到公共场所劝阻他人不吸烟活动;

第五个月:各班评比,组织控烟表彰大会。

6.如何进行控烟效果评估?

组织控烟工作小组成员发放效果评估调查表;

根据"控烟"健康项目规定的具体目标对照比较;

组织控烟项目评估座谈会,进行满意度调查(座谈会参会人员,随机抽样)。

三、能力拓展

1.以群体为基础的健康教育计划书的制订

健康教育计划制订的结果就是产生一份计划书,计划书的内容通常包括摘要、前言、总体目标和具体目标、方法、评价、经费预算以及参考资料等。

（1）摘要。

用简洁扼要的文字概括计划的整个内容,包括设计与执行本计划的必要性、可靠性,要达到的目标,主要研究方法和干预方法,研究的目标人群,整个计划执行的时间,资料收集和分析的方法。摘要部分通常不超过半页。

（2）前言。

通过对迄今为止某一健康问题的现状进行文献综述,对这一问题的研究进展进行总结,对所研究的题目内容做出关键性评价,并借鉴他人的经验、发展创新的方法,为本课题研究提供依据。明确陈述计划的目的和有关的理论基础,概括所提出计划有关的科学知识。根据目前的状况(包括国内外、本机构所进行的工作)评估开展本计划的必要性,即说用计划的目的,可根据调查资料或政府提供的数据说明本计划有什么特点,较以往所进行的同类研究计划有什么特殊性。

（3）总体目标和具体目标。

总体目标是指在执行健康教育计划后预期应达到的理想影响和效果,通常是长远的、广义的和比较笼统的,不要求提出可测量的指标。例如在我国消除吸烟,以降低慢性病的发病率与死亡率,预防与控制慢性肺部疾病。

根据预期的健康教育效果,又可以将具体目标分为认知目标、行为目标、健康目标3类。针对群体的目标制订必须能回答4个W和1个H的问题,即回答在什么范围内、谁在多长时间内在哪些方面、实现多大程度的变化,而针对个体需要回答在多长时间内哪些方面、实现多大程度的变化。

例如:一项针对某一社区人群的健康教育,经过信息收集和健康风险评估后,确定心脑血管疾病是影响社区居民生活质量的主要健康问题,重点干预的行为包括改变高盐、高脂饮食,定期测量血压、血脂,以及高血压患者遵从医嘱服药。其具体目标可以包括:

①认知目标:在项目执行3年后。

●使项目地区85%的成年人了解正常的血压水平和血脂水平。

●使项目地区85%的成年人相信改变高危行为有助于控制血压。

●使项目地区80%的成年人掌握测量血压的技术。

②认知目标:在项目执行3年后。

●使项目地区75%的成年人能做到每年测量1次血压。

●使项目地区90%的高血压患者能遵从医嘱服药。

③健康目标:在项目执行3年后,使项目地区高血压患者的血压控制率达到80%。

针对个体的健康教育计划目标相比群体要简单得多,例如,某人高血压知识水平到何时提高到何种程度,到何时学会自测血压技术,到何时血压值降低到何种程度等。

由于健康管理是一项长期的工作,而且通过行为改变导致疾病患病、死亡发生变化往往也是一个较长期的过程,因此,在确定健康目标时,需要根据实际情况选择适宜的测量指标,例如对于3年周期的高血压防治健康教育项目,可以将"高血压患者的血压控制率"作为健康目标中的测量指标,而为期 10~20 年的同类项目,则可以将高血压发病率、脑卒中发病率等指标设定为具体的健康目标。

（4）方法。

方法是整个计划的核心,不管想法有多好,也不管理论有多么精辟,如果方法不科学,整个计划就有可能失败。方法一般包括研究方法学、研究设计(研究策略的选择,研究场所的选择,抽样,对照组的使用,研究工具,测量指标,资料收集和统计方法的简短陈述)以及工作的各个程序。整个工作计划和日常安排应按照计划目标符合逻辑地进行。

现场研究应注意下述准则:

①指出研究范围并描述地理、气候及人群的社会和文化背景,确定研究方法、如何选择样本及样本大小。

②确定实验区和对照区的条件。

③确定资料收集的详细方法,包括调查表设计以及实验室检验方法、资料记录分析方法。

④计划和准备阶段,包括基线资料的调查物资的购置组织及后勤。

⑤教育方法,包括教育资料和宣传品的制作。

⑥提出在计划实施中执行工作程序的每个步骤,说明每个步骤将在何时开始、何时完成。

（5）评价。

评价贯穿于整个计划及其实施的全过程,并非待计划完成之后再考虑评价问题,因此在计划内就应该有明确的评价内容、评价指标、评价方法和评价时间。计划书评价内容包括 3 个层次:

①过程评价。

包括计划实施活动的内容指标的监测,其中有组织领导落实情况、教育方法、传播渠道、宣传资料的设计和选择及预实验等方面的质量和效果,以及每次活动群众参与的数量和接受程度等。

②效应评价。

主要评定知、信、行的改变及政策和法规的制定,应有明确的内容和指标。中期效果评价主要评定行为和环境改变。

③结局评价。

主要评定有关发病率、死亡率的下降,生活质量的提高及经济效益与社会效益。

经费预算:根据完成计划所需各种资源的市场价格或预期价格信息,估算和确定各种活动的成本和整个项目的全部成本。

2. 以群体为基础的健康教育计划书的实施

（1）人际传播的应用。

①讲课。

A. 讲课准备。

首先要了解教育对象的特点(如年龄、职业、文化程度),关注哪些健康问题,其次教育对象目前的健康知识、技能水平等。

B. 根据教育对象的特点,设计培训内容和方法。

a. 查阅资料,包括知识、信息数据、图片、图表等。

b. 将讲授内容按照便于培训对象学习理解的逻辑关系制作成幻灯片(PPT)。在讲授过程中,PPT既能成为讲授者把握内容和时间的依据,也是培训对象重要的学习材料。

②PPT的设计与制作。

A. 选择庄重、明快的幻灯片设计,如背景颜色为蓝色、白色,页面设计简单。

B. 文字颜色与背景颜色反差大,文字显示效果好。

C. 每一页面上文字少,字号以24、32号为宜,便于阅读。

适当修饰页面,如加入装饰图案插图、动画,使PPT看上去生动活泼。

③同伴教育。

A. 征募同伴教育者。

同伴教育者应具备如下品质和能力:①在与同伴交流时,思维敏捷、思路清晰,并且有感召力;②具备良好的人际交流技巧,包括倾听技巧;③具有与目标人群相似的社会背景,如年龄、性别、社会地位等;④应为目标人群所接受和尊敬,并成为目标人群中的一员;⑤应持客观态度、公正立场;⑥有实现项目目标的社会责任感;⑦充满自信,富有组织和领导才能;⑧有一定的时间和精力投入工作;⑨对同伴教育所涉及的内容有符合社会健康观的认识,在同伴中应成为行为的典范。

B. 培训同伴教育者。

通过对教育目的、教育内容和人际交流技巧的培训,使同伴教育者:①了解项目目标、干预策略与活动,了解同伴教育在其中的作用,以及如何与其他干预活动进行配合;②掌握与教育内容有关的卫生保健知识和技能;③掌握人际交流的基本技巧和同伴教育中使用的其他技术,如组织游戏、辩论、电脑使用、幻灯放映等。

C. 实施同伴教育。

以一定的组织方式在社区、学校、工作场所等地开展同伴教育。在活动开始前,应注意场地、桌椅、使用仪器设备等的准备和调试,保证同伴教育活动的质量。

D. 同伴教育评价。

主要关注同伴教育实施过程和同伴教育者的工作能力,可以采用研究者评价、同伴教育对象评价、同伴教育者自我评价的形式进行。

④演示与示范。

A. 演示的准备。

首先列出演示过程清单,然后准备清单上所需实物或模型,并根据演示程序将实物(模型)摆放整齐,将相关仪器调试完毕。选择有足够空间的演示场所,方便学员围绕在教育者周围进行近距离观察。

B. 演示过程。

按照操作规程,对每一步操作进行分解示范,同时讲解操作要领。在操作过程中,演示者应面对教育对象,便于他们观察操作步骤和细节,操作节奏应放慢,关键环节可以适当进行强调和重复,同时用语言强调相关步骤,便于学员学习和领会。

操作演示结束后,培训者应向培训对象提问,了解他们是否有不清楚的地方,并对学员的提问作出回答。也可以通过提问,考查学员是否掌握操作要点。为了进一步巩固学员的知识及其对操作要点的把握,最后还应对关键知识点和操作要点进行小结。

(2)针对个体的传播材料的使用。

①传单。

传单设计制作简单,成本较低。传单主要由文字形成简单的信息,用于传播健康知识,倡导健康理念。

A. 适用场所。

a. 放置于社区卫生服务机构,当居民来就诊时发放到他们手中。

b. 直接入户发放,每户一份。

c. 在开展义诊、举行大型健康讲座时发放。

B. 设计制作要点。

a. 主题突出,一张传单最好只宣传一方面的信息,如一种疾病的预防。

b. 内容简洁,最好不是一段的文字,而是一条一条信息,使传单看上去内容清晰明了。

c. 每句话文字简明、通俗易懂,便于居民阅读理解。

d. 印刷传单纸张不能太薄、太粗糙,反而容易被丢弃,最终无法发挥起作用,又造成了浪费和环境破坏。

②折页。

常用的折页有二折页和三折页,通常彩色印刷、图文并茂、简单明了、通俗易懂,适合文化程度较低的居民,可以宣传知识,倡导理念,也可以具体指导某项操作技能,便于携带和保存。折页可以放置在卫生服务机构的候诊区、诊室咨询台,供居民自取;也可以在门诊咨询或入户访视时发给居民,并进行讲解或演示;还可以组织居民围绕折页的内容进行小组讨论、有奖问答。折页的设计制作要点参见传单。

③手册。

手册大多由专业卫生机构编写、印刷,其形式类似于书籍,以文字为主,信息量大、内容丰富、系统完整,通常包含较多的健康知识、健康行为指导等,有些手册还有完整的故事情节,可读性强。健康手册信息量大,适合初中及以上文化程度的居民系统地学习某一方面的知识、技能,如《高血压预防手册》。

使用方法与要点:
适用于较为系统全面地传播健康知识、信息、技术。

以文字为主,适宜于有阅读能力的人群使用。

可发放到有阅读能力并且愿意与周围人分享的人手中,如社区骨干,这样可以更好地发挥手册的作用。

(3)针对群体的传播材料的使用。

①宣传栏。

宣传栏是社区、医疗卫生机构置于室外、悬挂于走廊墙壁等处的常用健康教育形式。

宣传栏的使用要点如下:

A.适宜于宣传目标人群共同需要的卫生知识,由于内容可以及时更新,所以能及时跟进健康问题的动态,如国家卫生政策法规、季节性疾病、社区健康问题、重大疾病、重点人群健康教育、不同时期的热点问题、突发公共卫生事件等。

B.宣传栏要做到字迹清楚,字体大小适合近距离阅读,整体版面美观,适当配以插图美化版面,但不能喧宾夺主。

C.定期更换,一般1~3个月要进行一次更新。黑板报、没有玻璃橱窗的宣传栏最好1个月就进行更换,否则可能因为字迹不清影响阅读效果;有橱窗的宣传栏可以持续3个月。

D.放置地点要选择人们经常通过而又易于驻足的地方,如候诊室、街道旁等;放置高度应以成人看阅时不必过于仰头为宜;同时应是光线明亮的位置,如果挂在医院走廊里,需要有照明。

②招贴画/海报。

招贴画/海报的画面通常由少量文字和较为突出的主题图构成,主要用于唤醒人们对某健康问题的关注,有时也具有传播健康知识的作用。

招贴画/海报适合使用的场所较为广泛,可以张贴在社区、医院的宣传栏中,也可以张贴在居民楼道、电梯里,以及社区卫生服务中心(站)室内,甚至居民家中。在使用中要根据宣传内容决定使用场所,如突出疾病预防,画面比较庄重、严肃的,更适合在公共场所张贴;而宣传健康理念的画面,欢乐温馨的,可以发放到居民家中。

招贴画/海报的设计和制作要点如下:

A.信息简洁、突出。

B.内容中最好有图示,字数不宜过多。

C.字体大小合适,站在距离1m处能看清图中的文字。

D.书写规范,字迹清晰,不写错别字、繁体字、异体字;尽量不要竖写,如果要竖写,应自右而左,标题居右。

E.一般用阿拉伯数字,尽量不要用英文、化学名称、学术用语。

③标语/横幅。

标语/横幅这种形式一般都是为制造舆论、渲染气氛而采用,也可以用来传播卫生知识中的关键信息,或者是传播与目标受众健康密切相关的政策内容。标语/横幅的特点是文字少,字号大,既可以用来做短期挂放,如纸质标语、布质横幅等,也可以长期保留,如农村常见的墙体标语等。

由于标语/横幅无法传递复杂的信息,一般选择最重要的信息进行传播。必须选择与目标受众健康利益密切相关的,对群众认知疾病、保护健康有直接帮助的信息内容,信息还需要简练通俗,要让群众直接懂得最关键的知识,懂得应该怎么做,只有这样才能取得好的效果。

④视频。

特点是直观、生动,以声音和影像的形式传播健康知识、技能,指导人们的行为。此外,视频材料可以使传播的信息稳定,避免在人际传播中的信息损失或由于传播者自己理解的局限性而造成信息偏误。

A.适用场所。

在卫生服务机构的候诊区域、健康教育室播放。发放至企事业单位学校、社区等场所组织播放。

如果内容针对不方便外出的目标人群,如幼儿辅食添加、伤残康复等,可以发放至目标人群家庭使用。

B.使用要点。

适用于健康行为、操作技能的教育、培训与指导,当然也可以用于健康知识的传播、教育。

在使用中需要适当的空间以摆放设施设备、坐椅,供人群观看。应基于人文关怀精神,选择方便、舒适、安静、没有干扰的环境,选择高度适宜(平视可以看到)、距离合适的位置播放 DVD。

需要有配套的设施设备(如影碟机),并安排专人管理。

过程性考核:

一、选择题(10题)

1.对戒烟的认识哪项不正确?（C）

A.复吸现象很常见　　　　　　　　B.偶尔复吸不必紧张

C.一旦复吸说明戒烟失败　　　　　D.连续戒烟 2 年以上才能称为戒烟成功

2.肥胖干预措施中的控制总能量摄取,一般成人每天摄入能量控制在(C)。

A.1000～1100kcal　　　　　　　　B.1100～1200kcal

C.1200～1300kcal　　　　　　　　D.1000～1200kcal

3.自我戒烟法中随访阶段可以帮助复吸者回顾戒烟的好处,并鼓励他们重新开始戒烟。通常认为连续戒烟(C)以上才能称为戒烟成功。

A.半年　　　　　　B.1 年　　　　　　C.2 年　　　　　　D.3 年

4.戒烟的 2A+R 模型是指(B)。

A.建议、评估、帮助　　　　　　　B.询问、建议、转诊

C.询问、建议、评估　　　　　　　D.建议、评估、随访

5. 世界卫生组织(WHO)肥胖程度分类标准,体质指数在≥30kg/m²为肥胖,BMI(A)为肥胖1级。

A. 30~34.9kg/m²

B. 25.0~29.9kg/m²

C. 35~39.9kg/m²

D. ≥40kg/m²

6. 肥胖的高危人群为(ABCDE)。

A. 超重者

B. 有家族史者

C. 高血压等心血管患者

D. 饮食不平衡者

E. 少运动者

7. 下列哪些是增强肥胖患者减肥信心的支持措施(ABCDE)。

A. 定期随访

B. 组织胖友座谈会交流经验

C. 举办减肥讲座

D. 争取家属配合

E. 制定减肥计划

8. 健康管理师在倡导戒烟中能做的是(ABCE)。

A. 帮助戒烟

B. 劝阻吸烟

C. 提供信息

D. 效果评价

E. 防复吸随访

9. 以下(ABCDE)是肥胖的干预侧重于生活方式管理的策略原则。

A. 控制膳食与增加运动相结合

B. 树立健康体重的概念,防止为美而减肥的误区

C. 必须同时防治与肥胖相关的疾病,将防治肥胖作为防治相关慢性病的重要环节

D. 矫正引起过度进食或活动不足的行为和习惯

E. 应长期坚持减重计划,速度不宜过快,不可急于求成

10. 健康危险因素干预的方法包括重点干预方法和一般干预方法。下面(ABCDE)是健康危险因素干预的类型。

A. 膳食干预　　　B. 疾病的防治　　　C. 心理干预　　　D. 运动干预

E. 行为矫正

二、简答题(4题)

1. 简述健康风险评估的研究目的。

2. 简要说明健康危险因素干预的原则。

3. 在肥胖的干预中,针对普通人群的干预策略有哪些?

4. 烟草对人们的危害众所周知,因此针对烟草使用的干预十分重要。请简述针对群体的烟草干预具体措施。

任务四　评价健康管理的实施与效果

课件资源

案例导入：

　　某男性患者,49 岁,2 年前诊断为原发性高血压。血压控制的一直不理想,最近一次测量血压值为 165/105mmHg。自述高血压病并未给他带来很多不适,当头痛、心悸等症状出现时,他会服用医生开的降压药。随着症状好转,他常常熬夜加班工作,没有运动锻炼的习惯,嗜烟,偶饮酒。你作为他的健康管理师,如何为其实施个性化的健康危险因素干预方案? 请陈述操作过程。

任务实施：

【理论学习(知识准备)】

一、健康危险因素干预

(一)健康危险因素干预的类型

健康危险因素干预的类型包括疾病的防治、膳食干预、运动干预、心理干预、行为矫正等。健康危险因素干预的方法包括重点干预和一般干预。

1. 重点干预

通过对管理对象的健康体检或调查,筛选出高危人群和疾病人群,依靠专业资源,以改变不良生活方式为主要策略,结合必要的药物治疗,连续动态追踪随访,有计划、有针对性地指导管理对象掌握疾病防治技能,帮助和激励管理对象提高自我管理能力。

2. 一般干预

(1)在膳食管理方面,进行能量量化管理,使管理对象掌握个人的饮食摄入、运动情况,并随时提供健康咨询。

(2)利用多种宣传渠道和方法进行控制健康危险因素的健康教育课程。

(3)开发管理对象可及的健身资源,积极组织管理对象群体健身活动。

(二)健康危险因素干预的模式与原则

1. 健康危险因素干预的模式

(1)契约式。

以契约(健康合同)的形式将健康管理师与管理对象之间的责任和义务固定起来。每个签约的管理对象都有自己的家庭医师为其制订个体化的健康干预方案,定期进行随访。

(2)自我管理式。

自我管理是指通过系列健康教育课程教给管理对象自我管理所需知识、技能信息以及交流的技巧,在健康管理师的指导下,管理对象主要依靠自己解决健康危险因素给其日常生活带来的各种躯体和情绪方面的问题,自我管理干预措施的目的在于促进提高管理对象的自我管理行为,例如,增加健康危险因素的防治知识、提高膳食控制和增加运动的能力,从而对危险因素进行有效的管理。

(3)家庭管理式。

指对管理对象家庭成员进行疾病知识教育或由健康管理师定期家访进行干预训练或两者结合的方法,以提高管理对象的依从性和改善生活质量。如对高血压患者实施家庭干预,通过对患者和家属进行共同的宣传教育,强调参与和监督,改变患者和患者家庭成员的不良生活方式,如劝阻吸烟和减肥,从而提高高血压患者的遵医嘱行为,提高血压控制达标率。

(4)社区综合管理式。

是指对居民社区内患者进行有计划、有组织的一系列活动,以创造有利于健康的环境,改变人们的不良生活方式,降低危险因素水平和避免暴露,如社区公共场所禁烟,从而促进健康,提高社区和管理对象的生活质量。对高血压及高危人群进行健康教育是社区综合干预的重要手段。社区干预的方法有建立健康档案、开展健康教育、进行行为干预技能培训、心理干预等。

2.健康危险因素干预的原则

①与日常生活相结合,注重养成;

②循序渐进,逐步改善;

③点滴做起,持之以恒;

④定期随访,分析问题;

⑤及时提醒,指导督促。

二、常用干预指标简介及测量方法

(一)高血压的相关指标

动脉血压,简称血压,是生命的重要特征。血压具有自发性变化大的特点,并且经常受测量方法和环境的影响,常常给人以假象,影响其诊断和治疗。因此应特别注意血压的测量方法。

血压测量是评估血压水平、诊断高血压以及观察降压疗效的主要手段。目前主要有诊室测压、家庭血压监测和动态血压监测3种方法。其中,诊室测压是目前临床诊断高血压和分级的标准方法,由医护人员在标准条件下按照统一的规范进行测量。

动态血压监测(ABPM)则通常由自动的血压测量仪器完成,测量次数较多,无测量误差、可避免白大衣效应,并可测量夜间睡眠期间的血压,因此,既可更准确地测量血压,也可评估血压短时变异和昼夜节律。家庭血压监测(HBPM)通常由被测量者自我完成,也可由家庭成员等协助完成。因为测量在熟悉的家庭环境中进行,也可避免白大衣效应。家庭血压监测还可用于评估数日、数周甚至数月、数年血压的长期变异或降压治疗效应,而且有助于增强患者的参与意识,改善患者的治疗依从性。

1. 诊室测压具体方法和要求

①选择符合计量标准的水银柱血压计,或者经过验证(BHS 和 AAMI、ESH)的电子血压计。

②使用大小合适的气囊袖带,气囊至少应包裹 80% 的上臂。大多数成年人的臂围为 25~35cm,可使用气囊长 22~26cm、宽 12cm 的标准规格袖带(目前国内商品水银柱血压计的气囊规格为长 22cm,宽 12cm)。肥胖者或臂围大者应使用大规格气囊袖带;儿童应使用小规格气囊袖带。

③测血压前受试者应至少坐位安静休息 5min,30min 内禁止吸烟或饮咖啡,排空膀胱。

④受试者取坐位,最好坐靠背椅,裸露上臂,上臂与心脏处在同一水平,身体保持不动,不说话。如果怀疑外周血管病,首次就诊时应测量左、右上臂血压,以后通常测量较高读数一侧的上臂血压。特殊情况下可以取卧位或站立位。老年人、糖尿病患者及出现直立性低血压情况者,应加测站立位血压。站立位血压应在卧位改为站立位后 1min 和 5min 时测量。

⑤将袖带紧贴缚在被测者的上臂,袖带的下缘应在肘弯上 2.5cm,松紧合适,可插入 1~2 指为宜,将听诊器探头置于肱动脉搏动处。

⑥使用水银柱血压计测压时,快速充气,使气囊内压力达到桡动脉搏动消失后,再升高 30mmHg,然后以恒定的速率(2~6mmHg/s)缓慢放气。心率缓慢着,放气速率应更慢些。获得舒张压读数后,快速放气至零。

⑦在放气过程中仔细听取柯氏音,观察柯氏音第 I 时相(第一音)和第 V 时相(消失音)水银柱凸面的垂直高度。收缩压读数取柯氏音第 I 时相,舒张压读数取柯氏音第 V 时相。12 岁以下儿童、妊娠妇女、严重贫血者、甲状腺功能亢进者、主动脉瓣关闭不全者及柯氏音不消失者,可以柯氏音第 Ⅳ 时相(变音)为舒张压。

⑧应相隔 1~2min 重复测量,取 2 次读数的平均值记录。如果收缩压或舒张压的 2 次读数相差 5mmHg 以上,应再次测量,取读数最接近的两次的平均值记录。

⑨使用水银柱血压计测压读取血压数值时,末位数值只能为 0、2、4、6、8,不能出现 1、3、5、7、9,并应注意避免末位数偏好。

2. 动态血压监测具体使用方法和指征

①使用经 BHS、AAMI 和(或)ESH 方案验证的动态血压监测仪,并每年至少 1 次与水银柱血压计进行读数校准,采用 Y 型或 T 型管与袖带连通,两者的血压平均读数应小于 5mmHg。

②测压间隔时间可选择 15min、20min 或 30min。通常夜间测压间隔时间可适当延长至 30min。血压读数应达到应测次数的 80% 以上,最好每个小时有至少 1 个血压读数。

③目前动态血压监测的常用指标是 24 小时、白天(清醒活动)和夜间(睡眠)的平均收

缩压与舒张压水平,夜间血压下降百分率以及清晨时段血压的升高幅度(晨峰)、24 小时、白天与夜间血压的平均值反映不同时段血压的总体水平,是目前采用 24 小时动态血压诊断高血压的主要依据,其诊断标准包括:24 小时 ≥130/80mmHg,白天 ≥135/85mmHg,夜间 ≥120/70mmHg。

夜间血压下降百分率:(白天平均值−夜间平均值)/白天平均值。10%~20%:杓型;<10%:非杓型。收缩压与舒张压不一致时,以收缩压为准。血压晨峰:起床后 2 小时内的收缩压平均值−夜间睡眠时的收缩压最低值(包括最低值在内 1 小时的平均值),≥35mmHg 为晨峰血压增高。此外,通过计算 24 小时监测的收缩压与舒张压之间的关系,可评估大动脉的弹性功能,预测心血管事件,特别是脑卒中风险。

④动态血压监测也可用于评估降压疗效。主要观察 24 小时、白天和夜间的平均收缩压与舒张压是否达到治疗目标,即 24 小时血压<130/80mmHg,白天血压<135/85mmHg,且夜间血压<120/70 mmHg。

⑤动态血压监测可诊断白大衣性高血压,发现隐蔽性高血压,检查顽固难治性高血压的原因,评估血压升高程度、短时变异和昼夜节律等。随着价格的下降,动态血压监测将在临床工作中更加广泛的应用。

3. 家庭血压监测

家庭血压监测需要选择合适的血压测量仪器,并进行血压测量知识与技能的培训。

①使用经过验证的上臂式全自动或半自动电子血压计(BH5 和 AAMI、ESH)。

②家庭血压值一般低于诊室血压值,高血压的诊断标准为 ≥135/85mmHg,与诊室的 140/90mmHg 相对应。

③测量方案:目前还没有一致方案。一般情况建议每天早晨和晚上测量血压,每次测 2~3 遍,取平均值;血压控制平稳者,可每周 1 天测量血压。对初诊高血压或血压不稳定的高血压患者,建议连续家庭测量血压 7 天(至少 3 天),每天早晚各 1 次,每次测量 2~3 遍,取后 6 天血压平均值作为参考值。

④家庭血压监测适用于一般高血压患者的血压监测,白大衣性高压的识别,难治性高血压的鉴别,评价长时血压变异,辅助降压疗效评价预测心血管风险及预后等。

⑤最好能够详细记录每次测量血压的日期、时间以及所有血压数,而不是只记录平均值。应尽可能向医师提供完整的血压记录。

⑥家庭血压监测是观察数日、数周甚至数月、数年间长期变异情况的可行方法,未来通过以无线通讯与互联网为基础的远程控制系统可实现血压的实时、数字化监测。

⑦对于精神高度焦虑患者,不建议自测血压。

(二)肥胖的相关指标

在临床诊疗和流行病学调查中,评价肥胖程度最实用的人体测量学指标是体质指数、腰围和臀围。如有适当仪器条件时,同时测定体脂百分含量(体脂%)会有助于判断肥胖程度。

1. 体质指数(BMI)

体重千克数除以身高米数平方得出体质指数和身体总脂肪密切相关,涉及身高和体重。在判断肥胖程度时,使用这个指标的目的在于消除不同身高对体重的影响,以便人群或个体间比较。研究表明大多数个体的 BMI 与身体脂肪的百分含量有明显的相关性,能较好地反映肥胖程度。

以体质指数为肥胖程度的分类指标时:

(1)世界卫生组织(WHO)肥胖程度分类标准。

体质指数在 $25.0 \sim 29.0 kg/m^2$ 为超重, $\geqslant 30 kg/m^2$ 为肥胖, BMI $30 \sim 34.9 kg/m^2$ 为肥胖 1 级, BMI $35 \sim 39.9 kg/m^2$ 为肥胖 2 级, BMI $\geqslant 40 kg/m^2$ 为肥胖 3 级。

(2)原卫生部发布的《中国成人超重和肥胖症预防控制指南(试用)》定的中国的分类标准是 BMI $< 18.5 kg/m^2$ 为体重过低, $18.5 \sim 23.9 kg/m^2$ 体重正常, $24 \sim 27.9 kg/m^2$ 为超重, $\geqslant 28 kg/m^2$ 为肥胖。

2. 腰围

腰围是右侧腋中线胯骨上缘与第十二肋骨下缘连线的中点(通常是腰部的天然最窄部位),沿水平方向围绕腹部一周,紧贴而不压迫皮肤,在正常呼气末测量腰围的长度。目前公认腰围是衡量脂肪在腹部蓄积(即腹型肥胖)程度的最简单、实用的指标。脂肪在身体内的分布,尤其是腹部脂肪堆积的程度,与肥胖相关性疾病有更强的关联。腹部脂肪增加(腰围大于界值)的中心性肥胖是心脏病和脑卒中的独立的重要危险因素,同时使用腰围和体质指数可以更好地估计与多种相关慢性疾病的关系。

《中国成人超重和肥胖症预防与控制指南(试用)》指出,中国成年人男性腰围 $\geqslant 90 cm$、女性 $\geqslant 85 cm$ 时,则高血压、糖尿病、血脂异常的危险性增加。

3. 臀围是人体站立时水平方向的最大臀部周长值。

4. 腰臀比:腰臀比 = 腰围(cm)/臀围(cm),为最窄部位的腰围除以最宽部位的臀围,腰臀比男性 < 1.0、女性 < 0.85 为正常,而腰臀比男性 $\geqslant 1.0$、女性 $\geqslant 0.85$ 为腹型肥胖。

三、核查干预措施执行情况

(一)健康管理过程评价指标

1. 项目活动执行率 = (某时段已执行项目活动数)/(某时段应执行项目活动数) $\times 100\%$

2. 干预活动覆盖率 = (参与某种干预活动的人数)/(目标人群总人数) $\times 100\%$

3. 干预活动有效指数 = (干预活动覆盖率)/(预期达到的参与百分比) $\times 100\%$

4. 目标人群满意度:目标人群对健康管理项目执行情况的满意度一般从对干预活动内容的满意度、对干预活动形式的满意度以及对干预活动组织的满意度等几个方面进行评价。

(二)高血压干预过程与报告内容

1. 记录高血压社区管理卡(首页)填写内容是否完整:管理对象的高血压管理级别、基本信息、患病情况、高血压并发症、生活习惯、最近一次检查结果、近期药物治疗情况等。

2.记录高血压社区管理卡(随访记录单)填写内容是否完整:高血压管理级别、本次随访血压值、目前症状、目前并发症、健康情况(阳性体征、生化和血糖等化验单、心电图结果)、药物降压治疗情况、服用情况、未规律服药原因、非药物治疗措施、本次随访医师建议等。

3.记录高血压患者转诊单(社区→综合医院)填写内容是否完整:基本信息、主要病史、危险因素、初步诊断和处理措施、转诊情况等。

4.记录高血压患者转诊单(综合医院→社区)填写内容是否完整:基本信息、主要症状、体征、诊断、治疗方案等。

5.记录高血压患者自我管理表(1个月)填写内容是否完整:每日血压测量值、是否服药、是否运动、是否控制饮食等情况。月末小结包括达标及未达标情况、未达标原因、自我管理满意度等。

【技能训练】

一、案例讨论

通过评估患者对高血压病的认知程度、相关知识背景以及采用发放资料、单独讲解等多种形式使其了解高血压病危险因素、临床表现、并发症及治疗预防知识与患者一起讨论,共同制定针对患者情况的以自我管理为主的健康危险因素干预计划。

(1)清淡饮食,低盐少油。

(2)戒烟,控制饮酒。

(3)规律生活,保持情绪稳定。

(4)适当运动,保证适宜活动量。

(5)遵医嘱使用降压药物。

(6)自行或前往社区定期监测血压。

(7)做好监控计划执行情况的监督评价。

(8)定期复诊或随访,调整完善干预计划。

二、技能演练

1.用以下事例说明健康干预可以减轻患者痛苦和经济压力

来自四川的"85后"夫妻林某、邓某体重加在一起近八百斤,她与老公在2010年结婚,因为过重的身材导致他们拍婚纱照的礼服都是自己通过网购特制的。为了生一个健康可爱的小宝宝,也为了能健康生活,他近日到医院接受了减肥治疗。如果在发现肥胖早期就进行正确的健康干预,也许邓某夫妇二人就不需要借助于手术减肥了。

2.使用符合计量标准的水银柱血压计进行诊室测压

三、能力拓展

小组查找资料并归纳讨论,糖尿病的干预过程与记录报告要点。

过程性考核：

一、选择题(10题)

1.关于体质指数的计算公式，下列哪一项是正确的(A)。

A. BMI＝体重(kg)/[身高(m)]² 　　　　B. BMI＝体重(斤)/[身高(m)]²

C. BMI＝体重(kg)/[身高(cm)]² 　　　　D. BMI＝体重(斤)/[身高(cm)]²

2.根据《中国成人超重和肥胖预防控制指南》，BMI分类不正确的是(D)。

A. 18.5~23.9kg/m² 为正常 　　　　B. 24.0~27.9kg/m² 为超重

C. ≥28.0kg/m² 为肥胖 　　　　D. ≥30.0kg/m² 为肥胖

3.下列女性腰臀比在正常范围内的是(D)。

A. 王女士　1.0　　B. 李女士　0.95　　C. 张女士　0.85　　D. 孙女士　0.80

4.(A)是目前临床诊断高血压和分级的标准方法。

A. 诊室测压　　　B. 家庭血压监测　　　C. 社区血压监测　　　D. 动态血压监测

5.下列说法正确的是(B)。

A. BMI可以有效说明脂肪分布，因此可以不测定体脂百分含量

B. 男性腰臀比≥1.0，可认定为腹型肥胖

C. 血压测量稳定性高，不受测量方法和环境的影响

D. 腰臀比＝腰围(cm)/臀围(cm)²

6.下列不属于自我管理式健康模式的是(D)。

A. 增加健康危险因素的防治知识 　　　　B. 提高膳食控制能力

C. 增加运动的能力 　　　　D. 家庭成员劝阻吸烟

7.目前公认(B)是衡量脂肪在腹部蓄积(即腹型肥胖)程度的最简单、实用指标。

A. 体质指数　　　B. 腰围　　　C. 臀围　　　D. 腰臀比

8.下列属于社区干预方法的是(ABCD)。

A. 建立健康档案 　　　　B. 开展健康教育

C. 进行行为干预技能培训 　　　　D. 心理干预

9.中国成年人男性腰围≥90cm，女性≥85cm时，则患(ABD)的危险性增加。

A. 高血压　　　B. 糖尿病　　　C. 骨质疏松　　　D. 血脂异常

10.健康危险因素干预的方法包括(AB)。

A. 重点干预方法　　B. 一般干预方法　　C. 运功干预方法　　D. 心理干预方法

二、简答题(5题)

1.健康管理过程评价指标？

2.高血压干预过程记录与报告内容？

3.健康危险因素干预的类型？

4.健康危险因素干预的模式？

5.健康危险因素干预的原则？

参考文献

[1]王陇德.健康管理师(基础知识)[M].2版.北京:人民卫生出版社,2019.

[2]王陇德.健康管理师(国家职业资格三级)[M].2版.北京:人民卫生出版社,2019.

[3]陈君石,黄建始.健康管理师[M].北京:中国协和医科大学出版社,2007.

[4]常春.健康教育与健康促进[M].2版.北京:北京大学医学出版社,2010.

[5]常春.健康教育与健康促进[M].2版.北京:北京大学医学出版社,2010.

[6]杨月欣.国家职业资格培训教程公共营养师(国家职业资格3、4级)[M].北京:中国劳动社会保障出版社,2007.

[7]王培玉.健康管理学[M].北京:北京大学医学出版社,2012.

[8]陈君石,黄建始.健康管理师[M].北京:中国协和医科大学出版社,2007.

[9]郭念锋.国家职业资格培训教程——心理咨询师(基础知识)[M].北京:民族出版社,2011.

[10]中华人民共和国劳动和社会保障部.国家职业标准——健康管理师(试行)[M].北京:中国劳动社会保障出版社,2007.

[11]王薇,赵冬,刘静,等.中国35~64岁人群心血管病危险因素与发病危险预测模型的前瞻性研究[J].中华心血管病杂志,2003,31(12):902-908.

项目三　健康管理工作的具体内容

课程思政

学习目标

【技能目标】

1.掌握糖尿病、高血压、脑卒中的诊断和2型糖尿病、高血压、脑卒中健康管理；

2.掌握糖尿病和高血压的运动干预；

3.掌握糖尿病和高血压的膳食指导；

4.熟悉儿童、青少年和老年的身体活动建议；

5.熟悉常见心理问题的对策及如何保持心理健康；

6.熟悉康复服务体系。

【知识目标】

1.掌握慢性非传染性疾病的概念、危害和主要的危险因素；

2.掌握身体活动的概念和益处；

3.掌握心理咨询的基本概念与主要技术；

4.熟悉糖尿病、高血压、脑卒中的危险因素；

5.熟悉恶性肿瘤的筛查和早期诊断的意义；

6.熟悉慢性病运动干预的原则；

7.熟悉中医养生的基本理论和中医主要诊断和治疗方法；

8.康复医学的基本概念和基本内容。

【素养目标】

1.培养(树立)尊重生命、热爱健康的理念；

2.树立(培养)以人为本的服务理念。

课件资源

任务一　慢性非传染性疾病的健康管理

案例导入：

患者王某某,男性,46岁,个体经商。主诉:头晕、血压增高5年,头痛1个月。患者5年前因"血尿"住院治疗,发现有高血压,最高160/110mmHg,服用2种降压药,具体不详,但服药不规律,血压控制在150/90 mmHg左右。生活史:吸烟20年,每天 20 支,近 10 年间饮用白酒 200~250mL(4~5 两)。平时很少有时间锻炼,因经商工作或家庭原因有时精神紧张。有高血压家族史:父母兄妹 4 人均有高血压,外婆和母亲因脑血管病已故。患者一般情况:身高 156cm,体重 79kg,腰围 100cm,空腹血糖 6.5mmol/L,甘油三酯 3.0 mmol/L,血、尿常规正常,肝、肾功能未发现异常。

1. 该患者的初步诊断是什么? 血压水平分级? 危险水平分层? 如何排除继发性高血压? 有无心、脑、肾的并发症? 下一步还应做什么检查?

2. 高血压治疗的目标? 治疗的时机? 如何进行药物治疗和非药物治疗? 药物治疗的原则?

任务实施:

【理论学习(知识准备)】

一、认识慢性非传染性疾病

(一)慢性非传染性疾病的流行状况与危害

慢性非传染性疾病有时也简称为"慢性病"或"慢病",指一类病程漫长,无传染性,不能自愈,目前预测也几乎不能被治愈的疾病。慢性非传染性疾病主要包括心脑血管疾病、恶性肿瘤、糖尿病、慢性阻塞性肺疾病、精神心理性疾病等一组疾病。其主要特点包括:①病因复杂,其发病与不良行为和生活方式密切相关;②潜伏期较长,没有明确的患病时间;③病程长,随着疾病的发展,表现为功能进行性受损或失能;④很难彻底治愈,表现为不可逆性。我国"健康管理"的核心内容,是对慢性病相关危险因素的监测、评估和干预。十余年来,健康管理的理念在我国得到广泛的认同,即主要根源于全社会对慢性病防控的需求。

1. 我国慢性病流行状况

2019 年我国因慢性病导致的死亡占总死亡 88.5%,其中心脑血管病、癌症、慢性呼吸系统疾病死亡比例为 80.7%,我国 18 岁及以上居民高血压患病率为 27.5%,糖尿病患病率为 11.9%,高胆固醇血症患病率为 8.2%,40 岁及以上居民慢性阻塞性肺疾病患病率为 13.6%,与 2015 年发布结果相比均有所上升。居民癌症发病率为 293.9/10 万,仍呈上升趋势,肺癌和乳腺癌分别位居男、女性发病首位。

慢性病的增加,除与医学预防和治疗的进步以及人口老龄化有关外,更与人们的生活方式改变密切相关。由于越来越多的急性病逐渐得到有效的预防和治疗,人类的寿命逐渐延长,伴随而来的是人口老龄化。2019 年,全国 60 岁及以上人口 2.54 亿,占人口的 18.1%;65 岁以上人口为 1.76 亿,占人口的 12.6%。根据《大健康产业蓝皮书:中国大健康产业发展报告》指出 2050 年我国 60 岁及以上老年人口数量将达到 4.83 亿,人口老龄化将使慢性病防治的重要性更加凸显,同时也将导致医疗费用的迅猛上涨。

(1)慢性病成为中国居民健康的重要杀手。

以心脑血管疾病、糖尿病、癌症和慢性呼吸系统疾病等为代表的慢性病是迄今世界上最主要的公共卫生问题。国家卫生和计划生育委员会(简称国家卫生计生委)发布的《中国居民营养与慢性病状况报告(2020年)》显示,我国居民慢性病状况令人忧虑,18岁及以上成人高血压患病率为27.5%,每10人中有1人患糖尿病,超重肥胖问题凸显,有50%的成年人超重肥胖高血压、癌症发病率10年来呈上升趋势,慢性病正成为我国居民健康的重要杀手。

(2)慢性病严重影响我国劳动力人口。

我国65%以上的慢性病患者为18～59岁的劳动力人口,如不采取强有力措施,至2015年我国40岁以上人群中主要慢性病患者人数将增长一到两倍,慢性病导致的负担将增长80%以上,慢性病对患者的生活质量有严重的不利影响。

(3)慢性病给个人、家庭及社会造成沉重的经济负担。

《2020中国卫生统计年鉴》显示:在2019年疾病平均住院医药费中,慢性病治疗费用仍旧居高不下,比如,肺恶性肿瘤、食管恶性肿瘤、胃恶性肿瘤出院者人均医疗费分别是30000元、20000元、25000元,心肌梗死、冠状动脉搭桥医疗费高达68000元。由此可以看出,慢性病治疗费用高昂,个人家庭乃至社会、国家都承受着沉重的医疗和经济负担。

2.慢性病的社会危害

(1)慢性病严重危害人群健康。

慢性病不仅发病率高,患病后死亡率不断上升,而且病程长,多为终身性疾病,预后差,并常伴有严重并发症及残疾。脑卒中患者中,75%有不同程度的劳动力丧失,40%重度致残。慢性病对人群健康的影响还表现在造成患者的心理创伤和对家庭的压力。

(2)慢性病经济负担日益加重。

我国主要慢性病发病率的上升,患病人数增加,带来了居民卫生服务需求增长和卫生服务利用上升,成为卫生费用过快增长的重要原因。慢性病给个人、家庭、社会和国家带来沉重的经济负担。在某些地区,慢性病与贫困的恶性循环,将使人们陷入“因病致贫,因病返贫”的困境。

3.医疗保障现状

我国目前存在农村居民的医疗保健需求增长快,医疗资源分布不均,慢性病人数逐年增多,养老体系不尽完善等一系列问题,要达到分流患者,减轻医院压力,缓解我国医疗资源超负荷运行的现状的目的,需要建立“家庭—社区—医院”的健康管理模式。全民医保体系进一步提高筹资水平,更好地发挥社会力量在管理社会事务中的作用。

(二)慢性非传染性疾病的主要危险因素

慢性病致病的危险因素非常复杂,但大致可分为三类:环境危险因素、行为危险因素和宿主危险因素。慢性病最主要的因素包括不合理膳食、吸烟和体力活动不足,其次是病原体感染、遗传和基因因素、职业暴露、环境污染和精神心理因素等。慢性病的发生与流行往往不是单个因素引起,而是多个危险因素综合作用的结果。

1. 吸烟

可以引起多种慢性病,如心脑血管疾病,多种恶性肿瘤,如肺癌、食管癌、膀胱癌、胃癌、唇癌、口腔癌、咽癌、喉癌、胰腺癌,以及慢性阻塞性肺疾病等。我国每年死于吸烟的人数为75万人,至2025年后将增至300万。这主要是因为我国人群中吸烟状况严重,全国约有3.2亿人吸烟,不少地区的男性吸烟率达60%以上。预测到2030年全球吸烟导致的死亡将增至1000万,而其中70%发生在发展中国家。

2. 饮酒

饮酒与很多癌症、肝脏疾患、心血管疾病有关。在大量饮酒的人群中,肝癌的死亡率可增加50%;在中度严重饮酒者中,高血压的患病率远高于正常人群;酗酒可以增加脑出血的危险性。

3. 不合理膳食

慢性病的发生和人们膳食方式与结构有很大关系:①食物中脂肪过多:和心血管疾病与多种癌症的发生有密切关系。每天脂肪摄入量超过80g,发生乳腺癌、结肠癌的危险性明显增加。饱和脂肪酸的摄入水平与冠心病发病呈正相关。②维生素缺乏:维生素摄入不足与某些癌症的发病有关,例如:食物中维生素 A 含量低,与乳腺癌、肺癌、胃癌、肠癌以及皮肤癌、膀胱癌的多发有关;相反,摄入维生素含量高的新鲜蔬菜和水果多的人群,其食管癌、胃癌、结肠癌、直肠癌、肺癌、乳腺癌、膀胱癌的发病率降低。③食物中纤维素摄入量不足:可致结肠癌、直肠癌等发病增高。④饮食总热量的过多:是肥胖最主要的原因,而肥胖是多种慢性病的重要原因。

4. 肥胖与超重

可以引起很多疾病,如冠心病、高血压、脑卒中、糖尿病等。在超重者中,高血压的患病率是正常体重者4倍。在癌症中,与超重密切相关的为停经后的乳腺癌、子宫内膜癌、膀胱癌与肾癌。

5. 缺乏体力活动

是慢性病主要危险因素之一。其与冠心病、高血压、脑卒中、糖尿病、多种癌症、骨质疏松等发生有关。缺乏体力活动是超重和肥胖的重要原因,而体力活动可以对体重、血脂、血压、血栓形成、葡萄糖耐量、胰岛素抵抗性、某些内分泌激素等发挥作用,使其产生有利于机体健康的变化,从而减少多种慢性病发病的危险。

6. 病原体感染

某些病原体感染与慢性病的关系也很密切。流行病学研究发现,有15%~20%癌症与病原体感染,特别是病毒的感染有关。与恶性肿瘤关系密切的感染有:幽门螺杆菌感染与胃癌;乙型肝炎病毒(HBV)与原发性肝细胞癌;人乳头瘤状病毒(HPV)与宫颈癌;EB 病毒与各种 B 淋巴细胞恶性肿瘤、鼻咽癌;人类免疫缺陷病毒(HIV)与非霍奇金淋巴瘤等。

7. 不良的心理社会因素

精神和社会因素对慢性病发生也有很大影响。长期压抑和不满,过于强烈的忧郁、悲哀、恐惧、愤怒、遭受巨大心理打击等负性心理因素,与心血管病和一些癌症的发病有关。

8. 遗传与基因因素

几乎所有的慢性病都有遗传因素的参与,如家族史是多种癌症、心脑血管疾病、糖尿病、慢性阻塞性肺疾病、精神疾病的重要危险因素。

二、2 型糖尿病健康管理

糖尿病是由多种病因引起的代谢紊乱,其特点是慢性高血糖,伴有胰岛素分泌不足和(或)作用障碍,导致碳水化合物、脂肪、蛋白质代谢紊乱,造成多种器官的慢性损伤、功能障碍甚至衰竭。

按照世界卫生组织(WHO)及国际糖尿病联盟(IDF)专家组的建议,糖尿病可分为 1型、2 型、其他特殊类型及妊娠糖尿病 4 种。2 型糖尿病,其发病除遗传易感性外,主要与现代生活方式有关。

(一)糖尿病的诊断

血糖的正常值和糖代谢异常的诊断切点主要依据血糖值与糖尿病并发症的关系来确定。

我国目前采用 WHO(1999 年)糖尿病诊断标准,即血糖升高达到下列三条标准中的任意一项时,就可诊断患有糖尿病。

①糖尿病症状+任意时间血浆葡萄糖水平≥11.1mmol/L(200mg/dL);

②空腹血浆葡萄糖(FPG)水平≥7.0mmol/L(126mg/dL);

③OGTT 试验中,餐后 2h 血浆葡萄糖水平≥11.1mmol/L(200mg/dL)。

糖尿病诊断应尽可能依据静脉血浆血糖,而不是毛细血管血的血糖检测结果。

急性感染、创伤或其他应激情况下可出现暂时血糖增高,若没有明确的高血糖病史,就不能以此诊断为糖尿病,须在应激消除后复查。

(二)2 型糖尿病的流行病学

近 30 年来,我国糖尿病患病率显著增加。在 18 岁以上的人口中,城市糖尿病的患病率为 4.5%,农村为 1.8%。城市中年龄在 18~44 岁、45~59 岁和 60 岁以上者糖尿病患病率分别为 2.96%、4.41%和 13.13%,而农村相应年龄组为 1.95%、0.98%和 7.78%。估计我国 20 岁以上的成年人糖尿病患病率为 11.9%,中国成年人糖尿病总数达 9240 万。

(三)2 型糖尿病的危险因素

2 型糖尿病主要是由遗传因素、肥胖(或超重)、体力活动不足、膳食因素、早期营养、糖耐量损害和环境因素引起外周组织(主要是肌肉和脂肪组织)胰岛素抵抗(insulin resistance,IR)和胰岛素分泌缺陷、高血压及其他易患因素导致机体胰岛素相对或绝对不足,使葡萄糖摄取利用减少,从而引发高血糖,导致糖尿病。

总之,糖尿病的发生是遗传与环境因素共同作用所致。遗传因素是糖尿病发生的潜在原因,具有遗传易感性的个体在环境因素如肥胖、体力活动减少、高能膳食、纤维素减少及生活水平迅速提高等因素的作用下,更易于发生 2 型糖尿病。

(四) 2 型糖尿病的健康管理

2 型糖尿病综合控制目标,应视患者的年龄、合并症、并发症等不同而异,见表 3-1-1。

表 3-1-1　2 型糖尿病综合控制指标

指标		目标值
血糖(mmol/L)	空腹	3.9~7.2mmol/L(70~130mg/dL)
	非空腹	<10.0 mmol/L(180mg/dL)
HbAlc(%)		<7.0
血压(mmHg)		<130/80
HDL-C(mmol/L)	男性	>1.0(40mg/dL)
	女性	>1.3(50mg/dL)
TG(mmol/L)		<1.7(150mg/dL)
LDL-C(mmol/L)	未合并冠心病	<2.6(100mg/dL)
	合并冠心病	<1.8(70mg/dL)
体重指数(BMI)(kg/m^2)		<24
尿白蛋白/肌酐比值(mg/mmol)	男性	<2.5(22mg/g)
	女性	<3.5(31mg/g)
尿白蛋白排泄率		<20μg/min(30mg/d)
主动有氧活动(分钟/周)		≥150

注:血糖是指毛细血管血糖。

1. 筛查

对工作中发现的 2 型糖尿病高危人群进行有针对性的健康教育,建议其每年至少测量 1 次空腹血糖,并接受医务人员的健康指导。

2. 随访评估

对确诊的 2 型糖尿病患者,每年提供 4 次免费空腹血糖检测,至少进行 4 次面对面随访。

3. 分类干预

根据血糖控制满意情况进行定期随访及相关健康管理服务内容。

4. 健康体检

对确诊的 2 型糖尿病患者,每年进行 1 次较全面的健康体检,体检可与随访相结合。健康体检项目包括体温、脉搏、呼吸、血压、身高、体重、腰围、皮肤、浅表淋巴结、心脏、肺部、腹部等常规体格检查,生化指标,血、尿常规及心电图等辅助检查,并对口腔、视力、听力和运动功能等进行粗测判断。

三、高血压健康管理

高血压是一种以动脉血压持续升高为特征的进行性心血管损害性疾病,是全球人类最常见的慢性病,是冠心病、脑血管病、肾病发生和死亡的最主要的危险因素。

过去 50 多年来,我国人群高血压患病率逐渐增加。15 岁以上人群,高血压患病率在 1959 年为 5.1%,1980 年为 7.7%,1991 年为 13.6%。2002 年我国 18 岁及以上成人,高血压患病率为 18.8%,2012 年我国 18 岁以上人口的高血压患病率为 25.20%,2015 年上升至 27.90%。2019 年中国高血压患病率达到 31.89%。高血压的常见并发症是脑卒中、心肌梗死、心力衰竭、慢性肾病。我国心脑血管病发生和死亡者,一半以上与高血压有关。如果不采取有效防治措施控制高血压,我国心脑血管病发病率和死亡率将持续上升。

(一)高血压的诊断

临床上高血压诊断标准为:经非同日 3 次测量血压,收缩压 ≥140mmHg 和(或)舒张压 ≥90mmHg。原因不明的高血压称为原发性高血压,大多需要终身治疗。由某些疾病引起的血压增高称为继发性高血压,占高血压的 5%~10%,其中许多可经特异性治疗获得根治,如原发性醛固酮增多症、肾血管性高血压等,通过手术等治疗可痊愈。白大衣高血压是指患者到医疗机构测量血压高于 140/90mmHg,但动态血压 24h 平均值<130/80mmHg 或家庭自测血压值<135/85mmHg。隐性高血压是指患者到医疗机构测量血压<140/90mmHg,但动态血压 24h 平均值高于 130/180mmHg 或家庭自测血压值高于 135/85mmHg。

(二)高血压发病的危险因素

高血压发病机制尚未明确,现有研究认为与遗传和环境因有关。大部分高血压发生与环境因素有关,环境因素主要指不良生活方式。高血压的危险因素较多,比较明确的是超重/肥胖或腹形肥胖、高盐低钾饮食、长期过量饮酒、长期精神过度紧张,以上为可改变的危险因素。高血压的其他危险因素还有:遗传、性别、年龄、工作压力过重、心理因素、高脂血症等,而性别、年龄和家族史是不可改变的危险因素。

(三)高血压的健康管理

1. 高血压患者治疗目标

一般高血压患者,应将血压(收缩压/舒张压)降至 140/90mmHg 以下;65 岁及以上老年人的收缩压应控制在 150mmHg 以下,如能耐受还可进一步降低;伴有慢性肾脏疾病、糖尿病或病情稳定的冠心病或脑血管病的高血压患者治疗更宜个体化,一般可以将血压降至 130/80mmHg 以下。伴有严重肾脏疾病或糖尿病,或处于急性期的冠心病或脑血管病患者,应按照相关指南进行血压管理。舒张压低于 60mmHg 的冠心病患者,应在密切监测血压的情况下逐渐实现降压达标。

2. 高血压健康管理主要内容

(1)高血压筛查。

对辖区内 35 岁及以上常住居民,每年在其第一次到乡镇卫生院、村卫生室、社区卫生服务中心(站)就诊时为其测量血压。

对第一次发现收缩压≥140mmHg和(或)舒张压≥90mmHg的居民在去除可能引起血压升高的因素后预约其复查,非同日3次血压高于正常,可初步诊断为高血压。如有必要,建议转诊到上级医院确诊,两周内随访转诊结果,将已确诊的原发性高血压患者纳入高血压患者健康管理。将可疑继发性高血压患者及时转诊。

(2)高血压随访评估。

建议高危人群每半年至少测量1次血压,并接受医务人员的生活方式指导。对原发性高血压患者,每年要提供至少4次面对面的随访。

(3)高血压患者分类干预。

高血压分类干预应根据血压控制的满意情况进行分类,并确定下次测量时间,如需转诊及时转入上级医院。

(4)高血压患者体检和随访。

对原发性高血压患者,每年进行1次较全面的健康检查,可与随访相结合,内容包括体温、脉搏、呼吸、血压、身高、体重、腰围、皮肤、浅表淋巴结、心脏、肺部、腹部等常规体格检查,生化指标、血常规、尿常规及心电图等辅助检查,并对口腔、视力、听力和运动功能等进行粗测判断。

四、冠状动脉粥样硬化性心脏病

冠状动脉粥样硬化性心脏病,简称冠心病,又称缺血性心脏病,是由于冠状动脉发生严重粥样硬化性狭窄或阻塞,或在此基础上合并痉挛,以及血栓形成,引起冠状动脉供血不足、心肌缺血或梗死的一种心脏病。

冠心病是全球性的重大健康问题。2006年世界卫生组织公布的全球前五位疾病,冠心病在男性为第二位,在女性为第三位。虽然40余年来,许多发达国家,由于多种预防策略和预防措施的综合采用,冠心病正在减少,但是在中国及其他许多发展中国家,由于人口老龄化、社会城市化及生活方式变化,该病的发病率及死亡率在不断上升。

(一)冠心病的分型、临床表现和诊断方法

1979年,世界卫生组织将冠心病分为5型:无症状性心肌缺血;心绞痛;心肌梗死;缺血性心肌病;猝死。

近10余年来趋于将本病分为急性冠脉综合征和慢性冠脉综合征两大类。前者包括:不稳定性心绞痛、非ST段抬高性心肌梗死和ST段抬高性心肌梗死,也有将冠心病猝死也包括在内;后者包括稳定型心绞痛、冠状动脉正常的心绞痛、无症状性心肌缺血和缺血性心力衰竭(缺血性心肌病)。

如出现典型的心绞痛,或发生心肌梗死,临床上可基本明确冠心病的诊断。病的特点有:

①诱因:常由于体力活动、情绪激动、饱餐、寒冷或心动过速而诱发。也可发于夜间。

②部位及放射部位:典型部位为胸骨体上中段的后方,也可在心前区,常放射至左肩、内侧臂至小指及无名指,或至颈部、咽部、下颌骨,少数可放射于其他不典型部位或放射部位疼痛更显著。心前区疼痛范围如手掌大小、界线不清。

③性质:压迫、紧缩或发闷,有时有窒息和濒死感,疼痛可轻可重,重者伴焦虑、冷汗。一般针刺样或刀扎样疼痛多不是心绞痛。疼痛发作时患者往往不自觉停止原来的活动,直至症状缓解。而不像胆绞痛、肾绞痛和胃肠疼痛,患者多辗转不安。

④持续时间及缓解:疼痛出现后,常逐渐加重,1～5min 而自行缓解,偶尔可长达15min,休息或舌下含化硝酸甘油而缓解。

在有临床症状的冠心病患者中 1/3～1/2 以急性心肌梗死为首发表现。急性心肌梗死临床症状差异极大,有 1/3 的患者,发病急骤,极为严重,未及医院就已死于院外;另有1/4～1/3 患者无自觉症状或症状很轻未就诊。

急性心肌梗死的诊断根据典型的临床表现、特征性心电图改变和血清酶学的升高,一般并不困难。对无急性心肌梗死病史,也无典型心绞痛的患者,需要综合冠心病危险因素、年龄、性别、临床病史、其他心脏病的排除等方面综合考虑,但确诊需要有冠状动脉狭窄的病理解剖学依据。目前,诊断冠状动脉狭窄的金标准仍为冠状动脉造影检查。近年来,多层螺旋 CT(umlisie computed lomogaphy,MSCT)冠状动脉成像,日益成为冠状动脉检查的一项重要检查手段。临床上,通常在冠状动脉狭窄程度≥50%的患者进行运动可诱发心肌缺血,故一般将≥50%的冠状动脉狭窄称为有临床意义的病变。

(二)冠心病发病率和死亡率

冠心病的病理基础是冠状动脉粥样硬化。动脉粥样硬化早期无临床症状,故不易被发现和重视。因此流行病学上,大多数使用动脉粥样硬化导致血管狭窄堵塞所致靶器官损害的临床事件,如急性冠心病事件,作为研究指标。自 20 世纪 80 年代以来,在流行病学研究中,急性冠心病事件的诊断标准多以世界卫生组织 MONICA 方案为依据进行诊断,即以急性心肌梗死和冠心病猝死计算冠状动脉事件的发病率,以急性心肌梗死、冠心病猝死和慢性冠心病死亡计算冠心病死亡率。

1. 死亡率及估计年死亡人数

过去的一百年,心血管病从相对无关紧要的疾病转变为世界范围内主要的疾病和死亡原因,而冠心病作为心血管疾病的高发病症,是全球死亡率最高的疾病之一。在 20 世纪初,心血管病仅占死亡的 10%;到 21 世纪初,心血管病在发达国家和发展中国家分别占了总死亡的 50%和 25%。据世界卫生组织 2006 年报告,全球每年心血管疾病死亡达 1670 万人,占总死亡的 29.2%,其中冠心病死亡 720 万人,据流行病学统计资料表明,1957 年城市居民心脑血管病占总死亡率的 12.07%,1989 年上升到 16.16%,到 2005 年上升到39.12%。

根据世界卫生组织 2011 年的报告,中国的冠心病死亡人数已列世界第二位。冠心病的死亡率为 2%～3%。另外有不良生活方式的人群死亡率为 3%～4%。农村心血管病死亡率从 2009 年起超过并持续高于城市水平。2017 年心血管病死亡率仍居首位,农村和城市心血管病分别占死因的 45.91% 和 43.56%。2017 年数据显示,心脏病(154.40/10 万)、脑血管病(157.48/10 万)死亡率均是农村高于城市。

预计到 2030 年死于心血管疾病的总人数将超过 2300 万人,中低收入国家最容易被心血管疾病死亡影响,心血管疾病也是女性群体死亡的第三大病因;并且伴随着高血压、肥胖和 2 型糖尿病等因素在当今环境的迅速增加,心血管疾病发生趋于年轻化,30~50 岁患者变得越来越普遍。

2. 发病率

由于冠心病的流行与社会经济和地理环境有关,因此,世界各国冠心病的发病率存在明显差异,甚至同一国家不同地区也存在差异。根据世界卫生组织 MONICA 研究报道,世界各国 10 年平均冠心病事件发生率,男性最高为芬兰 835/万,最低为中国 81/万;女性最高为英国 265/万,最低为西班牙 35/万。

随着社会经济的发展,国民生活方式发生了深刻变化。尤其是人口老龄化及城镇化进程的加速,中国心血管病危险因素流行趋势明显,导致心血管病的发病人数持续增加。

2018 年 1 月,国家心血管病中心发布了《中国心血管病报告 2017》。《报告》指出,2017 年,我国心血管病患病人数已达 2.9 亿,其中脑卒中 1300 万,冠心病 1100 万,肺源性心脏病 500 万,心力衰竭 450 万,风湿性心脏病 250 万,先天性心脏病 200 万,高血压 2.7 亿。预计中国心血管病患病率及死亡率仍处于上升阶段,且今后 10 年心血管患病人数仍将快速增长。

据《中国心血管病报告 2018》冠心病的发病率受到多种因素的影响,一般发病率为 6%~6.5%,另外年龄在 40 岁以上的人群,经常吸烟酗酒、肥胖、高脂肪高胆固醇饮食、缺乏运动,这些因素会增加冠心病的患病概率,这时发病率可高达 8%,男性发病率和死亡率大于女性,这是由于女性雌激素具有抗动脉粥样硬化的作用,所以不容易患有冠心病,但是绝经期后的女性发病率会大大提高。

(三)冠心病危险因素

1. 高血压

高血压是发生冠心病的重要危险因素,无论是收缩压还是舒张压增高,发生冠心病的危险性都随之增高。血压愈高,动脉粥样硬化程度愈严重,发生冠心病或心肌梗死的可能性也愈高。美国某项研究表明,血压超过 160/90mmHg 者,比血压在该水平以下者的冠心病患病率高 2.3 倍,舒张压超过 12.5kPa(94mmHg)者患冠心病的危险性比正常血压研究对象高 3.6 倍。高血压患病年龄越早,以后患冠心病的危险性越大。美国 Framingham 5209 例 30~60 岁男性的 16 年随访研究发现,心力衰竭、缺血性脑血管病、冠心病和间歇性跛行 4 种主要心血管疾病的患病率均随血压升高而增加。我国上海工厂工人的队列研究结果提示,无论男性或女性,高血压组各年龄组的冠心病患病率均高于对照组。按人年发病率计算,男性高血压患者发生冠心病的相对危险度为 3.87,女性为 4.21。

2. 血脂异常和高胆固醇血症

人群血清总胆固醇水平与冠心病的发病率和死亡率成正比。胆固醇在体内与蛋白质结合成脂蛋白,其中低密度脂蛋白胆固醇(LDL-C)为粥样斑块中胆固醇的主要来源,高密度脂蛋白胆固醇(HDL-C)与冠心病的发生呈负相关。血清胆固醇水平升高的年龄越早,今后发生冠心病的概率也越高。

3. 超重和肥畔

肥胖是冠心病的易患因素。肥胖能使血压和血清胆固醇升高。国外有一项研究显示:体质指数每增加10%,则血压平均增加6.5mmHg,血清胆固醇平均增加0.48mmo/L,35~44岁男性体质指数增加10%,其冠心病危险性增加38%,体重增加20%,冠心病危险性增加86%。

4. 糖尿病

糖尿病患者发生心血管疾病的危险性增加2~4倍,且病变更严重、更广泛,预后更差,发病年龄更早。冠心病是糖尿病患者最常见的并发症之一,有糖尿病的高血压患者,患冠心病的概率较无糖尿病的高血压患者高一倍。

5. 生活方式

(1)吸烟。

烟中含有许多有害物质,可引起冠状动脉痉挛,诱发心绞痛和心肌梗死。一氧化碳造成的缺氧,可损伤动脉内膜,促进动脉粥样硬化的形成。吸烟者冠心病死亡的危险性随着吸烟量的增加而增加,存在剂量反应关系。戒烟者较吸烟者冠心病的死亡率低。戒烟时间越长者,冠心病死亡率也越低。

(2)饮食。

冠心病高发地区人们的饮食中往往富含脂肪,尤其是肉和乳制品。植物油和鱼富含饱和脂肪酸,有降低甘油三酯和低密度脂蛋白水平的作用。膳食纤维有降低血脂的作用。我国膳食中碳水化合物的比例相对较高,但近年来,膳食中脂肪比重正在逐步上升,膳食纤维正随着食物加工的精细程度的增加而减少。

(3)体力活动。

随着生活方式的现代化,体力活动及体力劳动强度趋向减少及下降,冠心病的危险度增加。缺乏体力活动的人患冠心病的危险是正常活动量者的1.5~2.4倍。

6. 多种危险因素的联合作用

冠心病是多种因素引起的,联合危险因素越多,动脉粥样硬化或发生合并症的可能性越大。有研究显示,具有三种主要危险因素的个体(血清胆固醇>6.46mmol/L,舒张压≥90mmHg,有吸烟史),其冠心病患病率与完全没有这三种因素的人相比高8倍,比具有两种危险因素者高4倍。

7. 其他

冠心病家族史在其发病中具有重要作用,是一独立的危险因素。精神紧张、忧虑、时间紧迫感等与冠心病发病的关系还不明确,但对已患有冠心病的患者,可诱发其急性发作。

五、脑卒中

脑卒中是指一组发病急骤的脑血管病,而后者的含义更广,包括中枢神经系统的所有动脉和静脉系统的病变。脑卒中又称急性脑血管病事件,由于其临床表现和古代中医对"中风"的描述有很多类似之处,因而在我国,又常将脑卒中俗称为"脑中风"或"中风"。

我国 1995 年将脑血管病分为 10 类,其中脑卒中包括蛛网膜下腔出血、脑出血和脑梗死。由于脑出血和脑梗死有许多共同的危险因素,在我国也远较蛛网膜下腔出血多见,因此日常所称的脑卒中主要是指此两类疾病。

从预防医学的角度来看,脑卒中和冠心病的基本病变都在血管系统,又有着共同的危险因素。因此,在预防医学中,常将脑卒中和冠心病归入"心脑血管疾病",或称为"心血管病"。

(一)脑卒中的临床表现和诊断

1. 脑梗死

脑梗死也称缺血性脑卒中,指因脑部血液循环障碍,缺血、缺氧,引起局限性脑组织的缺血性坏死或软化,出现相应的神经功能缺损。根据发病机制,通常分为脑血栓形成脑栓塞和腔隙性脑梗死。

脑梗死的临床特征主要有:①多数在安静时急性起病,活动时起病者以心源性脑梗死多见,部分病例在发病前可有短暂性脑缺血(TIA)发作。②病情多在几小时或几天内达到高峰,脑栓塞起病尤为急骤,一般数秒至数分钟内达到高峰。部分患者症状可进行性加重或波动。③临床表现决定于梗死灶的大小和部位,主要为局灶性神经功能缺损的症状和体征,如偏瘫、偏身感觉障碍、失语、共济失调等,部分可有头痛、呕吐、昏迷等全脑症状。

头颅 CT 和标准头颅磁共振(MRI)在发病 24 小时内常不能显示病灶,但可以排除脑出血,发病 24 小时后逐渐显示低密度坏死灶。MRI 弥散加权成像(DWI)可以早期显示缺血组织的大小、部位。

2. 脑出血

脑出血是指非外伤性脑实质内的出血,其临床特点为:①多在情绪激动或活动时急性起病;②突发局灶性神经功能缺损症状,常伴有头痛、呕吐,可伴有血压增高、意识障碍和脑膜刺激征。

头颅 CT 扫描是诊断脑出血安全有效的方法,可准确、清楚地显示脑出血的部位、出血量等。脑出血 CT 扫描示血肿灶为高密度影,边界清楚。cn 值为 75~80Hn;在血肿被吸收后显示为低密度影。脑出血后不同时期血肿的 MRI 表现各异,对急性期脑出血的诊断 CT 优于 MRI,但 MRI 检查对某些脑出血患者的病因探讨会有所帮助。

3. 蛛网膜下腔出血

蛛网膜下腔出血是指脑组织表面血管破裂后,血液流入蛛网膜下腔。颅内动脉瘤和脑血管畸形是其最常见原因。

蛛网膜下腔出血主要症状为突发剧烈头痛,持续不能缓解或进行性加重;多伴有恶心呕吐;可有短暂的意识障碍及烦躁、谵妄等精神症状,少数出现癫痫发作;其突出体征是脑膜刺激征明显。

头颅 CT 是诊断蛛网膜下腔出血的首选方法,若显示蛛网膜下腔内高密度影可以确诊。本病诊断明确后,应尽量行全脑 DSA 检查,以确定出血原因。

(二)脑卒中流行病学

据全球疾病负担工作组估算卒中终生风险,全球为 24.9%,中国为 39.3%,近年来,卒中成为仅次于缺血性心脏病之后的第二大致死原因,也是首要的严重致残原因,中国已成为卒中终生风险最高和疾病负担最重的国家之一。2005～2018 年,中国居民脑血管病粗死亡率总体呈缓慢上升趋势。卒中已成为造成过早死亡和疾病负担的首位原因。根据预测,2030 年我国脑血管病事件发生率将比 2010 年升高约 50%,预计增加 120 万例次。

中国卒中数据中心 2012～2016 年对我国 31 个省、市、自治区 295 万余例居民进行筛查统计,结果显示,我国脑卒中地域分布呈现"北高南低,中部突出"的特征,我国东北部地区脑卒中患病率最高,中部地区如河南、安徽同样较高。

2013 年,中国疾病预防控制中心一项覆盖 31 个省、155 个城乡的大型入户调查研究共录入 20 岁以上成年人 48 万余例。结果显示,我国居民脑卒中发病率为 345.1/10 万,年龄标准化发病率为 246.8/10 万,估算患病人数约 470 万。

根据《中国卒中报告 2019》,2018 年,中国居民脑血管病死亡率为 149.49/10 万,占我国居民总死亡率的 22%。其死亡率呈现男性高于女性、农村高于城市的特点。同时,中国疾病预防控制中心对我国 2012～2013 年农村与城市的卒中年龄标准化发病率及死亡率进行了比较。结果显示,农村的年龄标准化发病率及死亡率均高于城市。

(三)脑卒中的危险因素

脑卒中的危险因素,除年龄、性别、种族和家族遗传性等不可干预的因素外,尚有许多已明确的可干预性危险因素,如高血压、心脏病、糖尿病、吸烟、酗酒、血脂异常、颈动脉狭窄等。

1. 高血压

国内外几乎所有研究均证实,高血压是脑出血和脑梗死最重要的危险因素。

2. 心脏病

有心脏病者突发卒中的危险要比无心脏病者高两倍以上。心房纤颤是脑卒中的一个非常重要的危险因素。国外研究显示,非瓣膜病性房颤的患者每年发生脑卒中的危险性为 3%～5%,大约占血栓栓塞性脑卒中的 50%。其他类型心脏病包括扩张型心肌病、瓣膜性心脏病(如二尖瓣脱垂、心内膜炎和人工瓣膜)、先天性心脏病(如卵圆孔未闭、房间隔缺损、房间隔动脉瘤)等也对血栓塞性脑卒中增加一定的危险。

3. 糖尿病

糖尿病是脑血管病重要的危险因素。欧美国家流行病学研究表明,2 型糖尿病患者发生脑卒中的危险性增加两倍。1999年国内通过对"首钢"923例糖尿病患者1：1配对研究,分析调查脑血管病的危险因素,发现糖尿病使脑卒中的患病危险增加2.6倍,其中缺血性脑卒中的危险比对照组增加3.6倍。脑血管病的病情轻重和预后与糖尿病患者的血糖水平以及病情控制程度有关。

4. 血脂异常

大量研究已经证实血清总胆固醇(TC)、低密度脂蛋白(LDL)升高,高密度脂蛋白(HDL)降低与缺血性脑血管病有密切关系。应用他汀类等降脂药物可降低脑卒中的发病率和死亡率。有3项关于他汀类药物的大规模二级预防研究(北欧的4S、美国的CARE以及澳大利亚的LIPID试验)显示他汀类药物预防治疗可使缺血性脑卒中发生的危险减少19%~31%。另外,曾有研究表明,血清总胆固醇水平过低(<4.1mmol/L)时可增加出血性脑卒中死亡的危险,但近期发表的一项大型随机对照试验(HPS)未证实该结果。

5. 吸烟

经常吸烟是一个公认的缺血性脑卒中的危险因素,其危险度随吸烟量的增加而增加。大量前瞻性研究和病例对照研究结果正实,吸烟者发生缺血性脑卒中的相对危险度为2.5~5.6。

长期被动吸烟也可增加脑卒中的发病危险。Bonita和其同事发现,在去除年龄、性别、高血压、心脏病和糖尿病史的影响后,长期被动吸烟者脑卒中的发病危险比不暴露于吸烟环境者的相对危险度增加1.82倍,且在男性和女性中都有显著意义。

6. 饮酒

人群研究显示,酒精摄入量和出血性脑卒中有直接的剂量相关性。但饮酒与缺血性脑卒中的关系目前仍然有争议。酒精可能通过多种机制导致脑卒中增加,包括升高血压、导致高凝状态心律失常、降低脑血流量等。

7. 颈动脉狭窄

国外一些研究发现,65岁以上人群中有7%~10%的男性和5%~7%的女性颈动脉狭窄大于50%。北美症状性预动脉狭窄内膜切除试验显示,在狭窄程度为60%~99%的人群中,脑卒中年发病率为3.2%(经5年以上观察)。同侧脑卒中年发病危险在狭窄60%~74%的患者中为3.0%,狭窄程度在75%~94%的患者中上升为3.7%,而狭窄95%~99%的患者中则降为2.9%,颈动脉完全闭塞的患者中仅为1.9%。

8. 肥胖

肥胖人群易患心脑血管疾病已有不少研究证据。这与肥胖导致高血压、高血脂、高血糖有关。国内对10个人群的前瞻性研究表明,肥胖者缺血性脑卒中发病的相对危险度为2.2。

近年来有几项大型研究显示,腹部肥胖比体质指数(BMI)增高或均匀性肥胖与脑卒中的关系更为密切。相对于低体质指数的男性而言,高体质指数者脑卒中相对危险度为1.29,但以腰/臀围比进行比较时其相对危险度为2.33。

女性超重和脑卒中之间的关系,发现随着 BMI 的增加其缺血性脑卒中的相对危险度也随之增加。还有一些证据显示 18 岁以后体重增加也会增加缺血性脑卒中的危险。因此,认为男性腹部肥胖和女性 BMI 增高是脑卒中的独立危险因素。

9. 其他危险因素

(1)高同型半胱氨酸血症。

根据美国第三次全国营养调查和 Framingham 病例对照研究的数据分析结果,高同型半胱氨酸血症与脑卒中发病有相关性。同型半胱氨酸的血浆浓度随年龄增长而升高,男性高于女性。一般认为(国外标准)空腹血浆同型半胱氨酸水平在 $5\sim15\mu mol/L$ 之间属于正常范围,$\geqslant16\mu mol/L$ 可定为高同型半胱氨酸血症。美国研究提出高同型半胱氨酸血症的人群特异危险度(attributable risk):男性 40~59 岁为 26%,$\geqslant60$ 岁为 35%;女性 40~59 岁为 21%,$\geqslant60$ 岁为 37%。国内目前有关同型半胱氨酸与脑卒中关系的前瞻性研究或病例对照研究的可查资料不多,尚需进一步研究。叶酸与维生素 B_6 和 B_{12} 联合应用,可降低血浆半胱氨酸水平,但是否减少脑卒中发生目前有争议。

(2)代谢综合征。

"代谢综合征"是一种近期认识并引起广泛重视的综合征,1988 年由 Reaven 首次提出,1999 年被 WHO 完善。其特征性因素包括腹型肥胖、血脂异常、血压升高、胰岛素抵抗(伴或不伴糖耐量异常)等。胰岛素抵抗是其主要的病理基础,故又被称为胰岛素抵抗综合征。由于该综合征聚集了多种心病血管病的危险因素,并与新近发现的一些危险因素相互关联,因此,对其诊断、评估以及适当的干预有重要的临床价值。

(3)缺乏体育活动。

规律的体育锻炼对减少心脑血管疾病大有益处。适当的体育活动可以改善心脏功能,增加脑血流量,改善微循环,也可通过降低升高的血压控制血糖水平。和降低体重等控制脑卒中主要危险因素的作用来起到保护性效应。规律的体育活动还可以提高血浆组织型纤溶酶原激活物(t-PA)的活性和高密度脂蛋白胆固醇(HDL-C)的水平,并可使血浆纤维蛋白原和血小板活动度降低。

(4)饮食营养不合理。

有研究提示,每天吃较多水果和蔬菜的人脑卒中相对危险度约为 0.69。每天增加 1 份(或 1 盘)水果和蔬菜可以使脑卒中的危险性降低 6%。另外,食盐过多可使血压升高并促进动脉硬化形成,中国、日本以及欧洲的一些研究都确认它与脑卒中的发生密切相关。

(5)口服避孕药。

关于口服避孕药是否增加脑卒中的发生率目前并无定论。多数已知的脑卒中与口服避孕药有关的报道是源于早期高剂量的药物制剂研究为基础的,对雌激素含量较低的第二代和第三代口服避孕药,多数研究并未发现脑卒中危险性增加。但对 35 岁以上的吸烟女性同时伴有高血压、糖尿病、偏头痛或以前有血栓病事件者,如果应用口服避孕药可能会增加脑卒中的危险。故建议在伴有上述脑血管病危险因素的女性中,应尽量避免长期应用口服避孕药。

（6）促凝危险因素。

目前认为与脑卒中密切相关的主要促凝危险因素包括血小板聚集率、纤维蛋白原、凝血因子Ⅶ等。调控促凝危险因素对心脑血管疾病的预防具有不可忽视的作用。但促凝危险因素（或称高凝状态）与脑卒中的确切关系仍需进一步研究。

六、慢性阻塞性肺疾病

慢性阻塞性肺疾病（COPD）是一种以气流受限为特征的疾病，其气流受限不完全可逆、进行性发展，与肺部对香烟烟雾等有害气体或有害颗粒的异常炎症反应有关。COPD主要累及肺，但也可引起全身（或称肺外）的不良效应。

COPD与慢性支气管炎和肺气肿密切相关。慢性支气管炎是指在除外慢性咳嗽的其他已知原因后，患者每年咳嗽、咳痰3个月以上，并连续两年者。肺气肿则指肺部终末细支气管远端气腔出现异常持久的扩张，并伴有肺泡壁和细支气管的破坏而无明显的肺纤维化。当慢性支气管炎、肺气肿患者肺功能检查出现气流受限，并且不能完全可逆时，则可以诊断为COPD。如患者只有"慢性支气管炎"和（或）"肺气肿"，而无气流受限，则不能诊断为COPD。

COPD目前居全球死亡原因的第4位，世界银行/世界卫生组织公布，2020年COPD居世界疾病经济负担的第5位。2007年，对我国7个地区20245人的成年人群进行调查，COPD患病率占40岁以上人群的8.2%。2018年调查COPD患病率40岁以上增至14%，60岁以上人群约27%，总患者人数约1亿。

（一）COPD的临床表现和诊断

1. 症状和体征

COPD的主要症状包括：①慢性咳嗽：通常为首发症状。初起咳嗽呈间歇性，早晨较重，以后早晚或整日均有咳嗽，但夜间咳嗽并不显著。也有部分病例虽有明显气流受限但无咳嗽症状；②咳痰：咳嗽后通常咳少量黏液性痰，少数病例咳嗽不伴咳痰；③气短或呼吸困难：这是COPD的标志性症状，早期仅于劳力时出现，后逐渐加重；④喘息和胸闷；⑤全身性症状：如体重下降、食欲减退、外周肌肉萎缩和功能障碍、精神抑郁和（或）焦虑等。

COPD早期体征可不明显。随疾病进展，可出现桶状胸、呼吸变浅、频率增快、肺叩诊呈过度清音、两肺呼吸音减低，肺部干、湿啰音等体征；低氧血症者可出现黏膜及皮肤发绀，伴右心衰竭者可见下肢水肿、肝大。

2. 实验室检查及其他监测指标

（1）肺功能检查。

吸入支气管舒张剂后FEV1/FVC<70%者，可确定为不能完全可逆的气流受限。

（2）胸部X线检查。

COPD早期X线胸片可无明显变化，以后出现肺纹理增多、紊乱等非特征性变化；主要X线征为肺过度充气。并发肺动脉高压和肺源性心脏病时，除右心增大的X线征外，还可有肺动脉膨隆,肺门血管影扩大及右下肺动脉增宽等。

(3)血气检查。

血气异常首先表现为轻、中度低氧血症。随疾病进展,低氧血症逐渐加重,并出现高碳酸血症。

3. 诊断

COPD 的诊断应根据临床表现、危险因素接触史、体征及实验室检查等资料,综合分析确定。凡具有吸烟史和(或)环境职业污染接触史和(或)咳嗽、咳痰或呼吸困难患者均应进行肺功能检查。存在不完全可逆性气流受限是诊断 COPD 的必备条件。肺功能测定指标是诊断 COPD 的金标,需综合分析确定。用支气管舒张剂后 FEV1/FVC<70% 可确定为不完全可逆性气流受限。

(二)COPD 的危险因素

引起 COPD 的危险因素包括个体易感因素和环境因素两个方面,两者相互影响。

1. 个体因素

某些遗传因素可增加 COPD 发病的危险性。支气管哮喘和气道高反应性是 COPD 的危险因素,气道高反应性可能与机体某些基因和环境因素有关。

2. 环境因素

(1)吸烟为 COPD 重要发病因素。吸烟者肺功能的异常率较高,FEV 的年下降率较快,吸烟者死于 COPD 的人数较非吸烟者为多。被动吸烟也可能导致呼吸道症状和 COPD 的发生。

(2)职业性粉尘和化学物质。职业性粉尘及化学物质(烟雾变应原、工业废气及室内空气污染等)的浓度过大或接触时间过久,可导致与吸烟无关的 COPD 发生。接触某些特殊的物质、刺激性物质、有机粉尘及变应原能使气道反应性增加。

(3)空气污染。化学气体如氯、氧化氮、二氧化硫等,对支气管黏膜有刺激和细胞毒性作用。空气中的烟尘或一氧化硫明显增加时,COPD 急性发作显著增多。其他粉尘如一氧化硅、煤尘、棉尘、蔗尘等也刺激支气管黏膜,使气道清除功能遭受损害,为细菌入侵创造条件。烹调时产生的大量油烟和生物燃料产生的烟尘与 COPD 发病有关,生物燃料所产生的室内空气污染可能与吸烟具有协同作用。

(4)感染。呼吸道感染是 COPD 发病和加剧的重要因素。病毒感染可能对 COPD 的发生和发展起作用;肺炎链球菌和流感嗜血杆菌可能为 COPD 急性发作的主要病原菌。儿童期重度下呼吸道感染和成年时的肺功能降低及呼吸系统症状发生有关。

七、恶性肿瘤

恶性肿瘤,也称癌症,是一大类疾病的统称,这些疾病的共同特征是体内某些细胞丧失了正常调控,出现无节制的生长和异常分化,并发生局部组织浸润和远处转移。恶性肿瘤从组织学上分为上皮性的癌、非上皮性的肉瘤及血液癌。

恶性肿瘤可发生于任何年龄、任何器官的任何组织,其发病与有害环境因素、不良生活方式及遗传易感性密切相关。早期发现的癌症多数有可能治愈。

(一)恶性肿瘤流行状况

恶性肿瘤是一类严重危害人类健康的常见病、多发病。据世界卫生组织报告,每年全球癌症新发病例 1000 多万,死亡 700 多万,男性 530 万,女性 470 万。占总死亡人数的 12%,在多数发达国家这一数字可达 25%。在发展中国家,由于城市化进程的加快,饮食习惯及与之密切相关的肿瘤发生类型还渐向经济发达国家接近。至 2020 年,全球每年新发病例将达 1500 万,肿瘤病人总数在发展中国家将增长 73%,而发达国家增长 29%。

从世界范围来看,恶性肿瘤发病率和死亡率逐年上升,除宫颈癌和食管癌外,所有恶性肿瘤都呈上升趋势。2020 年全球人口 80 亿,癌症新发病率将达 2000 万,死亡 1200 万,癌症将是新世纪人类的第一杀手,并成为全球最大的公共卫生问题。

从年龄分布看,恶性肿瘤的发病率随年龄的增加而上升。发病率从 40 岁以后开始快速升高,到 80 岁年龄组达到高峰。发病人数分布主要集中在 60 岁以上。

国家癌症中心 2019 年 1 月发布了"中国恶性肿瘤流行情况分析",最新的全国癌症统计数据显示,2015 年,估计全国共新发恶性肿瘤 392.9 万例,发病率为 285.83/10 万,中标发病率为 190.64/10 万,世标发病率为 186.39/10 万,0~74 岁累积发病率为 21.44%。十多年来,我国恶性肿瘤发病率每年保持约 3.9% 的增幅,死亡率每年约 2.5% 的增幅。

在过去的 10 余年里,恶性肿瘤生存率呈现逐渐上升趋势,目前我国恶性肿瘤的 5 年相对生存率约为 40.5%。但是与发达国家还有很大差距,中国预后较好的肿瘤如乳腺癌(82.0%)、甲状腺癌(84.3%)和前列腺癌(66.4%)的 5 年生存率仍与发达国家存在差距(90.9%、98% 和 99.5%)。

(二)恶性肿瘤的危险因素

癌症发生的原因非常复杂,但大体可分为遗传和先天性因素及后天环境因素。少数癌症的发生主要和遗传及先天性因素有关,但大多数癌症,主要和后天环境及个人生活方式因素有关。我国癌症的主要危险因素依次为吸烟、HBV 感染、膳食不合理及职业危害等。

(1)吸烟。吸烟是多种癌症主要或重要的危险因素,在我国,80% 以上的肺癌由吸烟引起。我国肺癌超过癌症总死因的 20%,而且发病率及死亡率增长最为迅速,是我国的第一大癌症。吸烟也是口腔癌、喉癌、食管癌及胃癌等的重要危险因素。

(2)乙型肝炎病毒及其他病毒感染。我国 HBV 的感染率达 60%,HBV 的携带率大于 10%,是造成慢性肝炎、肝硬化及肝癌的主要原因。其他与人类恶性肿瘤有关的病毒感染包括:人乳头状瘤病毒与宫颈癌,巨细胞病毒与卡波西肉瘤,以及 EB 病毒与 Burkitt 淋巴瘤、免疫母细胞淋巴瘤和鼻咽癌等。

(3)膳食营养因素热量摄入过多和身体活动不足引起的肥胖与多种癌症,如大肠癌、子宫内膜癌、绝经后乳腺癌等肿瘤的发生有关。而在贫困地区,一些营养素的缺乏也与某些癌症的高发密切相关,如硒的缺乏与食管癌。

另外,饮酒与口腔癌、咽癌、喉癌、直肠癌有关。长期饮酒可导致肝硬化继而可能与肝癌有联系。饮酒可增加吸烟致癌的危险性。由于食物污染、变质而产生或人工添加的许多化学物质,如亚硝胺、黄曲霉毒素、苯并芘等,也和多种癌症的发生有关。

(4)职业危害。有些职业性接触的化学物具有致癌性。随着经济的发展,我国职业危害及由此所致癌症呈逐渐严重趋势。我国卫生部已将石棉所致肺癌、间皮瘤,苯所致白血病,砷所致肺癌、皮肤癌等明确为职业性恶性肿瘤。

(5)其他环境因素。电离辐射,包括医源性 X 线,可引起人类多种癌症,如急性和慢性细胞白血病等。紫外线照射则是皮肤癌明确的病因。

(三)恶性肿瘤的筛查和早期诊断

癌症的早期发现、早期诊断及早期治疗是降低死亡率及提高生存率的主要策略之一。世界卫生组织曾估计,现有的技术方法应用得当,可使癌症死亡率降低约 1/3。目前,我国就诊癌症患者中,早期病例不足 10%。但迄今为止,经临床试验证实有效的癌症筛查方法还不多。其中,子宫颈癌的筛查及早诊早治在世界范围内得到认同,因有多种方案适应不同水平卫生资源的需求,世界卫生组织推荐各国均可开展,我国也将其作为重点筛查项目。乳腺癌的筛查在发达国家已有定论,WHO 推荐在卫生资源充足的地区施行。近 20 多年来,我国乳腺癌的发病率呈明显上升趋势,但流行特点与西方国家有所不同,其筛查的适宜手段、对象、效果等,均尚未获得大型研究的确定。大肠癌的筛查在一些发达国家也得到积极施行,我国近年来大肠癌发病的上升趋势显著,危害日益严重,且通过筛查可有效降低其死亡率,因此应是筛查的重点肿瘤。食管癌、肝癌及鼻咽癌尚无国际公认的筛查及早诊早治方案,我国的肿瘤防治工作者在这方面做了大量的工作,如有研究提示,对乙型肝炎病毒感染者,恰当使用甲胎蛋白测定,有可能降低肝癌死亡率,因此,可考虑在相应的高发区特定的人群中测定甲胎蛋白筛查肝癌。

肺癌的筛查目前仍是一个充满争议的问题。迄今尚无重要的医学组织推荐对肺癌进行人群筛查。既往采用胸部 X 线摄片筛查肺癌的方法,不能显著降低肺癌病死率。但自 20 世纪 90 年代起,有多项研究显示,低剂量螺旋 CT 有可能成为一项有前景的肺癌筛查方法。新近有几项大型随机对照研究提示,对高危人群采用低剂量螺旋 CT 筛查可降低肺癌死亡率。

在一些发达国家如美国,前列腺癌发病率很高,在男性中其死亡率仅次于肺癌,但对是否进行前列腺癌筛查存在很多争议。我国属于前列腺癌低发地区,其发病率估计仅约为美国的 1/10,因此我国前列腺癌筛查项目还有待充分的临床效果及成本—效益研究评价。

【技能训练】

一、案例讨论

1.该患者的初步诊断是什么?血压水平分级?危险水平分层?如何排除继发性高血压?有无心、脑、肾的并发症?下一步还应做什么检查?

根据《中国高血压基层管理指南》(2014 年修订版),通过采集病史、体格检查和实验室检查,及对是否伴有心血管危险因素、靶器官损害和临床合并症,可以明确诊断为原发性高血压病,1级(轻度),高危。因有5%~10%的高血压患者为继发性高血压,故还应选择性地做眼底检查、X线检查、心电图、心脏彩超、生化检查等进一步排除肾性高血压等继发性高血压或排除高血压的心、脑、肾的并发症。

2.高血压治疗的目标?治疗的时机?如何进行药物治疗和非药物治疗?药物治疗的原则?

高血压治疗的基本目标是血压达标,主要目标是预防脑卒中,以期最大限度地降低心脑血管疾病发病及死亡总危险。高血压初步诊断成立后,均应立即采取治疗性生活方式干预。非药物治疗(生活方式干预)是高血压治疗的基石,降压药物治疗是血压达标的关键,二者相辅相成,缺一不可。该患者诊断为原发性高血压病1级(轻度),高危,在生活方式干预的同时,应继续规范化降压药物治疗,血压应降至140/90mmHg以下才能达标。药物治疗的原则为小剂量开始、尽量用长效药、联合用药和个体化治疗。

二、能力拓展

血压测量方案:

目前还没有一致方案。一般情况建议每天早晨和晚上测量血压,每次测2~3遍,取平均值。血压控制平稳者,可每周1天测量血压。对初诊高血压或血压不稳定的高血压患者,建议连续家庭测量血压7天(至少3天),每天早晚各1次,每次测量2~3遍,取后6天血压平均值作为参考值。

(1)家庭血压监测,家庭血压监测需要选择合适的血压测量仪器,并进行血压测量知识与技能的培训。

(2)使用经过验证的上臂式全自动或半自动电子血压计(BHS和AAMI,ESH)。

(3)家庭血压值一般低于诊室血压值,高血压的诊断标准为≥135/85mmHg,与诊室的140/90mmHg相对应。

家庭血压监测适用于一般高血压患者的血压监测,白大衣性高血压的识别,难治性高血压的鉴别,评价长时血压变异,辅助降压疗效评价,预测心血管风险及预后等。

(4)最好能够详细记录每次测量血压的日期、时间,以及所有血压读数,而不是只记录平均值。应尽可能向医师提供完整的血压记录。

(5)家庭血压监测是观察数日、数周甚至数月、数年间长期变异情况的可行方法,未来通过以无线通讯与互联网为基础的远程控制系统可实现血压的实时、数字化监测。

(6)对于精神高度焦虑患者,不建议自测血压。

过程性考核:

一、选择题(10题)

1.慢性非传染性疾病主要包括(A)、恶性肿瘤、糖尿病、慢性阻塞性肺疾病、精神心理性疾病等一组疾病。

A.心脑血管疾病   B.心血管   C.脑血管   D.尿毒症

2.慢性非传染性疾病的主要危险因素（A）吸烟、饮酒、不合理膳食、超重和肥胖、缺乏体力劳动、病原体感染、遗传与基因因素。

A.不良的心理社会因素　　B.心理社会因素　　C.睡眠不足　　　　D.心理疾病

3.按照世界卫生组织（WHO）及国际糖尿病联盟（IDF）专家组的建议，糖尿病可分为（ABCD）4种。

A.1型　　　　　　　　　B.2型　　　　　　　　C.其他特殊类型　　D.妊娠糖尿病

4.2型糖尿病的危险因素遗传因素有（ABCD）、膳食因素、早期营养、高血压及其他易患因素。

A.肥胖（或超重）　　　　B.体力活动不足　　C.糖耐量损害　　　　D.胰岛素抵抗

5.血压测量标准方法血压测量有3种方式，即（ABC）。

A.诊室血压　　　　　　　B.自测血压　　　　C.动态血压　　　　　D.静态血压

6.高血压发病的危险因素有（ABCD）、其他危险因素。

A.高钠　　　　　　　　　B.低钾膳食　　　　C.体重超重和肥胖　　D.饮酒

7.冠心病危险因素是（ABCD）、血脂异常和高胆固醇血症、多种危险因素的联合作用、其他。

A.高血压　　　　　　　　B.超重和肥畔　　　C.糖尿病　　　　　　D.生活方式

8.慢性阻塞性肺疾病（COPD）实验室检查及其他监测指标包括（ABC）。

A.肺功能检查　　　　　　B.胸都X线检查　　C.血气检查　　　　　D.血常规

9.COPD的危险因素有个体因素和环境因素，环境因素包括（ABCD）。

A.吸烟　　　　　　　　　B.职业性粉尘和化学物质

C.空气污染　　　　　　　D.感染呼吸道感染

10.我国癌症的主要危险因素依次为（ABCD）等。

A.吸烟　　　　　　　　　B.HBV感染　　　　C.膳食不合理　　　　D.职业危害

二、简答题（5题）

1.如何进行高血压的健康管理？

2.如何进行2型糖尿病的健康管理？

3.冠心病如何分型？

4.脑梗死的临床特征主要表现是什么？

5.叙述恶性肿瘤的筛查和早期诊断重要性。

课件资源

任务二　身体活动与健康

案例导入：

赵先生，男，47岁，北京市某机关干部，身高170cm，体重84kg，生活方式：工作压力大，熬夜加班，体力活动很少，糖尿病患者，父母有高血压史，其长兄52岁，患糖尿病5年，结合以上信息，请说出糖尿病中做什么运动最适合，请举例说出这些运动项目。

任务实施：

【知识学习（理论知识）】

一、身体活动的益处

（一）概述

1. 概念及分类

（1）概念。

身体活动（physical activity，PA）指通过骨骼肌收缩引起机体能量消耗增加的任何身体运动。进行身体活动时，人体的反应包括心跳、呼吸加快，循环血量增加、代谢加速和产热增多等。

在现代社会，身体活动不足是造成多种慢性病流行增加的重要原因。世界卫生组织（WHO）2004年估算，全球人口的17.1%缺乏身体活动，40.6%身体活动不足。缺乏身体活动是造成人类死亡的第4位危险因素，占全球死亡归因6%，仅次于高血压（13%）、吸烟（9%）、高血糖（6%），高于超重和肥胖（5%）。同时身体活动不足也是造成高血压、糖尿病、心脑血管疾病等慢性非传染性疾病（也称慢性病）的重要危险因素。

2002年，中国居民营养与健康调查显示：我国约78%的城市居民从不参加体育锻炼。我国居民经常锻炼的比例仅为新加坡的1/2，美国的1/3。经常锻炼的主要是老年人，而中青年劳动力人口则很少锻炼。1991年至2009年中国成年居民平均身体活动总量从385.9MET·h/W下降到213MET·h/W，2014年中国居民经常锻炼率为33.9%，20岁及以上的人群为14.7%，20~39岁人群最低，60~69岁人群最高，2017年34.1%中小学生身体活动达标较2016年略有提升。

由于快速的工业化和城市化，我国居民的职业劳动强度明显下降，多数行业都不再以重体力劳动为主，一半以上的事业人群在工作中以坐和站立为主，而行走的时间很短。因此，作为我国居民主要身体活动的职业性活动，强度均已明显下降。公共交通和私车的发展,降低了人们出行的身体活动水平。与此同时,洗衣机等家电节省了家务劳动时间;电视和计算机的普及,减少了人们户外活动的时间。估计我国有 40%~50% 的居民身体活动不足。

通过促进身体活动并结合控制其他危险因素,如吸烟、过量饮酒和膳食不合理,能有效地降低个体和人群慢性病的发生、发展和病死率。WHO 在 2004 年发布了《饮食、身体活动与健康全球战略》,呼吁所有成员方将促进身体活动作为重要的国家公共卫生干预政策。2010 年又发布了《关于有益健康的身体活动全球建议》。美国在 2008 年颁布了《美国身体活动指南(2008)》。日本于 2006 年发布了《运动指南(2006)》,用于指导公众通过身体活动促进健康。

(2)身体活动的分类。

身体活动可以有多种分类方法,通常按日常活动和能量代谢方式分类如下。

①按日常活动分类。

根据身体活动的特点和内容,现代人生活中的身体活动可分为职业性身体活动、交通往来身体活动、家务性身体活动和运动锻炼身体活动四类。

人类的职业活动、交通往来和家务劳动中的身体活动,能增加机体的体力付出。活动中伴随循环呼吸和能量代谢的负荷增加所引起的功能变化,可以改善心血管、代谢、骨骼和心理健康,降低心脏病、糖尿病、肿瘤等慢性病发生的风险。然而,随着社会经济的发展和科学技术的进步,各种省力产品降低了人们在职业、交通和家务中的体力消耗量。由此造成的身体活动水平不足,与慢性病患病率持续上升密切相关。因此,促进身体活动的重要目标之一,就是要鼓励公众在日常生活中积极参加各种能增加体力付出的活动。

运动锻炼身体活动,指职业、家务活动之余有计划、有目的地进行的身体活动,属于休闲活动的一种形式。现代社会生活中,由于人们上述其他形式身体活动量大幅度减少,应大力提倡通过运动锻炼弥补人们身体活动量的不足。

②按能量代谢分类。

人体通过营养物质的摄入和能量消耗来维持能量代谢的平衡。能量消耗途径主要包括基础代谢(basal metabolism,BM)、身体活动(PA)和食物热效应(thermic effect of food,TEF)三个方面,其中身体活动是能量代谢途径中可变性最大的部分,也是影响能量代谢平衡状态的关键。

身体活动的本质是肌肉收缩做功,肌肉收缩的直接能量来源是三磷酸腺苷(ATP)。ATP 的供应途径主要分为无氧和有氧两种过程。

身体活动根据肌肉活动的能量来自无氧代谢还是有氧代谢,分为有氧代谢运动和无氧代谢运动,简称有氧运动和无氧运动。

A. 有氧运动(aerobic activity)指躯干、四肢等大肌肉群参与为主的,有节律、时间较长、能够维持在一个稳定状态的身体活动。如长跑、步行、骑车、游泳,主要为有氧运动。这类活动形式需要氧气参与能量供应,以有氧代谢为主要供能途径,也叫耐力运动。它有助于增进心肺功能、降低血压和血糖、增加胰岛素的敏感性、改善血脂和内分泌系统的调节功能，能提高骨密度、减少体内脂肪蓄积、控制不健康的体重增加。

B. 无氧运动(anaerobic activity)指以无氧代谢为主要供能途径的身体活动形式，一般为肌肉的强力收缩活动，因此不能维持一个稳定的状态。运动中用力肌群的能量主要靠无氧酵解供应。无氧运动可发生在有氧运动末期，也是抗阻力肌肉力量训练的主要形式。无氧运动同样有促进心血管健康和改善血糖调节能力等方面的作用，特别是对骨骼、关节和肌肉的强壮作用更大，不仅可以保持或增加瘦体重(又称"去脂体重"，指除脂肪以外，身体其他成分的重量，主要包括骨骼和肌肉)，延缓身体运动功能丧失，还有助于预防老年人的骨折和跌倒，缓解因其造成的伤害。骨骼肌的代谢调节作用与糖尿病、肥胖和心血管的发生和发展有关，因此肌肉力量的锻炼也有助于多种慢性疾病的预防控制。

③其他分类。

根据生理功能和运动方式，身体活动还可以有以下类别：

A. 关节柔韧性活动：指通过躯体或四肢的伸展、屈曲和旋转活动，锻炼关节的柔韧性和灵活性，此类活动对循环、呼吸和肌肉的负荷小，能量消耗低，可以起到保持或增加关节的活动范围和灵活性的作用。对预防跌倒和外伤，提高老年人的生活质量会有一定帮助。

B. 抗阻力活动：指肌肉对抗阻力的重复运动，具有保持或增强肌肉力量、体积和力量耐力的作用(如举哑铃、俯卧撑等)。对抗阻力用力时主要依赖无氧代谢供能(运动的全过程也包含有氧代谢供能的成分)。抗阻力活动可以改善肌肉功能，有助于保持和促进代谢健康，对骨骼系统形成的机械刺激也有益。抗阻力训练可以延缓老年人肌肉萎缩引起的力量降低的过程，可改善血糖调节能力，对预防跌倒、提高独立生活能力也有帮助。

C. 身体平衡和协调性练习指改善人体平衡和协调性的组合活动(如体操、拳操、舞蹈等)，可以改善人体运动能力、预防跌倒和外伤、提高生活质量。

(二)身体活动的强度及其衡量

活动强度可从生理反应和物理学两个角度来衡量，两者相互关联，包括主观性反应指标如疲劳感，客观性指标如心率等。根据生理反应测定的身体活动强度，称为相对强度或生理强度；从物理学衡量，而不考虑个体的生理反应，即根据身体活动的绝对物理负荷量测定的身体活动强度，称为绝对强度或物理强度。

身体活动指导中，通常将身体活动强度分为低、中、高3个级别，也有分为低、中、高及极高4个级别者(表3-2-1)。

表3-2-1　运动强度分级

运动强度	相当于最大心率百分数/%	自我感知运动强度(RPE)	代谢当量(MET)	相当于最大耗氧量(Vo2max)/%
低强度	40~60	较轻	<3	<40
中强度	60~70	稍累	3~6	40~60

续表

运动强度	相当于最大 心率百分数/%	自我感知 运动强度（RPE）	代谢当量（MET）	相当于最大 耗氧量（Vo2max）/%
高强度	71~85	累	7~9	60~75
极高强度	>85	很累	10~11	>75

相对强度衡量指标,常用的有个人最大心率的百分比、最大耗氧量百分比（Vo2 max %）和自我感知运动强度（rating of perceived exertion, RPE）。当人体剧烈运动时,人体消耗的氧量和心率可达极限水平,此时的耗氧量称为最大耗氧量,相应的心率称为最大心率。成年人安静时的正常心率有显著的个体差异。健康成人的正常心率为60~100次/min。通常情况个体的最大心率可用公式进行简单的估算:最大心率＝220－年龄。一般认为当心率达到最大心率的60%~70%时,身体活动水平则达到了中等强度。

相对强度也常以"自我感知运动强度"表达。它以个体主观用力和疲劳感的程度来判断身体活动的强度,是以受试者自我感觉来评价运动负荷的心理学指标。一般采用0~10级RPE量表测量。其中5~6级表示达到了自我感知或主观用力的中等强度活动水平。

绝对强度通常以单位时间能量消耗量（如每千克体重每分钟耗氧量）衡量,对有氧运动,常用的指标是代谢当量（metabolism qivalenl, MET）,也称梅脱。

代谢当量指相对于安静休息时身体活动的能量代谢水平。1梅脱相当于每分钟每千克体重消耗3.5mL的氧,或每千克体重每小时消耗1.05kcal（4kJ）能量的活动强度。一般以≥6梅脱为高强度;3~5.9梅脱为中等强度;1.1~2.9梅脱为低强度。

由于代谢当量、千卡等能量单位不便于一般民众理解,在身体活动指导中,也采用千步当量数值来统一度量人体各种身体活动的能量消耗量。千步当量相同,其活动量即相同。1个千步当量,即以4km/h中速步行10min的活动量,约等于洗盘子或熨衣物15min或慢跑3min的活动量。对成年人,1梅脱·小时活动量,相当于3个千步当量。抗阻力活动也可以按千步当量计算,如20min中低负荷的抗阻力活动相当于1~3个千步当量。

健康活动指导中,自我感知运动强度更方便实用。中等强度活动的自我感觉有:心跳和呼吸加快,用力但不吃力,可以随着呼吸的节奏连续说话,但不能放声唱歌,如尽力快走时的感觉。一般健康人还可以根据活动中的心率来感觉和控制强度,但对于老年人体质较差者,则应结合自己的体质和感觉来确定强度。

（三）认识身体活动的益处

1. 研究成果

已有充分的研究证据表明,中等强度（3~5.9梅脱）身体活动,如4~7km/h的快走和小于7km/h的慢跑,可以降低心血管病、糖尿病、结肠癌和乳腺癌等慢性病的风险和病死率。近年来一些研究显示:不论时间长期,强度大于或等于7梅脱的活动具有更强的促进健康和预防疾病作用;强度小于3脱梅的活动对心血管病等慢性病的预防作用证据不足,但是这些活动可以增加能量消耗,有助于体重控制。

每周 150min 中等强度或 75min 高强度,即每周 8~10 梅脱·小时的身体活动总量可以增进心肺功能、降低血压和血糖,增加胰岛素的敏感性、改善血脂、调节内分泌系统、提高骨密度、保持或增加瘦体重、减少体内脂肪蓄积、控制不健康的体重增加等。这些作用的长期结果可以使冠心病、脑卒中、2 型糖尿病、乳腺癌和结肠癌的发病风险降低 20%~30%;也有助于延长寿命,预防高血压、骨质疏松症、肥胖症和抑郁症,对延缓老年人认知功能的下降也有一定帮助。

对身体活动促进健康的作用,以 30min 中等强度活动对心血管病、糖尿病和相关癌症预防作用获得的支持证据最多,但这一活动强度并不是最高限量,延长活动时间可以获得更大的健康效益。虽然增加身体活动强度和延长中等强度的活动时间都能增加活动量,但后者活动伤害的风险会更低。

2. 活动频数

身体活动对心血管、呼吸、代谢、骨骼、肌肉等器官和组织功能改善和健康效益,有赖于长期坚持。机体在重复一定强度的活动过程中所产生的适应性,也可降低发生运动意外伤害的风险。

为维持和促进身体健康,目前建议身体活动强度应达到中等及以上,频度应达到每周 3~5 天。即中等强度活动至少每周 5 天或高强度活动至少每周 3 天。低强度身体活动是否具有显著的健康效益,还没有足够的证据证明。

3. 日常身体活动内容

日常生活中的身体活动,包括家务劳动,也被统称为生活方式有关的身体活动,目前对这些活动能降低疾病风险的有力证据还不多,但增加这些活动可以增加能量消耗,不仅有助于体重的控制,对老年人而言,适当的日常活动,对改善健康和生活质量也有作用。

交通出行有关的身体活动,如步行或骑自行车,通常可以达到中等强度,具有健康效益。如能合理安排,对个体和人群都更具有可行性和依从性。

业余休闲时间的运动锻炼不仅具有健康效益,还可以增加身体活动的乐趣。国外的大量研究证实这类活动具有促进身心健康和预防慢性疾病的效应。

二、指导健康人群身体活动

对个人身体活动的指导,主要应遵循以下四项基本原则:①动则有益:对于平常缺乏身体活动的人,只要改变静态生活方式、增加身体活动水平,便可改善身心健康状况和提高生活质量;②贵在坚持:机体的各种功能用进废退,只有经常锻炼,才能获得持久的健康效益;③多动更好:低强度、短时间的身体活动对促进健康的作用相对有限,逐渐增加身体活动时间、频度、强度和总量,可以获得更大的健康效益。因此,应经常参加中等强度的身体活动。不同形式的身体活动对健康的促进作用也不同,有氧耐力活动和肌肉力量锻炼相结合,可以获得更全面的健康效益;④量力适度:虽然一般而言,多动更好,但应以促进个人身体素质为度,量力而行。体质差的人应从小强度开始锻炼,逐步增量。

运动锻炼的风险与效益并存,有益健康的身体活动必须适度。适度的含义包括个体身体活动的形式、时间、强度、频度、总量及注意事项等具体计划和实施。运动锻炼有助于促进健康、预防疾病,但安排不当也有发生意外伤害的风险。因此要权衡利弊,采取措施保证最大利益的实现,要加强管理和及时采取措施控制风险,预防身体活动伤害。

(一)儿童和青少年的身体活动

1.儿童和青少年身体活动的益处

儿童和青少年适当的身体活动有利于肌肉骨骼组织(即骨骼、肌肉和关节)、心肺系统的发育;有助于神经肌肉感觉的协调、动作控制和保持健康的体重;减少慢性非传染性疾病风险。身体活动也与青少年的心理健康有关。运动可改进青少年对焦虑和抑郁的控制。另外,参加身体活动,通过提供机会进行自我表现建立自信、开展社会交往和融入社会,可有助于培养青少年的社交能力。研究表明,积极开展身体活动的青少年更容易接受其他健康的行为(如避免使用烟草、酒类和毒品),而且在学校的学习成绩可能更好。

2.儿童和青少年身体活动建议

世界卫生组织2004年发表的《饮食、身体活动与健康全球战略》中,对5~17岁儿童的身体活动提出的建议内容主要包括:

在家庭学校和社区中的玩耍、游戏、体育运动、交通往来、家务劳动、娱乐、体育课或有计划的锻炼等。

这些建议涉及所有健康的5~17岁儿童,应每天累计至少60min中等到高强度身体活动,大于60min的身体活动可以提供更多的健康效益。累计的概念指一天分几次开展较短时间的活动(例如两次30min),然后把每一次所用时间加起来,达到每天60min的目标。

大多数日常身体活动应该是有氧活动。同时,每周至少应进行3次高强度身体活动,包括强壮肌肉和骨骼的活动等。

3.儿童和青少年身体活动注意事项

除非有特殊健康状况表明其不适宜。如有可能残疾儿童和青少年也应完成建议的身体活动量。但他们应与卫生保健服务人员合作,根据身体条件,了解合适他们的身体活动形式和活动量。对缺乏身体活动的儿童和青少年,建议采取渐进的方式增加身体活动量,即从较小的活动量开始,然后随着时间的推移,逐渐增加持续时间、频度和强度,最终达到推荐量。对于儿童和青少年,即使其进行的身体活动尚未达到推荐量,也比根本不活动有益健康。

(二)成年人和老年人身体活动

1.成年人身体活动建议

(1)每日进行6~10千步当量身体活动。

健康成人每日各种身体活动的总量,应达到6~10个千步当量,其活动内容可包含有氧运动、体育文娱活动、改善肌肉关节功能的活动(如关节柔韧性活动、抗阻力活动等)和日常生活及工作中的身体活动。

（2）经常进行中等强度的有氧运动。

有氧运动是促进心血管和代谢系统健康不可或缺的运动形式，但要求活动强度至少达到中等。人们日常生活的强度大多较低。中等强度活动对心肺和血管增加适度的负荷，可起到锻炼和改善其功能的作用。

按照物理强度计算，推荐中等强度的身体活动量达到每周 8~10 梅脱·小时，相当于 24~30 个千步当量。

但在各种身体活动中，每日至少应有 4~6 个千步当量中等强度有氧运动。

（3）积极参加各种体育和娱乐活动。

休闲体育运动和文化娱乐活动可以包含有氧运动、肌肉关节活动等多种形式，同时可以在锻炼身体过程中融入更多娱乐和文化的内容，可把有氧耐力和肌肉力量锻炼的运动量累加后计入每周的活动量的目标。

（4）维持和提高肌肉关节功能。

肌肉和关节功能是生活质量的必须保障，其中肌肉功能直接影响心血管和代谢系统健康。肌肉关节功能随着人们年龄的增长而减退，但身体活动可以延缓减退的速度。

肌肉和关节功能活动可以分为两类，一类为针对基本运动功能的练习，如抗阻力活动、关节柔韧性活动等；另一类为结合日常生活活动所设计的功能练习，如上下台阶、步行、前后蹾步、拎抬重物、伸够高物、蹲起、坐起、弯腰、转体、踮脚、伸颈望远等。一套体操或舞蹈练习，在一定程度上也可以理解为功能性训练。

抗阻力活动，指特定肌肉群参与、对抗一定阻力的重复用力过程。阻力负荷可以采用哑铃、水瓶、沙袋、弹力带等健身器械，也可以是肢体和躯干自身的重量，如俯卧撑、引体向上等活动中肌肉对抗的阻力大小不同，可重复的收缩次数不同，负荷强度也不同，健康成年人的阻力负荷应能重复 8~20 次，可根据个人体质情况选择。

同一组肌肉高负荷的抗阻力活动，不宜连续两天进行，休息一两天，可以给肌肉必要的时间恢复和修养，建议的频度为每周 2~3 次，隔日进行。

关节柔韧性活动有助于维持和提高关节功能，对一些骨关节疾病也有辅助治疗作用，但在一般关节活动中心血管和代谢的负荷达不到中等强度。对于心血管和代谢的保健作用相对有限。

（5）日常生活"少静多动"。

日常活动是一个人身体活动总量和能量消耗的重要组成部分，日常居家、交通出行和工作中有意安排尽量多的步行、上下楼和其他消耗体力的活动，培养和保持"少静多动"的生活习惯，有助于保持健康体重。短时间的步行、骑车和上下楼梯等达到中等强度的活动，也有锻炼心血管功能的作用。

建议人们在日常生活和工作中应尽可能保持较多的身体活动，不强调一定要达到中等程度，也不要求每次至少持续的时间。日常居家工作和出行有关的各种活动，可以根据能量消耗折算成千步当量，这些活动的千步当量数可以累积计算总的活动量。

2.老年人身体活动建议

老年阶段身体各方面功能经历着退化性变化,运动锻炼的最大益处是可以延缓这一过程,近年来很多研究表明,与非老年人比较,老年人参加适当的运动锻炼,在提高生活质量方面的效益甚至更为明显。

老年人的身体活动推荐量与一般成人基本一致,但是由于进入老年阶段后,不同个体衰老的进程快慢不一,患病情况也各不相同,因而运动能力的高低差异更大,因此对老年人的身体活动指导更需结合个体的条件强调以相对强度来控制体力负荷,此外,老年人是发生运动伤害的高危人群,更需采取相应的防护和保护措施。

(1)老年人身体活动的目标。

老年人身体活动的目标包括改善心肺和血管功能,提高摄取和利用氧的能力,保持肌肉力量,延缓肌肉量和骨量丢失的速度,减少身体脂肪的蓄积,控制体重增加,降低跌倒发生的风险,调节心理平衡,减慢认知能力的退化,提高生活自理能力和生活质量,防治慢性病。

(2)老年人身体活动的内容。

①有氧运动。参加步行等传统有氧运动的同时,鼓励老年人参加日常生活中的身体活动,如园艺、旅游、家务劳动、娱乐等。对于高龄及体质差的老年人不强调锻炼一定要达到中等强度,应鼓励老年人靠运动的累积作用和长期坚持产生综合的健康效应。

②抗阻力活动。健康老年人可通过徒手或采用哑铃、沙袋、弹力橡皮带和拉力器等抗阻力活动增加肌力。对体弱或伴有骨质疏松症,以及腹部脂肪堆积者,还可以采用弹力橡皮带进行腰背肌、腹肌、臀肌和四肢肌等肌肉的训练。肌肉训练的动作可分组进行,每组的动作不宜过多,阻力不宜过大,中间休息时间长短根据体力情况确定,抗阻力活动过程中用力应适度,避免憋气以控制血压升高的幅度,预防发生心脑血管意外,一般每周应做两次肌肉训练,也可隔天进行。

③功能性身体活动。有氧活动、肌肉锻炼、关节柔韧性、身体平衡和协调性练习都可以作为功能性活动的内容,如广播操、韵律操和专门编排的体操等,均含有上肢、下肢、肩、臀及关节屈伸练习,各种家务劳动、舞蹈、太极拳等也包含功能性活动的成分。

(3)老年人身体活动量。

①强度。老年人身体健康状况和运动能力的个体差异较大,身体活动宜量力而行,对于体质好的老年人可适当增加运动强度以获得更多的健康效益。

②时间。老年人有更多的时间从事运动锻炼,建议每天进行 30~60min 中等强度的身体活动,如果身体条件允许可进行更长时间的锻炼,如进行高强度的锻炼时间可以减半,老年人的身体活动时间也可以以 10min 分段累积。

③频度。老年人的运动频度鼓励每天都进行一些体力活动,并根据个人身体情况、天气条件和环境等调整活动的内容。

(4)老年人身体活动注意事项。

①老年人参加运动期间应定期做医学检查和随访,患有慢性病且病情不稳定的情况

下,应与医生一起定制运动处方。

②感觉和记忆力下降的老年人应反复实践掌握运动的要领,老年人宜参加个人熟悉并有兴趣的运动项目,为老年人编排的锻炼程序和体操应注意运动简单,便于学习和记忆。

③老年人应学会识别过度运动的症状,运动中体位不宜变化太快,以免发生体位性低血压,运动指导者应避免老年人在健身运动中的伤害。

④对体质较弱和适应能力较差的老年人,应慎重调整运动计划,延长准备和整理活动的时间。

⑤合并有骨质疏松症和下肢骨关节病的老年人,不宜进行高冲击性的活动,如跳绳、跳高和举重等。

⑥老年人在服用某些药物时应注意药物对运动反应的影响,如美托洛尔和阿替洛尔等会抑制运动中心率的增加,评定活动强度时应该注意。

三、慢性疾病的运动处方

运动医学研究认为,慢性疾病在系统用药的基础上,积极采取各种科学健身的措施,慢性疾病人群体质状况均会得到改善。养成包括适宜运动在内的理性生活方式,只有这样才能有效地以健康的体魄、高质量的生活方式享受新生活。

(一)慢性疾病运动干预的原则

运动干预的关键是适宜运动,而适宜运动的方法或计划,即通常所说的运动处方,虽然因人而异,千变万化,但是它的核心可以概括为"一个基础,一个靶心率,四个适合,一个根本"。

1. 一个基础

指有氧运动是慢性疾病运动干预的基础。也就是说慢性疾病患者要按照有氧运动的方法进行体育锻炼。尤其是患有高血压、糖尿病、冠心病等慢性疾病的人群参加运动时,一定要以有氧运动为主。有氧运动是使心血管及肺功能得到锻炼和提高的主要途径,它是健康的基础、运动的基础,也是提高自身恢复能力的基础。因此,无论个人兴趣如何,都应该选择1~2项有氧运动作为健身的基础,再选择一些其他自己感兴趣的运动,相互结合或交替进行,让兴趣与理性有机地结合起来,必然会收获更大的健康效益。

2. 一个靶心率

就是运动时需要达到的目标心率,它是判断有氧运动的重要指标。由于每个人的健康和体质状态不同,健身运动的靶心率范围也就因人而异、因时而异。对高血压、糖尿病、冠心病等慢性疾病患者而言,适宜选择小运动量靶心率。

3. 四个适合

指适合的运动方式、适合的运动量、适合的运动时间和适合的运动环境。

(1)适合的运动方式。

绝大多数体育运动项目,只要选择好其节奏,调整好运动量,都可以让机体进行有氧运动,达到运动干预的目的。常见的有氧运动项目有步行、跑步、跳绳、骑车、划船、登山、游泳、爬楼梯、舞蹈、健身操、扭秧歌、抖空竹、踢腿子、太极拳(剑)、小运动量球类运动、部分全民健身路径器械(健骑机、椭圆机)等。

(2)适合的运动量。

进行运动干预时,一定要量力而行,以自身不出现痛苦的感觉为界限,这一点对患有糖尿病、高血压、冠心病等慢性病的人群尤其重要。在运动中,只要出现不舒服的异常感觉,例如,憋气、胸闷、胸痛、头晕、头痛、眼花等,就要减少运动量或马上停下来及时就诊,弄清原因后,再确定还能否继续运动,千万不要掉以轻心,盲目坚持,以防发生不测。

(3)适合的时间。

每个人外出运动的具体时间,并不强求一致。可以根据季节、气候、身体反应及作息习惯而灵活安排,无论清晨、上午、下午、黄昏或晚上均可,如果选择晨练,只要时间允许,宜等天亮或太阳出来后,气温升高、云开雾散、污染物也已飘散,再开始运动。

每次的运动时间,开始可以从 10min 开始,以后按照 5~10min 的递增量,循序渐进地达到 1h 左右为佳。

隔天或每天运动 1 次,每周不少于 3 次,只要没有身体不适,尽量坚持,进行运动干预的效果才能得到较好地巩固和提高。

(4)适合的环境。

只要天气条件允许,最好走出家门,走进大自然,到绿树从中,到江河湖海之滨或楼宇间的空地等自然环境中运动,既可充分地享受大自然的温馨,更加有利于身心健康。

4.一个根本

指以健康水平和生活质量是否提高来衡量的运动干预的成效,才是最根本的目的。除了采用患者的自我感觉外,最好还要搜集一些客观的指标来进行评估,所以有必要建立个人运动干预档案。这样既有利于干预计划的实施,也有利于追踪观察、对比和对运动处方进行必要的调整。

(二)常见慢性疾病运动处方

1.高血压病的运动干预

体育运动是防治高血压病的有效辅助手段,比较适合原发性高血压的早期病人,中晚期病人也可根据自己的实际情况选择适宜的运动干预方法。一方面,体育运动时收缩压升高并伴有心排血量和心率增加,但舒张压并不升高。经过一个时期锻炼后,运动时的血压和心率增加幅度减少,而静息血压还可以下降。另一方面,适当运动可以改善中枢神经系统的调节机能,降低交感神经的兴奋性,提高迷走神经的张力,缓解小动脉痉挛,扩张肌肉血管,改善微循环和新陈代谢。另外,体育运动还有助于减轻精神压力,改善情绪,达到心静、体松、气和的目的,故而起到稳定血压的效果。

(1)运动干预时需要遵循的原则。

①高血压运动干预的目的应侧重于降低外周血管阻力,强调低强度有氧训练以及各类

放松性活动,具体安排因人而异。

②根据血压分级,分别制订运动干预计划。

③要循序渐进并经常观察血压变化,以便随时对运动量进行调整,尤其运动干预的适应期,最好运动前后都能检测血压,以利于观察运动量是否适宜。如果运动后不感到疲劳,血压较稳定,次日晨起精神良好,说明运动干预较为顺利。

④尽量减少或避免静力练习憋气的运动和头部低于腰部的运动。

(2)高血压患者的运动禁忌证。

①血压未得到有效控制或不稳定。

②出现其他较严重的并发症,如对心、脑、肾等靶器官损害。

③出现一些比较明显的症状,如头晕头痛、心动过速等严重心律失常、胸闷、心绞痛等。

④脑血管痉挛。

⑤高血压危象、脑卒中等。

⑥合并糖尿病、冠心病患者,适当减少运动量。

(3)高血压的运动干预。

①适宜的运动项目。

太极拳(剑):可选择24式简化太极拳、42式综合太极拳(剑)等。每次20~30min,每日1~2次。

步行:自然环境或跑台、椭圆机上进行均可以。可掌握慢→快→慢的原则。慢5~10min,快20~30min,再慢5~10min,用时30~50min。要求抬头、挺胸、收腹、摆动双臂、步幅加大。每周不少于3次。

慢跑:自然环境或跑台、椭圆机上进行均可以。准备活动5min;轻微活动颈部、伸展上肢、扭动腰部、压腿等,把全身关节活动开。跑步时可采取快慢结合或跑走结合的方式。慢5min,稍快20~25min,再慢或走步5~10min,用时30~40min。每周不少于3次。

爬山:依据个体情况选择时间、方式等。可快慢交替,爬爬停停,累了就稍事休息。也可选择市里或小区内公园的小土坡,房屋里的楼梯,上上下下、反反复复,也能够达到类似登山的效果。用时60~90min。每周不少于2次。但合并有膝骨关节软骨病的患者不宜。

游泳:准备活动5min,轻微活动颈部、伸展上肢、扭动腰部、压腿等,把全身关节活动开。连续游不少于30~45min,或者游10min休息1~2min,用时45~60min。每周不少于3次。

舞蹈:每次不少于45min,每周不少于3次。

另外,还可以选择自行车(功率自行车)、扭秧歌、乒乓球、徒手体操、健美操、瑜伽、气功、小力量训练及各种放松训练等。以上有氧运动可依据个人兴趣、爱好选择2~3项交替进行。

②运动量。

最常用来衡量运动强度的指标是心率。临界高血压或单纯收缩期高血压人群在运动中的最大心率一般可以达到105~145次/min。停止活动后,心率应在10min左右基本恢复到安静时的水平。年龄50岁以上的患者,活动时心率一般应控制在(180-年龄)次/min

以内。

一期高血压人群在运动中的最大心率一般可以达到100~140次/min。停止活动后,心率应在10min左右基本恢复到安静时的水平。年龄50岁以上的患者,活动时心率一般应控制在[(170-年龄)~(180-年龄)]次/min以内。

二期高血压人群在运动中的最大心率一般可以达到100~120次/min。停止活动后,心率应在15min左右基本恢复到安静时的水平。年龄50岁以上的患者,活动时心率一般应控制在(170-年龄)次/min以内。

三期高血压病人常常需要卧床休息和暂时停止体育运动,当允许进行以上运动时,心率宜控制在90~100次/min以内。隔天一次或每天一次,每次15~20min,以运动后病情没有波动为度。

2.糖尿病患者的运动控制处方

糖尿病是一种糖代谢疾病,糖尿病可造成多种器官的慢性损伤、功能障碍和衰竭。2型糖尿病与冠心病、高血压之间有联系,特别是三者都出现了胰岛素抵抗,肥胖与缺乏活动是问题的一部分。运动能增加胰岛素敏感性和运输糖进入工作的肌肉,在2型糖尿病的治疗中,运动在一定程度上摆脱了对胰岛素替代性的需要。

(1)运动方式。

糖尿病患者可参加一般的体育活动,包括游泳、足球、篮球、网球、乒乓球、跑步。运动方式可以多种多样,但每种运动都各有利弊,应根据病人年龄、体力、个人运动习惯、所处环境与条件,以及糖尿病的类型与并发症的不同而选择可行的运动方式。

运动方式最好选择强度易制定,有利于全身肌肉运动;不受时间、地点、设备等条件的限制;符合自己的兴趣爱好,便于长期坚持的运动。一般来说,1型糖尿病患者或老年糖尿病患者以散步、爬楼梯、平道骑自行车、打羽毛球、跳舞、打太极拳以及轻微家务劳动等低强度运动为宜;2型糖尿病尤其是肥胖者可选择慢跑、爬楼梯登山、坡道骑自行车、滑冰、排球等中等强度的运动形式。糖尿病患者一般不要进行举重、拳击、体育比赛等竞赛性运动及重体力劳动;最好不要单独进行活动,特别是单独游泳、爬山、远足等。

(2)运动频率。

运动应当经常进行,每周至少3次,每日运动更好。每次运动至少应维持20~30min,但运动前后需做5~10min准备活动及恢复活动,以免拉伤肌肉,以全身性运动最理想,运动量也应逐步增加。

(3)运动量和运动强度。

运动量是运动方案的核心,运动量的大小取决于运动强度和时间的乘积。运动量实质是指运动所消耗的热量。原则上对体重正常的人来说,运动所消耗的热量应与摄入热量保持平衡,对肥胖和超重的人则要求其运动消耗热量大于摄入热量,这样才能达到减重的目的。

但对糖尿病患者来说,运动的另一个重要目的是通过使肌肉活动旺盛、糖代谢活跃、糖向细胞内转移增加、胰岛素敏感性增加,最终起到降糖的作用。但活动强度必须对肌肉达到合适的刺激强度。美国 Joslin 糖尿病医院提出能获得最大效益的运动强度,是使心率达到个人最高心率的 60%~85%,糖尿病人一般以 60% 最大耗氧量(V_{O2max})的中等强度为宜。

在整个运动过程中及运动后。要重现病人的自我感觉,灵活调整运动量和运动强度。密切注意下列三种情况,并及时作出调整:

①适宜的运动量。运动后感觉有微汗、轻度的肌肉酸疼,休息后即可恢复。次日精力充沛,有运动欲望,食欲和睡眠良好。

②运动量过大。运动后大汗淋漓、胸闷、气喘、易激动和不思饮食。脉搏在运动后 15min 尚未恢复常态。次日周身乏力、酸疼,应及时调整减量。

③运动量不足。运动后身体无发热感,无汗。脉搏无任何变化或在 2min 内很快恢复。说明运动量不足,不会产生运动效果。

(4)运动时间。

一般来讲尽可能在饭后 1~2h 参加运动,尤其早餐后是运动的最佳时间,因为这时可能是一天中血糖最高的时候,选择这一时间运动往往不用加餐。有些人习惯于早饭前运动,可分为几种情况分别对待:如血糖高于 6.6mmol/L,可进行运动;如血糖在 6.0mmol/L 左右,应先进食 10~15g 糖类后,再运动;如血糖低于 6.0mmol/L,则要进食 30g 糖类后方可运动。如爬山、郊游等长时间、大运动量运动后的降糖作用持久,应及时增加进食量。

(5)适应证及注意事项。

糖尿病运动疗法主要适用于:①肥胖的 2 型糖尿病患者;②血糖在 11.1~16.7 mmol/L 之间的 2 型糖尿病患者;③1 型糖尿病患者的病情处于稳定期。糖尿病患者进行运动也有一定风险,因此应注意自我保护,最好结伴锻炼。

运动疗法同饮食疗法一样,是一种重要的糖尿病治疗原则或辅助疗法,是发挥综合疗法效果的基础。运动疗法有利于提高体能、调节体重、提高胰岛素敏感性,直接或间接地控制血糖,改善血脂构成及代谢状态。因此,糖尿病人包括有并发症者都应尽量避免长期卧床少动,在病情允许的情况下鼓励活动,属于适应证又有条件者应进行运动疗法,但必须加强指导和监护,保护运动的长期性、规律性及安全性。

3.高血脂患者的运动处方

血脂浓度超过正常的人,可能会使一些重要器官的氧供应量不足,因而,此类患中风、心肌梗死的危险性极大,高血脂患者在运动前必须谨慎地对高血脂进行医学处理使其得到很好的控制,运动过程中也要对患者进行监控。此外,因为高血脂患者很可能在服用药物,在进行运动测试或训练前必须记下这些药物的种类和剂量。定期参加体育运动对于大多数血脂异常的患者都是有好处的,包括:①甘油三酯浓度逐渐降低;②高密度脂蛋白和胆固醇浓度明显升高(但不会一直升高);③脂蛋白代谢中的酶活(LPL、LCAT 和 CETP)增加。运动训练产生的这些变化将会提高胆固醇的逆转运,这一效果还可以通过低脂饮食、减肥或肥胖症的减少来加强。因此,运动训练能改善血脂和血浆脂蛋白情况。

高血脂患者必须限制热量摄入、限制食物脂肪消耗、药物治疗相结合。研究表明,不同种类的血脂和脂蛋白有不同的能量消耗极限,例如,高甘油三酯血症患者每天有氧运动 45min,连续两周后,甘油三酯浓度下降,但是即使训练一年以后血清总胆固醇的浓度依然保持不变。另外,平均每周消耗 4184~5020.8kJ(1000~1200kcal)的能量,连续 12 周的运动能使 HDL-C 浓度逐渐升高,相对于运动积极的患者,怠惰的病人的 HDL-C 浓度下降程度要小一些,但是只要坚持运动数月,怠惰的患者也可以期待血脂浓度有比较满意的改变。

运动训练的主要目的是通过有氧运动消耗热量,运动的形式有:①中等强度运动(40%~70% 最大摄氧量);②经常性运动(最好每周运动 5 天);③每天运动 1~2 次,能使能量消耗更多,但是对于时间比较紧张、剧烈运动不能耐受的慢性疾病和严重肥胖患者来说,一天 1 次运动比较好。

【技能训练】

一、案例讨论

请说出糖尿病患者做什么运动最适合,请举例说出这些运动项目。

运动种类:

1. 低强度周期性有氧运动:步行、慢跑、游泳、功率自行车。

2. 全身肌肉都参加伸展、柔韧、灵活性的运动,如健身操、太极拳、太极剑、气功。

3. 娱乐类球类活动:保龄球、门球、网球。

运动频率:每天 1 次或者数次,每日总时间不超过 2h,每周 3 次。

运动时间:每次是 15~60min,适宜心率为 15~30min。

二、技能演练

体重 75kg,身高 165cm 的高血压(140mmHg/100 mmHg)女性患者,50 岁根据上下班可以骑自行车情况设计一个结合上下班骑行的运动处方。

三、能力拓展

糖尿病运动注意事项:

1. 糖尿病运动时间宜在饭后半小时后。

2. 运动疗法和饮食疗法、药物疗法结合起来,先进行饮食疗法和药物疗法,等血糖和尿糖得到控制后,才开始运动疗法。

3. 运动量要适宜,过度运动会引发酮症,使病症加重。

4. 运动中易发生低血糖,可将运动前的胰岛素剂量减少,或者增加食物摄入,在运动中携带饼干和糖果,避免低血糖发生。

5. 避免在将要运动的肢体上注射胰岛素。

6. 运动应该循序渐进、持之以恒。

过程性考核:

一、选择题(10题)

1. 身体活动对(A)、呼吸、代谢、(C)、肌肉等器官和组织功能改善和健康效益,有赖于长期坚持。

A. 心血管　　　　B. 皮肤　　　　C. 骨骼　　　　D. 合成

2. 对个人身体活动的指导,主要应遵循以下四项基本原则:(ABCD)。

A. 动则有益　　　　　　　　B. 贵在坚持

C. 多动更好　　　　　　　　D. 量力适度

3. 成年人和老年人应(D)。

A. 每日进行 5~10 千步当量身体活动　　B. 每日进行 6~9 千步当量身体活动

C. 每日进行 6~8 千步当量身体活动　　D. 每日进行 6~10 千步当量身体活动

4. 老年人身体活动的内容有(BCD)。

A. 步行　　　　　　　　　　B. 有氧运动

C. 抗阻力活动　　　　　　　D. 功能性身体活动

5. 老年人身体活动量有(ACD)。

A. 强度　　　　B. 动作　　　　C. 时间　　　　D. 频度

6. 高血压的运动干预,适宜的运动项目有太极拳(剑)、(AC)、爬山、游泳、舞蹈,另外,还可以选择自行车(功率自行车)、扭秧歌、乒乓球、徒手体操、健美操、瑜伽、气功、小力量训练及各种放松训练等。

A. 慢跑　　　　B. 跑步　　　　C. 步行　　　　D. 蓝球

7. 糖尿病患者可参加一般的体育活动,包括游泳、足球、(BD)、网球、乒乓球。运动方式可应根据病人年龄、(C)、个人运动习惯、所处环境与条件,以及糖尿病的类型与并发症的不同而选择可行的运动方式。

A. 慢跑　　　　B. 跑步　　　　C. 体力　　　　D. 蓝球

8. 定期参加体育运动对于大多数血脂异常的患者都是有好处的,包括:甘油三酯浓度逐渐降低,(AC)明显升高(但不会一直升高),脂蛋白代谢中的酶活(LPL、LCAT 和 CETP)增加。运动训练产生的这些变化将会提高胆固醇的逆转运,这一效果还可以通过低脂饮食、减肥或肥胖症的减少来加强。因此,运动训练能改善血脂和血浆脂蛋白情况。

A. 高密度脂蛋白　　　　　　B. 低密度脂蛋白

C. 胆固醇浓度　　　　　　　D. 胆固醇质量

9. 高血脂患者运动训练的主要目的是通过(A)消耗热量。

A. 有氧运动　　B. 慢跑　　　　C. 网球　　　　D. 足球

10. 对于糖尿病患者来说,运动需达到(C)的目的,另一个重要目的是通过使肌肉活动旺盛、糖代谢活跃、糖向细胞内转移增加、胰岛素敏感性增加,最终起到降糖的作用。

A. 减重　　　　B. 降压　　　　C. 降糖　　　　D. 减脂

二、简答题(5 题)

1. 身体活动的概念及分类?

2. 老年人身体活动的目标是什么?

3. 慢性疾病运动干预的原则是什么?

4. 糖尿病运动疗法适应证及注意事项是什么?

5. 高血脂患者运动的形式有什么?

课件资源

任务三　心理健康干预

案例导入:

　　李某,上海某重点大学大三学生,因为是农民家庭出身,家庭条件比较差,因此,进入大学后就比较自卑,为了掩饰家庭的贫困,进入大学后,借了很多钱,想和其他同学一样,原以为到了上海会有很多机会,可通过打工来补贴自己,但实际上很难,钱也一直没还上,曾想了很多办法来提升自己的素质,实施后几乎都是半途而废,现在临近毕业,他感到自己摆脱不了贫穷,走不出底层社会,没有好的前途,不可能为父母争光。

　　对该大学生的心理行为问题的评估是什么? 可以认为该学生具有自卑心理,目前情绪比较抑郁,构成自卑抑郁的心理因素是认知曲解,过于理想化地对待自己的发展前景,不能合理地看待自己和自己的家庭。

任务实施:

【知识学习(理论知识)】

一、心理健康基础知识

现代人普遍承受着比往日更为沉重的压力,由于没有注意到心理健康的意义,一些有心理问题的人们没有选择及时进行心理治疗,而是选择更为极端的方式来减轻压力的痛苦,比如自杀。据了解,绝大多数自杀者心理不健康,由此可见,关注心理健康就是关注生命,保持心理健康能够极大地提高生命质量。

(一)心理健康的概念

1. 心理健康的概念

1946 年召开的第三届国际心理卫生大会将心理健康定义为:在身体、智能及情感上与他人的心理健康不相矛盾的范围内,将个人心境发展成最佳的状态。世界心理卫生联合会则将心理健康定义为:身体、智力、情绪十分调和,适应环境,人际关系中彼此能谦让,有幸福感,在工作和职业中,能充分发挥自己的能力,过着有效率的生活。

世界卫生组织给健康下的定义为：健康是一种身体上、精神上和社会适应上的完好状态，而不是没有疾病及虚弱的现象。健康包涵了三个基本的要素，即躯体健康、心理健康和具有社会适应能力。具有社会适应能力是国际上公认的心理健康首发标准，全面健康包括躯体健康和心理健康两大部分，两者密切相关，缺一不可，无法分割。在现实生活中，心理健康和生理健康是互相联系、互相作用的，心理健康每时每刻都在影响人的生理健康。因此，在日常生活中一方面应该注意合理饮食和身体锻炼，另一方面更要陶冶自己的情操，开阔自己的心胸，要避免长时间处在紧张的情绪状态中。

简单地讲，心理健康是心理功能良好、心理活动协调一致的状态。

2. 心理健康的特点

（1）相对性。

人的心理健康具有相对性，与人们处的环境、时代、年龄、文化背景等有关。例如，一个四五岁小孩当众哭闹撒娇，人们觉得不足为怪，但如果一个成年人如此，人们会认为这是异常之举。

（2）动态性。

心理健康状态不是固定不变的。心理健康水平会随着个体的成长、环境的改变、经验的积累及自我的变化而发展变化。

（3）连续性。

心理健康与不健康之间并没有一条明确的界限，而是呈一种连续甚至交叉的状态。从健康的心理状态再到严重的心理疾病，是一个两头小、中间大的渐进的连续体。

（4）可逆性。

心理健康具有可逆性，一个人出现了心理困扰、心理矛盾，如果能及时调整情绪、改变认知、纠正不良行为，则很快会解除烦恼，恢复心理平衡。反之，如果不注意心理健康，则心理健康水平就会下降，甚至产生心理疾病。

（二）心理健康标准

由于心理健康具有相对性、动态性、连续性等特点，所以企求绝对准确的划分标准是困难的。关于心理健康的标准，不同学者的观点不同，并且随着社会文化和时代的不同，心理健康标准也在不断地发展和变化。一般来说，判断心理是否健康应依据三项原则，在此基础上制定出衡量标准。

1. 心理健康的判断原则

（1）统一性原则。

心理是客观现实的主观能动的反映。心理健康的人心理活动与客观环境、内隐的心理与外显的行为应当是统一的、协调的。一个人倘若失去这种统一性，言行离奇出格，为常人所不能理解，则应考虑心理可能不健康。

（2）整体性原则。

一个人的认知、情感、意识、行为和人格是完整的统一体。心理活动的各种过程应该是协调一致的,这种整体性是个体保持正常社会功能的心理学基础。如果这种整体性受到破坏,知情意行就会不一。例如,对应当感到悲伤的事情作出欢欣的反应,这说明他的心理、行为偏离了正常轨道。

(3)稳定性原则。

个性(人格)是指人的心理活动中那些稳定的具有个人特色的心理特征与心理倾向组合成的有层次的动力整体结构。简单地讲是一个人稳定的、独特的心理面貌。个性一旦形成,就具有相对的稳定性。如果一个安静、沉稳内向的人突然变得狂躁不安、喋喋不休,就要考虑他是否出现了心理异常。

2. 心理健康的特征

心理健康有很多的标准,如统计学的标准、文化的标准等,总的来说心理健康是指一个人生理、心理与社会处于相互协调的和谐状态,其特征包括:

(1)智力正常。

这是人们生活学习、工作、劳动的最基本的心理条件。

(2)情绪稳定与愉快。

这是心理健康的重要标志,它表明个人的中枢神经系统处于相对的平衡状态,意味着机体功能的协调。一个心理健康的人,行为协调统一其行为受意识的支配,思想与行为是统一协调的,并有自我控制能力。

(3)良好的人际关系。

人的交往活动能反映人的心理健康状态,人与人之间正常的、友好的交往不仅是维持心理健康的必备条件,也是获得心理健康的重要方法。

(4)良好的适应能力。

人生活在纷繁复杂、变化多端的大千世界里,一生中会遇到许多环境需要适应。

需要注意的是,心理健康并非是超人的非凡状态,一个人的心理健康也不定在每一个方面都保持平衡协调,这是心理健康的基本特征。

3. 心理健康的判断标准

(1)世界精神卫生学会提出的标准。

①身体、智力、情绪十分调和;②适应环境,人际关系中彼此能谦让;③有幸福感;④在工作和职业中能充分发挥自己的能力,过着有效率的生活。

(2)世界卫生组织(WHO)提出的心理卫生的标准。

"三良",即良好的个性、良好的人际关系和良好的社会适应。

(3)我国许多学者认可的标准。

心理健康的标准是:①智力正常,这是健康的首要标准;②情绪稳定而愉快;③人际和谐,这是获得心理健康的重要途径;④适应环境;⑤人格完整,这是心理健康的核心。

一些专家对心理健康标准的看法

（三）如何保持心理健康

1.开朗的性格

无论在家、在单位或公共场所,都要保持愉快的心情,生活上要有意义、有目标,这样会使人情绪高昂、执着追求,在有限的时间内做更多有意义的事情。

2.适应和改善现实环境做自己命运的主人

积极参加并合理处理生活中的冲突;采取开放式的学习方法,不断增长生活经验;面对一种情境要力求有多种考虑和选择方法,把变化看成是学习的机会,学会应付变化的外界环境,并锻炼情绪的可塑性。

3.保持人格的完整和健康

遇事保持积极的心态,致力于问题解决,不要被消极失败的念头缠绕,而要力求成功,热情和积极总是与成功相伴;做生活的主动参与者,把情绪专注于目前的事业,富有成就感、荣誉感,这样你就会成为受人欢迎的人;要富有自尊与成就感,对自己的命运思想、情感和行为有正确的估价,努力矫正消极行为与情绪。

二、心理咨询与人际沟通

（一）心理咨询的基本概念与主要技术

1.心理咨询的概念

（1）心理咨询。

咨询者运用心理学的理论和技术,通过专业的咨访关系,协助合适的来访者依靠自己的探索来解决其各种心理问题以增进心身健康,提高个体适应能力,促进个人的成长与发展以及潜能得以发挥的过程。

（2）分类。

心理咨询按照不同的标准可以划分为不同的形式。根据咨询的性质,可分为发展咨询和健康咨询;根据咨询的途径,可分为门诊咨询、电话咨询、网络咨询、信件咨询、专栏咨询和现场咨询;根据咨询的人数,可分为个体咨询和团体咨询等。

（3）心理咨询的对象。

①精神正常,但遇到自己难以独自解决的与心理有关的现实问题的人。

②精神正常,但心理健康水平较低,产生心理障碍导致无法正常工作、学习、生活的人。

（4）心理咨询的特点。

①双向性。

咨询者与来访者是心理咨询过程的两个方面，缺少其中任何一个方面，都不能构成心理咨询过程。

②多样性。

人类的心理结构或心理过程是由认知、情绪、意志和行为四方面组成的。人的知、情、意、行是统一的有机体。每个人的生活经历不同，其遗传素质、受教育程度、社会环境等多因素的影响，使心理结构中的四个方面因素所占比例、内容不同，所起的作用也不相同。所以，在心理咨询中要根据其薄弱点不同而进行调整，表现不同，方法也不同。

③社会性。

心理咨询工作也是在社会环境下进行的。心理是客观事物在人脑中的反映，所以咨询者对来访者的帮助必须取得家庭、学校、社区、社会的协同帮助，才能弄清其心理问题的真实原因，取得多方面的帮助，充分体现心理咨询工作的社会性特点。

④渐进性。

人的心理形成和发展是渐进的，同样，人的不良心理品质的克服与消除也是渐进的，心理咨询过程的渐进性，要求咨询人员有细心和耐心的品质，对咨询对象的帮助要循序渐进，逐步提高。

⑤反复性。

人的心理品质的形成和发展与其他一切事物一样，都是曲折、螺旋式上升发展的。不良心理品质的克服与消除也是如此。对此，心理咨询人员要有充分的认识，对咨询对象要回访，以巩固心理咨询效果。

2. 心理咨询的主要技术

心理咨询技术是咨询师为达到预定目标所采取的一种特殊的交流方式，这种交流是通过言语和非言语的形式来进行的，它不仅仅是交流信息的过程，更重要的是它在一定程度上包含了使来访者感悟的成分。这些技术主要包括共情、倾听、提问、表达等。

（1）共情。

共情也叫同理心、同感、共感……它是种设身处地从别人的角度去体会并理解别人的情绪需要与意图的能力。简言之，就是换位思考的能力。共情既是种态度，也是一种能力。作为态度，它表现为对他人的关心、接受、理解、珍惜和尊重。作为一种能力，它表现为能充分理解别人，并把这种理解以关切、温暖、得体、尊重的方式表达出来。按照我们常人的说法就是"换位思考""将心比心"。因此，说共情是所有心理咨询的基础，它的作用至关重要。共情可以融合在各种技术中得以体现，如共情式倾听、共情式表达等。

良好的共情包括三方面的内容：第一是内容，即对来访者所陈述的事实、观点情况等是否有准确了解；第二是来访者的感受，主要指辅导者通过来访者的言语和行为表现，准确地了解他(她)对此事的情感体验；第三是辅导者对来访者情感程度的把握较为全面和准确。

（2）倾听。

对于心理咨询过程来讲，最重要的技巧就是倾听。倾听首先表达了心理咨询者对来访者的积极关注，有利于来访者产生信赖的感觉；同时来访者的倾诉本身就具有宣泄或治疗作用；最重要的是辅导者能从来访者表露的诸多信息中抓住要点，发现问题的根源，真正了解来访者所讲述的事实、其中包含的情感和持有的认知观念。

倾听的内容一般包括四个方面：一是来访者的经历；二是来访者的情绪；三是来访者的观念；四是来访者的行为。

心理咨询过程中的倾听通常有以下两种形式：

①分析式倾听。

心理咨询中，我们要用心去倾听来访者的表述，既要听懂来访者仅通过言语、表情、动作所表达出来的东西，还要听出来访者在交谈中所省略的和没来得及表达内容和含义，这才是完整的、有效的倾听。

②反应性倾听。

在倾听时，心理咨询者应该用"噢""恩""是的""然后呢"等这样的言语，以及点头、目光注视、微笑等这样的行为对来访者的述说做出反应。

（3）提问。

在来访者进行充分的倾诉时，提问也是十分重要的。提问通常分为两种，一种是开放性提问，另一种是封闭性提问。

开放性提问通常以"什么""怎么样""为什么""能不能""愿不愿告诉我"等形式提问，这种提问方式，通常使来访者不能只用一两个字作答，它能引出一段解释，说明或补充材料，可以起到收集资料的作用，同时也可以掌握来访者的情绪反应、对事件的看法及推理过程等。

封闭性提问往往出现在会谈内容比较深入、需要进一步澄清事实、缩小范围或集中探讨某些特定问题的时候。封闭性提问通常以"是否""有无"等提问，这种提问方式，限制了来访者的作答范围，可以防止来访者漫无边际的叙述。封闭性提问时应当注意不要连续提问，这样会破坏来访者主动表达的意愿，阻断了来访者的自我探索。也不要一次问几个问题，这样会导致来访者的思路混乱，而忽视对一些重要问题的回答。还应避免判断性的提问，例如"我认为你应该向你的朋友道歉，你说对不对"。这种问句往往包含着心理咨询者对来访者的评价，违背了心理咨询者中立客观的原则，会对辅导关系产生不良影响。

（4）表达。

咨询活动中对"表达"有两方面的要求，一是来访者的表达，二是咨询者的表达。作为咨询活动的主导者，咨询师在咨询活动中引导来访者表达出具有意义的内容和信息是心理咨询成功的一个重要环节。同时，良好的表达技巧也是心理咨询师指导、帮助来访者的重要技能之一。

①鼓励。

用一些话语，如"嗯""好""接着说""还有呢""以后呢""我能理解"，或者一些肢体动作，如点头微笑身体微微前倾等向来访者表示你的关注、支持接纳的态度。

②释义。

指心理医生将来访者讲述的主要内容、思想加以综合、整理，再反馈给来访者。它的作用之一是检查医生是否准确理解来访者所说的话；其次是给来访者传递一个信息：医生正专心听你的讲话，从而提高来访者的信心；最后是帮助来访者有机会再次审查其心理困扰，并重新加以组织。

③澄清。

就是要求来访者对陈述中模糊或意思不明确的地方做进一步的说明、解释或补充。常用的语句："你能不能具体谈谈……""能不能再详细的（举例）说说……"。澄清的时候可以使用具体化技术。

一般来说，大多数来访者愿意讲出具体的事情、经历或情绪体验，但当某些情绪体验对来访者影响极大或有很大破坏作用，有可能因此而受到很深伤害时（如受虐待或遭强暴的痛苦体验等），这时就不宜马上与来访者讨论具体的事情与经历。

④解释。

指心理医生依据某理论、某些方面的科学知识或个人经验，对来访者提出的问题困扰、疑虑做出的分析、说明和解释，从而消除来访者的各种顾虑，走出心理困境。解释是从咨询师自己的参考体系出发的。

解释只有被来访者听懂才有效。因此，必须根据来访者的理解水平做出不同层次的解释。说话要深入浅出，通俗易懂，尽可能少用医学或心理学方面的术语。

⑤自我暴露。

又叫作"自我开放"或"自我揭示"。自我揭示是人际关系交往中一种重要而又有趣的现象。如果心理医生能自我暴露，常能有效地引发来访者相同水平的自我暴露。自我暴露有两种形式，第一种是咨询师把自己对来访者的看法感受告诉来访者。第二种是咨询师暴露与来访者所谈的内容有关的个人经验和教训。这种自我暴露的应用要恰到好处，不能过多，如果自我暴露过多的话，会使来访者怀疑咨询师的能力，也可能喧宾夺主。如果暴露的经验过多的话，有拿自己之长揭示来访者之短的嫌疑，容易引起反感。

（二）心理咨询在心理健康管理中的作用

1. 促使行为变化

心理咨询的根本目的是促使来访者行为的变化，通过这个变化使来访者形成建设性的行为方式，获得生活的满足感。

2. 改善人际关系

人际交往是人的社会属性的基本需要。在交往方面容易出现各种问题，咨询者就需要帮助来访者学习适当的社会交往技能，改善人际交往的质量，从而提高他们的生活质量。

3. 认识内部冲突

心理咨询可以帮助来访者认识到大部分心理困扰是源于自己尚未解决的内部冲突,而不是源于外界,外部环境不过是一个冲突的导火索,而内心冲突才是真正扰乱心理健康的主要因素。

4. 纠正错误观念,深化来访者的自我认识

来访者通常以种种非理性观念明确自己的想法,这是一种自我欺骗。心理咨询促进他们对自己的错误观念进行认真思考,代之以更准确的理性观念,并引导来访者进行自我探索,真正认识自己,认识到自己的需要、价值观、态度、动机、长处和短处,从而规划自己的人生。

5. 发展来访者潜能

心理咨询的最终目标是发展来访者的个人潜能,促进来访者人格发展,心理咨询是从心理上为来访者提供帮助的职业,向来访者提供有关职业、学业、疾病的康复、心理卫生、婚姻家庭、价值观的选择、事业的发展,以及其他一些有关问题的咨询服务。

(三)咨询技术在人际沟通中的应用

1. 人际沟通

(1)人际沟通的概念。

沟通是指信息传递和交流的过程,包括人际沟通和大众沟通。人际沟通是个体与个体之间的信息,以及情感、需要、态度等心理因素的传递与交流过程,是一种直接的沟通形式。大众沟通,也称传媒沟通,是一种通过媒体,如影视、报刊、网络等中介传递信息的交流过程。

(2)人际沟通的过程(条件)。

沟通过程由信息源、信息、通道、信息接收者、反馈、障碍和背景七个要素构成,是实现人际沟通的必要条件

①信息源(information source):要有发出信息的人。没有信息源,就无法进行人际沟通。

②信息:是沟通的具体内容。人们进行沟通,要是没有内容,沟通的必要性就不存在了。

③信息渠道(information channel):是信息的载体,即信息通过何种方式、用什么工具从信息源传递给接收者。常用的信息渠道有对话、动作、表情、广播、电视、电影、报刊、电话、电报、信件等。

④接收者:是信息的接收对象,信息为接收者所接收,这是沟通的根本目的。

⑤反馈:是信息发出者和接收者相互间的反应。信息发送者发送一个信息,接收者回应信息,使其进一步调整沟通内容,沟通成为一个连续的、相互的过程。

⑥障碍:是沟通中阻止理解和准确解释信息的因素。比如环境中的噪声、沟通双方的情绪信念和偏见,以及跨文化沟通中对不同符号的解释等,都是沟通的障碍。

⑦背景:是沟通发生时的情景。它影响沟通的每一要素,以及整个沟通过程。沟通中许多意义是背景提供的,沟通背景包括心理背景、物理背景、社会背景和文化背景。

2. 咨询技术在人际沟通中的应用

沟通与交流是一种社会行为,是每时每刻发生在我们生活和工作中的事情。作为健康管理师,与服务对象沟通是健康咨询管理中最重要的部分之一,它也是健康管理师需要掌握和不断完善的一项技能。好的沟通技巧会帮助健康管理师更充分地了解帮助对象的情况,与帮助对象之间达成更高的相互认同,使共同的健康管理目标得以制订并落实。健康管理师的沟通能力在很大程度上影响着自身职业生涯的发展和成败。

(1)仪表和行为规范。

健康管理师在工作期间应该用一定的行为规范来约束自己做到以下要求:

①着装得体,衣服洁净,佩戴胸牌,女士饰物简单,不宜浓妆;

②应抱者热忱的态度面对自己每天的工作,给他人信任的感觉;

③办公室和咨询室应该保持整洁干净,桌上的各类文书、纸张摆放有序;

④在跟患者交谈时应吐词清晰、语调亲切、用语文明、倾听认真、谈吐高雅、热情耐心等;

⑤在办公室和咨询室应端庄大方,站立仪态高雅,行走稳健轻盈;

⑥来时有迎声,走时有送声,应该站立迎送;

⑦使用礼貌用语如"您好""请坐,请稍候!""请问您最近的健康状态如何?""谢谢您的配合!""祝您身体健康!"等;

⑧在日常工作中应做到接待每一位来访者时主动等候,微笑服务,爱心相助,应用规范的仪表、言谈、行为来沟通。

(2)积极的倾听与适当的反馈。

积极的倾听与反馈可以帮助我们了解对方的思维方式和性格取向,得以调整和确定有效的沟通方法。在倾听的过程中,充分表现对对方的尊重、耐心,以及理解,给予对方适当的反馈,会建立互相信任的氛围进而引导对方坦诚诉说,发生求助动机和改变的愿望,积极参与到讨论的话题中来,使得双方密切配合,这是取得成功的关键要素。下面几种行为可以帮助健康管理师提高自己在倾听与反馈过程中的有效沟通:

①目光接触:保持目光的接触会让他人感觉到你对谈话的认真度与兴趣度。

②点头赞许:有效倾听的倾听者会对所听到的信息表现出兴趣。

③专心一致:尽量避免做出让人感觉你的思想在游走的举动,这样说话者就知道你确实是在认真地倾听。更重要的是,那样很可能会漏掉说话者传达的一些有效的信息。

④有效重复:就是用自己的话把说话者要表达的信息重新再叙述一遍。复述说话者的信息,并将此信息反馈给说话者,也可以检验自己理解的正确性。

⑤避免打断对方说话:表达自己的意见和态度之前,先听完说话者的想法。在别人说话时不要试图去猜测别人的意思,等他讲完了,自然一切都明白了。

⑥转换角色:在大部分工作环境中,倾听者与说话者的角色经常在交换。有效的倾听者能够使说者到听者,以及听者再回到说者的角色转换十分流畅。这代表着听者正全神贯注于说者的谈话内容中。

(3)完善与提升自我。

健康管理师对自己在职业情境下的一言一行都要去觉察、体会和醒悟。如果能做到以下几点,职业发展的道路就会更加的畅通:

①活在当下:不要懊悔昨天发生的事,也不要总是惦念明天的事,把精力集中在今天要做的事;

②停止猜想:面向实际,排除没有实际根据的想当然;

③接受自己不愉快的情感和事物:愉快与不愉快是相互存在和相互转化的;

④不要先判断、先发表意见:避免在别人稍有差错或失败时立刻下结论。

三、常见心理问题与对策

(一)常见心理问题

1. 焦虑与焦虑症

(1)焦虑与焦虑症的概念。

焦虑是指个体因预感到某种不利情况出现时而产生的一种担忧、紧张、不安、恐惧、不愉快等综合情绪体验。焦虑通常表现为持续性的精神紧张,如担忧、不安全感等,常伴有自主神经功能失调并在躯体功能反应方面出现口干、胸闷、心悸、血压升高、呼吸加深加快、失眠、腹泻等现象。严重焦虑时,可出现刻板动作、消化不良或食欲减退,以及睡眠障碍。

当焦虑的严重程度和客观事件或处境明显不符,或者持续时间过长时,就变成了病理性焦虑,称为焦虑症状,符合相关诊断标准的话,就会诊断为焦虑症,也称为焦虑障碍。焦虑症则是一种心理疾病,又称焦虑性神经症,是以广泛性焦虑症(慢性焦虑症)和发作性惊恐状态(急性焦虑症)为主要临床表现。

(2)焦虑与焦虑症的区别。

焦虑是人的一种常见的心理情绪,是人们遇到某些事情、挑战、困难或危险时出现的一种正常的情绪反应。一般情况下,焦虑反应是有积极意义的,而且绝大多数焦虑都是由一定原因引起的,也是可以理解的,属于正常焦虑。而焦虑症不但反应的强度和持续时间过强、过长,与个人和现实的实际情况不相称,而且情绪反应的强烈异乎寻常,最终不能自控,必须获得医学帮助。

焦虑对人的工作、学习及机体的生理功能等各方面产生影响,轻度或适度的焦虑对人有益,会激励人的潜质。使大脑和整个机体处于适当的觉醒水平或兴奋状态,思维敏捷,判断准确,迅速作出决定,使机体保持充沛的体力。中度或中度以上的焦虑对人体产生不利影响,甚至发展为焦虑障碍;而严重的焦虑则会演变成焦虑症,会出现注意困难、记忆减弱、工作效率降低、社会活动能力下降和性行为能力减退等;对人的身心健康造成危害,为此患者明显感到痛苦,甚至走上轻生的道路。

2.抑郁与抑郁症

(1)抑郁。

①概念:抑郁或抑郁障碍是指由各种原因引起的以心境低落为主的精神状态。常伴有焦虑、激越、无价值感、无助感、绝望感、自杀观念、意志力减退、精神运动迟滞等精神症状,以及各种躯体症状和生理功能障碍(如失眠)。

②种类:包括原发性抑郁障碍和继发性抑郁障碍。原发性抑郁障碍是指除外脑和躯体病、药物、酒精滥用、其他心理疾病如精神分裂症等所引起的抑郁综合征。继发性抑郁障碍由脑和躯体病、药物、酒精滥用、其他心理疾病如精神分裂症等引起的抑郁综合征。

③抑郁的症状表现:一天中的多数时间情绪沮丧(对儿童和青少年,抑郁情绪可以表现为易怒);对日常生活丧失兴趣,无愉快感;精力明显减退,无原因的持续疲乏感;自信心下降或自卑或有内疚感;失眠、早醒或睡眠过多;明显的体重或轻或增加:或明显的食欲减退或增加;有自杀的观念或行为;性欲明显减退;注意力集中困难或下降;联想困难,自觉思考能力显著下降;一天中情绪有较大波动,常以早上最重,然后逐渐减轻,到晚上最轻。

(2)抑郁症。

①概念:抑郁症又称忧郁症,是以情绪低落为主要特征的一类心理疾病,其症状表现比抑郁更为严重。

②诊断:在持续半个月的时间中,具有抑郁症状表现中的五项或以上者可判断为抑郁症。

③症状表现:根据临床表现可以将抑郁症分为三种类型:轻型,患者外表如常,内心有痛苦体验;稍重,可表现为情绪低落、唉声叹气、自卑等,有些患者常伴有神经官能症症状,如注意力不集中、记忆力减退、反应迟缓、失眠多梦等症状;重型,会出现悲观厌世、自责、妄想、食欲不振、功能减退,并伴有严重的自杀企图,甚至自杀行为,对人类健康构成严重威胁,因此,必须高度重视,及时治疗。

3.恐惧与恐惧症

(1)恐惧。

恐惧是人的一种情绪,因为周围不可预料或不确定因素而导致的无所适从的心理或生理的强烈反应,或因受到威胁而产生并伴随着逃避愿望的情绪反应。人类的大多数恐惧情绪是后天获得的。恐惧反应的特点是对发生的威胁表现出高度的警觉。恐惧时常见的生理反应有心跳猛烈、口渴、出汗和神经质发抖等。可为难以控制的惊慌状态,行为失去控制,甚至休克。

(2)恐惧症。

恐惧症是恐惧的一种病态形式。患者对某些事物(如狗、黑暗、灯光等)体验到一种极度的和非理性的害怕,所产生的恐惧与现实刺激的危险性不相协调。是对某种物体或某种环境的一种无理性的、不适当的恐惧感。

根据其临床表现,将恐惧症分为三种类型:

①单一或单纯性恐惧症:即对某特定环境或某特定物体的恐惧,如畏高、畏乘电梯、怕蛇、怕虫黑暗、雷电等。单纯性恐惧症患者可能生活如常,只需避开那些引起恐惧的因素就可以了。

②社交恐惧症:患者的核心症状是对人际交往感到紧张和害怕,因而避免和其他人打交道。对公众的注视或与他人交往,都感到一种毫无根据的恐惧,害怕自己的行为会带来羞辱。

③广场恐惧症:不仅指对公众场所发生恐惧,而且对人群聚集的地方也发生恐惧。他们的共同特征是担心在公共场所中昏倒或失去控制,又无法迅速离开,无力逃往安全地方,故经常出现回避反应。严重者,不敢跨出家门。

4. 强迫症

(1)概念。

强迫症即强迫性神经症,是一种以强迫症状为主要临床表现的神经症,是焦虑症的一种。强迫症的特点是有意识的自我强迫和自我反强迫同时存在,两者尖锐冲突使患者焦虑和痛苦。患有此病的患者总是被一种强迫的思维所困扰,自己极力抵抗和排斥,但又无法控制。患者在生活中反复出现强迫观念及强迫行为。患者自知力完好,知道这样是没有必要的,甚至很痛苦,却无法摆脱。

(2)症状表现。

强迫症状多种多样,既可为某一症状单独出现,也可为数种症状同时存在。在一段时间内症状内容可相对固定,随着时间的推移,症状内容可不断改变。

①强迫观念:即某种联想、观念、回忆或疑虑等顽固地反复出现,难以控制。表现为强迫联想、强迫回忆、强迫疑虑、强迫性穷思竭虑、强迫对立思维、强迫思维。

②强迫动作:强迫洗涤、强迫检查、强迫计数、强迫仪式动作。

③强迫意向:在某种场合下,患者出现一种明知与当时情况相违背的念头,却不能控制这种意向的出现,十分苦恼。

④强迫情绪:具体表现主要是强迫性恐惧。这种恐惧是对自己的情绪会失去控制的恐惧,而不是像恐惧症患者那样对特殊物体、处境等的恐惧。

上述强迫症状,妨碍患者的正常生活和工作,且常伴有焦虑和抑郁。患者越想摆脱,症状越严重。

5. 疑病症

疑病症主要指患者担心或相信患有一种或多种严重躯体疾病的、持久的先占观念,患者诉躯体症状,反复就医,虽然经反复医学检查阴性和医生的解释没有相应疾病的证据,都不能打消患者的顾虑,常伴有焦虑或抑郁。对身体畸形的疑虑或先占观念也属于本症。

（1）疑病的心理障碍。

有两种表现，一种是疑病感觉、感觉身体某部或对某部位的敏感增加，进而疑病或过分关注。患者的描述较含糊不清，部位不恒定。另一种患者的描述形象逼真，生活具体，认为患有某种疾病，患者本人自己也确信实际上存在，尽管检查正常，医生的解释与保证并不足以消除其疑病信念，仍认为检查可能有误。于是患者担心忧虑、惶惶不安焦虑、苦恼。

（2）疼痛。

疼痛是本病最常见症状之一，约有三分之二的患者有疾病症状，常见部位为头部、下腰部或右髂窝。这种疼痛描述不清，有时甚至诉全身疼痛，但查无实据，患者常四处求医，辗转于内外各科，常伴有失眠焦虑和抑郁症状。

（3）躯体症状。

表现多样而广泛，涉及身体许多不同区域，如体内有一种特殊味道、左侧胸痛、呼吸困难，担心患有高血压或心脏病。

6. 网络成瘾

（1）概念。

网络成瘾又称网络成瘾综合征（internet addition disorder，IAD），临床上是指由于患者对互联网络过度依赖而导致的一种心理异常症状以及伴随的一种生理性不适。网络成瘾被视为行为成瘾的一种。其发病尚无明确的生物学基础，但与物质成瘾具有类似的表现和特点。按照《网络成瘾诊断标准》，网络成瘾分为网络游戏成瘾、网络色情成瘾、网络关系成瘾、网络信息成瘾、网络交易成瘾 5 类。

（2）网络成瘾的诊断标准。

①对网络的使用有强烈的渴求或冲动感。

②减少或停止上网时会出现周身不适烦躁、易激惹、注意力不集中、睡眠障碍等戒断反应；上述戒断反应可通过使用其他类似的电子媒介如电视、掌上游戏机等来缓解。

③下述 5 条内容至少符合 1 条内容：为达到满足感而不断增加使用网络的时间和投入的程度；使用网络的开始、结束及持续时间难以控制，经多次努力后均未成功；固执使用网络而不顾其明显的危害性后果，即使知道网络使用的危害仍难以停止；因使用网络而减少或放弃了其他的兴趣、娱乐或社交活动；将使用网络作为一种逃避问题或缓解不良情绪的途径。

④网络成瘾的病程标准为平均每日连续上网时间达到或超过 6 个小时，且符合症状标准已达到或超过 3 个月。

7. 性心理问题

性心理问题是以异常行为作为满足个人性冲动的主要方式的一种心理障碍，其共同特征是那些不引起常人性兴奋的物体或情境，对患者有强烈的性唤起。常见的性心理表现有恋物癖。

8. 婚恋问题

恋爱与婚姻是个体重要的社会支持系统,幸福的恋爱与婚姻有利于个体保持心理健康。常见的恋爱与婚姻问题有:早恋、过早性行为、婚姻问题。

婚姻问题比恋爱问题更加复杂,在婚姻中除了男女之间的浪漫爱情和道德规范外,还加进了法律责任、经济关系、家族社会关系等一系列因素。一旦某方面出现问题,就会像滚雪球一样,问题越滚越大,进入婚姻的男女双方在心理层面会增加许多压力。会深感不安,甚至有痛苦体验。这些问题往往是由夫妻双方不善于处理婚后关系造成的。

9. 社会适应问题

(1)社会适应基本组成。

社会适应有三个基本组成部分:①个体:是社会适应过程的主体;②情境:与个体相互作用,不仅对个体提出了自然的和社会的要求,而且也是个体实现自己需要的来源,人际关系是个体社会适应过程中情境的重要部分;③改变:是社会适应的中心环节。

(2)社会适应与个体社会适应障碍。

社会适应是个人为与环境取得和谐的关系而产生的心理和行为的变化。它是个体与各种环境因素连续而不断改变的相互作用过程。个体不断面临新的情境,每一发展阶段都有特定的要求,比如人格发展、对父母的心理上的独立、职业选择、人际关系、婚姻、家庭、退休、死亡等。社会适应是一个毕生的过程。

大多数个体能成功地适应变化着的情境。成功的社会适应使个体在社会中(包括工作和维持家庭)及社会人际关系中不断发挥作用,并体验到舒适和满足感。某些对新情境的适应通常伴有压力和生理及心理上的功能障碍,被称为不适应,其症状按严重性表现为有轻微的自卑感或内疚感、心身障碍和精神神经症、器质性或功能性精神病等。

(3)个体社会适应障碍的症状表现。

①抑郁,无兴趣感;②焦虑,紧张不安;③行为障碍,如旷课(工)、迟到、早退、寻求刺激等;④躯体不适,如腰酸背痛、肢体麻木、消化不良等;⑤社会性退缩,如逃避现实、独来独往、学习工作效率低下、生活能力减退。

(4)社会适应方式。

个体在遇到新情境时,一般有三种基本的适应方式:①问题解决,改变环境使之适合个体自身的需要;②接受情境,包括个体改变自己的态度、价值观,接受和遵从新情境的社会规范和准则,主动地做出与社会相符的行为;③心理防御,个体采用心理防御机制掩盖由新情境的要求和个体需要的矛盾产生的压力和焦虑的来源。心理防御在一定程度上否定、歪曲、曲解现实。

10. 心理应激障碍

当个体觉察应激源的威胁后,就会通过心理和生理中介机制产生心理、生理反应,这种变化称为应激反应。凡是能够引起人们应激反应的所有主观内在、客观外界的刺激物都是应激源。如严重的生活事件、惨重的交通事故、亲人的突然死亡、遭受歹徒袭击、重大的自然灾害、战争场面等。

应激障碍可以分为急性应激障碍和创伤后应激障碍。急性应激障碍是由剧烈的、异常的精神刺激、生活事件或持续困境的作用下引发的精神障碍;创伤后应激障碍是指在异乎寻常的威胁或灾难性打击之后,延迟出现或长期持续的精神障碍。

(二)心理问题的应对策略

面对内心出现负面感受的时候,我们通常有两个办法:一个是改变环境;另一个是改变自己。前者虽然是变换了环境,但如果不能从内心真正地接受和适应环境,恐怕过不了多久又要陷入心理问题的状态,所以改变自己才是应对心理问题最好的方法。可以通过下面的一些办法来改变自己。

1. 调节自我的认知

(1)校正自我认知。

心理问题产生的原因之一就是个体不能客观地认识自己,因此常给自己设定不恰当的期望目标,这种高期望值和低成功率在实际工作中就会屡遭挫折,所以能够正确地认识自我、辩证地看待自身的优缺点并形成客观的评价,对于个体来讲既能维护自身的心理健康,也能预防心理问题的产生。

(2)建立合理的自我期望。

容易发生心理问题的人往往对自己的期望很高,有"完美主义"倾向。他们应该认识到人在生活中总会有各方面的局限性和特殊性,可能会遇到挫折,要承认自己的能力是有限的,不要把原本不属于自己的责任都强加于自身,客观地了解、接纳自己生活中的方方面面,就会建立合理的期望,减少压力,避免产生心理问题。

(3)纠正归因偏见。

就个体而言,低努力、低自信、对自己失败的归因倾向于外归因者,更容易产生心理问题。因此,应对具有这类特征的人进行归因训练,使个体成为更加内控的人。

(4)多用积极的思维方式。

有些人习惯用消极的思维方式去思考问题,同样的一个事件,他看到的总是阴暗的一面,这样的人必定无法摆脱消极情绪的缠绕。如同样是推销员,有的人看到推销出去的一点点成果就信心大增,有的人看到仅推销出去少许产品就十分沮丧。前者的思维方式是积极的,产生的情绪也将感到轻松愉快,对未来的工作充满信心;而后者的思维方式是消极的,产生的情绪会感到失落、孤独、郁闷甚至绝望,很容易出现心理问题。

2. 调节自我情绪,选择适当行为

(1)宣泄。

宣泄是处理情绪的一种基本方法,当因职场压力有不良情绪产生时,心理学家非常主张采取宣泄的方法加以处理。宣泄的形式有:①倾诉:把自己的苦衷尽情倾诉出来,积极地与身边人进行沟通和磨合,倾诉是一种最廉价、最快捷而且几乎没有副作用的心理治疗方法;②哭泣:当人们因遭受各种挫折而产生不良情绪时,体内就会产生一些有害的化学物质,而排出这些有害物质的途径之一便是哭泣;③写作:把心中的负面情绪写出来,也可以使我们得到宣泄和解脱。如通过写日记发泄自己的情绪是一种很好的方法,可以写出自己内心深处最真实的情感。

值得注意的是,在我们日常生活中存在许多消极的宣泄方式,如在心情郁闷时酗酒、摔东西、骂人、毁物,甚至大打出手,任由自己的情绪泛滥"迁怒"其他人,虽然自己的情绪得到了发泄,但别人却成了替罪羊,迁怒最容易破坏人际关系。

(2)转移。

人在压力很大、消极情绪产生的时候,应该学会转移。转移的方法有很多,比如欣赏音乐、锻炼、休息、外出旅游、自找事做等。在严重的消极情绪长久缠绕而自己又无法摆脱的时候,最好找一些可以转换心情的事情去做,让自己忙起来。最好是醉心于工作和事业,或者尝试接触一些新鲜事物。当一个人专注于新事物时,就会把不如意抛之脑后,凡是能很快转移自己消极情绪的人,消极情绪在其身上存留的时间就会变短,此人也会很快摆脱不良情绪对其身心的危害。

3. 寻求专业的心理帮助

可以寻找专业的心理咨询师,在心理咨询师的帮助下,稳定自己情绪,总结过去;更深刻地剖析自己,了解自己,进而接纳自己,甚至打破原来影响适应外部世界的行为模式,建立一个崭新而积极的自我。建议在选择心理咨询机构时要选择相对比较专业、规范和水平较高的机构,如医疗机构的心理咨询门诊或心理科、大学或心理研究机构的心理咨询中心等。

【技能训练】

一、案例讨论

如上述案例,可以应用认知行为疗法或认识领悟疗法来调整该学生的看法和不合理信念,使其应用理性的、合理的方法对待现实,并做切实的努力。要发挥来访者的主观能动性,鼓励讲出自己的种种内心想法,对合理的想法给予一定的正强化和肯定,帮助分析解决问题的途径,或提出可供选择的方案。

如对于上述大学生,可以与之讨论短期目标为改善抑郁情绪,以积极的态度迎接毕业中期目标为调整自己的认知,正确对待自己和自己的家庭、长期目标为促进人格成熟,以应有的成人思维,面对未来生活中的挫折。

向来访者提供有关信息,摆事实,讲道理,帮助来访者纠正认识上偏差的同时,要针对来访者的心理问题,采取必要的校正措施。

二、技能演练

如何区别和判断急性焦虑症和恐惧症?

三、能力拓展

(一)心理咨询的原则

心理咨询的工作原则是指咨询工作者在工作中必须遵守的基本要求,它是咨询工作者长期咨询实践中不断认识并逐步积累的经验。在工作中能遵守这些原则,有助于提高心理咨询工作水平,提高咨询者能力,改善咨询效果。

(1)建立良好关系:在咨询过程中,咨询人员对来咨询者应从尊重、信任的立场出发,努力和咨询对象建立起友好式的信赖关系,以确保咨询工作的顺利进行。

(2)应有整体观念:咨询人员要树立整体观念,全面对待来咨询者是十分重要的。

(3)用发展的眼光看问题:在心理咨询中,咨询人员要用发展变化的眼光来看待来访者的问题。

(4)注意个体差异:咨询人员既要注意来访者的共同表现和一般规律,又要注意来访者的个体差异,根据不同的来访者特点分别采取相应的措施。

(5)理论与实践相结合:咨询人员要熟练掌握心理咨询理论和咨询技巧,在此基础上反复强调实践,通过心理学理论和技巧促进来访者的思维转化和行为改变,实现咨询的目的。

(6)贵在持之以恒:心理咨询人员引导来访者充分认识自己的心理问题,更要有坚定信念,坚持不懈,不怕反复,才会有利于效果的巩固和提高。

(7)遵守保密制度:咨询人员在咨询之初,就要向对方明确告知保密原则,打消来访者的担心和顾虑,这不仅是重要的职业道德,也是一项重要的法律原则。

(8)预防重于治疗:要重视对群众进行心理卫生知识的宣传教育,树立预防重于治疗的观点,防、治结合,从而发挥心理咨询在健康促进方面的作用。

(二)心理咨询的步骤

(1)建立心理咨询关系:建立咨询关系是任何咨询理论都反复强调的最基本要素,咨询者要从与来访者的初次接触时,就给对方以良好的印象。

(2)对心理问题进行分析评估:来访者是否适宜心理咨询需要在咨询人员了解或掌握了来访者部分材料后,以心理学理论进行评估和判断,确定其是否属于心理学问题,是否能够采用咨询方法来解决。

(3)决定采取何种心理咨询方法:咨询者要灵活应用心理咨询理论知识和咨询技巧引导来访者深入认识自己内心的困惑问题,帮助对方获得解决问题的有效技能。

(4)制定心理咨询目标和计划:在了解掌握材料的基础上,评估问题后,进行系统思考,认真分析,从而确定来访者的问题性质以及症状,同时与来访者讨论咨询希望达到的目标,制定目标是咨询人员与来访者一起讨论,决定以咨询人员占主导地位,做出相应的计划。

(5)实施心理咨询计划:按照计划帮助来访者解决问题时,咨询者要以身作则,用建设性态度影响对方,同时要注意引导来访者,积极参加,使其承担更多责任,自主成长,确定疗效追踪观察,在咨询中要注意了解评价与反馈,避免过早地做判断。

过程性考核:

一、选择题(10题)

1.心理咨询的原则是建立良好关系、应有整体观念、用发展的眼光看问题、注意(A)、理论与实践相结合、贵在持之以恒、遵守保密制度、(D)。

    A. 个体差异   B. 群体差异   C. 重视治疗   D. 预防重于治疗

  2. 常见心理问题焦虑与焦虑症、抑郁与抑郁症、恐惧与恐惧症、(ABCD)网络成瘾、性心理问题、心理应激障碍。

    A. 强迫症   B. 疑病症   C. 婚恋问题   D. 社会适应问题

  3. 心理健康的判断原则有(C)、整体性原则、稳定性原则。

    A. 局部性原则   B. 共同性原则   C. 统一性原则   D. 适应性原则

  4. 心理咨询的步骤有建立心理咨询关系、对心理问题进行分析评估、(A)、制定心理咨询目标和计划、实施心理咨询计划。

    A. 决定采取何种心理咨询方法   B. 确定采取何种心理咨询方法

    C. 估算采取何种心理咨询方法   D. 讨论采取何种心理咨询方法

  5. 强迫症状有多种多样如(ABCD)。

    A. 强迫观念   B. 强迫动作   C. 强迫意向   D. 强迫情绪

  6. 抑郁种类包括(C)和(D)。

    A. 突发性抑郁障碍   B. 偶发性抑郁障碍

    C. 原发性抑郁障碍   D. 继发性抑郁障碍

  7. 沟通过程由信息源、(B)、通道、信息接收者、反馈、障碍和背景七个要素构成,是实现人际沟通的必要条件。

    A. 消息   B. 信息   C. 文件   D. 文件夹

  8. 心理咨询在心理健康管理中的作用有促使行为变化、(C)、认识内部冲突、纠正错误观念、发展来访者潜能。

    A. 调节人际关系   B. 促进人际关系   C. 改善人际关系   D. 纠正人际关系

  9. 心理咨询的主要技术包括(ABCD)等。

    A. 共情   B. 倾听   C. 提问   D. 表达

  10. 心理咨询的特点有(B)、多样性、社会性、渐进性、反复性。

    A. 单向性   B. 双向性   C. 单一性   D. 循环性

二、简答题(5 题)

1. 心理健康的概念和特点是什么?

2. 如何保持心理健康?

3. 心理问题的应对策略是什么?

4. 人际沟通的概念和咨询技术在人际沟通中的应用?

5. 网络成瘾的诊断标准是什么?

课件资源

任务四　膳食健康干预

案例导入：

　　某男，58 岁，身高 165cm，体重 88kg，患糖尿病、高血压、高血脂。调查生活方式：迟睡晚起，经常不吃早餐，喜吃肥肉、饮酒，较少时间运动。

　　膳食营养调查：每天摄入能量约 9208.87kJ，蛋白质约 110g（占总能量 20%），脂肪 98g（占总能量 40%），碳水化合物约 220g（占总能量 40%）。

　　1. 计算体质指数。

　　2. 根据体质指数判断该男性营养状况。

　　3. 根据该男性的具体情况给予个性化的膳食营养。

任务实施：

【知识学习（理论知识）】

一、膳食健康基础知识

（一）营养学基础

　　膳食和营养是人类在整个生命进程中提高和保持健康状况的重要因素。营养学基础主要研究人体所需营养素的生理功能、消化、吸收、代谢和食物来源，以及缺乏和过剩对人体健康的影响，确定营养素的需要量和推荐摄入量以及营养素之间的相互作用与平衡关系，如何搭配平衡膳食，达到合理营养的目的。

　　1. 营养素

　　（1）营养。

　　关于营养，比较确切而完整的定义是：机体通过摄取食物，经过体内消化、吸收和代谢，利用食物中对身体有益的物质作为构建机体、组织、器官，满足生理功能和体力活动需要的生物学过程。

　　（2）营养素。

　　营养素是营养学中一个非常重要的概念，指食物中所含的营养成分。营养素是机体为了维持生存、生长发育、体力活动和健康，以食物的形式摄入的必需物质。人体所需的营养素有碳水化合物、脂类、蛋白质、矿物质、维生素和水，共六大类，有些营养学家将膳食纤维也列入营养素。

　　（3）膳食营养素参考摄入量。

　　为了指导居民合理营养、平衡膳食，中国营养学会根据国际发展趋势，结合我国具体情况,于2000年制订并推出了《中国居民膳食营养素参考摄入量》(dietary reference intakes DRIs),目前已进行了多次修订。

膳食营养素参考摄入量是一组每日平均膳食营养素摄入量的参考值,包括平均需要量(EAR)、推荐摄入量(RNI)、适宜摄入量(AI)、可耐受最高摄入量(UL)。

①平均需要量(EAR)。

EAR是群体中各个体需要量的平均值,由个体需要量研究资料计算而得:是根据某些指标进行判断,可以满足某一特定性别、年龄及生理状况群体中50%个体需要的摄入水平:这一摄入水平不能满足另外50%个体对该营养素的需要,是制订推荐摄入量(RNI)的基础。

②推荐摄入量(RNI)。

RNI相当于原来传统使用的膳食营养素供给量(RDAs),可以满足某一特定性别、年龄及生理状况群体绝大多数(97%~98%)个体需要量的摄入水平。长期摄入RNI水平,可以满足身体对该营养素的需求,保持健康和维持组织中有适当的储备。RNI是以EAR为基础制定的,主要用途是作为个体每日摄入该营养素的目标值。

③适宜摄入量(AI)。

当某种营养素的个体需要量的研究资料不足而无法计算EAR,进而不能推算RNI时,可设定适宜摄入量AI用以代替RNI。AI是通过观察或实验获得的健康人群某种营养素摄入量,也可用作个体摄入量的目标,该量可满足目标人群中几乎所有个体的需要。

④可耐受最高摄入量(UL)。

UL是平均每日可以摄入该营养素的最高量。"可耐受"是指这一摄入水平是可耐受的,对一般人群的几乎所有个体都不至于损害健康,当摄入量超过UL而进一步增加时,损害健康的危险性也随之增加。

2. 营养素分类

(1)宏量营养素。

碳水化合物、脂类和蛋白质因为人体需要量多,在膳食中所占的比重大,故称为宏量营养素(macronutrient),其主要作用是提供能量来满足人体的需要,也被称为产能营养素。

①碳水化合物。

碳水化合物根据其聚合度可分为单糖、寡糖和多糖三类。人体对碳水化合物的需要量,常以占总供能量的百分比来表示。中国营养学会给出膳食碳水化合物的参考摄入量(适宜摄入量,AI)为总能量摄入量的55%~65%。

②脂类。

脂类是脂肪(fats)和类脂(lipoids)的总称,是一大类具有重要生物学作用的化合物。中国营养学会参考各国不同人群的脂肪推荐摄入量,结合我国膳食结构的实际情况,提出了成人脂肪的适宜摄入量(AI)。

③蛋白质。

成人按每天0.8~1.0 g/kg的标准摄入蛋白质即可维持身体的正常功能。若按提供的能量计算,蛋白质摄入量应占总能量摄入量的 10%～15%。

(2)微量营养素。

维生素和矿物质因需要量相对较少,在膳食中所占比重也较小,故称为微量营养素(micronutrient)。

维生素分为水溶性维生素,包括维生素 C 和 B 族维生素(维生素 B_1、维生素 B_2、维生素 B_6、维生素 B_{12}、烟酸、泛酸、叶酸、胆碱、生物素);脂溶性维生素(包括维生素 A、D、E、K)。矿物质中有 7 种(钙、镁、钾、钠、磷、氯、硫)在人体内含量较多(大于体重的 0.01%),每日膳食需要量都在 100mg 以上者,称常量元素;还有 8 种矿物质(铁、碘、锌、硒、铜、钼、铬、钴)在人体内含量较少(小于体重的 0.01%),每人每日膳食需要量为微克至毫克的矿物质,且人体必需,称微量元素。

3. 食物的分类

(1)第一类为谷类及薯类。

谷类包括米面、杂粮,薯类包括马铃薯、甘薯、木薯等,主要提供碳水化合物、蛋白质、膳食纤维及 B 族维生素。

(2)第二类为动物性食物。

动物性食物包括肉、禽、鱼、奶、蛋等,主要提供蛋白质、脂肪、矿物质、维生素 A、B 族维生素和维生素 D。

(3)第三类为豆类及其制品和坚果。

包括大豆和其他干豆类及花生、核桃、杏仁等坚果类,主要提供蛋白质、脂肪、膳食纤维、矿物质、B 族维生素和维生素 E。

(4)第四类为蔬菜、水果和菌藻类。

包括鲜豆、根茎、叶菜、茄果等主要提供膳食纤维、矿物质、维生素 C、胡萝卜素、维生素 K 及有益健康的植物化学物质。

(5)第五类为纯能量食物。

包括动植物油、淀粉、食用糖和酒类,主要提供能量。动植物油还可提供维生素 E 和必需脂肪酸。

人体必需的营养素有 40 多种,而各种营养素的需要量又各不相同(多的每天需要数百克,少的每日仅是几微克),并且每种天然食物中营养成分的种类和数量也各有不同,所以必须由多种食物合理搭配才能组成平衡膳食,即从食物中获取营养成分的种类和数量应能满足人体的需要而又不过量,使蛋白质、脂肪和碳水化合物提供的能量比例适宜。《中国居民平衡膳食宝塔》就是将五大类食物合理搭配,构成符合我国居民营养需要的平衡膳食模式。

(二)营养与平衡膳食

1. 膳食结构

(1)膳食结构的概念和作用。

膳食结构是指一定时期内特定人群膳食中各类食物的数量及其在膳食中所占的比重。

膳食结构不仅反映人们的饮食习惯和生活水平高低,同时反映一个民族的传统文化、一个国家的经济发展及一个地区的环境和资源等多方面的情况。由于这些影响膳食结构的因素是在逐渐变化的,所以膳食结构不是一成不变的,通过适当的干预可以促使其向更利于健康的方向发展。

(2)膳食结构的类型及特点。

膳食结构类型的划分有许多方法,但大多数是根据膳食中动物性、植物性食物在膳食构成所占的比重,以及能量、蛋白质、脂肪和碳水化合物的供给量作为划分膳食结构的标准,以此方法可将世界不同地区的膳食结构分为以下四类。

①动植物食物平衡的膳食结构。

膳食中动物性食物与植物性食物比例较适当。其特点是:能量能够满足人体需要,又不至于过剩。蛋白质、脂肪和碳水化合物的供能比例合理;来自植物性食物的膳食纤维和来自动物性食物的营养素均比较充足,同时动物脂肪又不高,有利于避免营养缺乏病和营养过剩性疾病,促进健康。此类膳食结构已经成为世界各国调整膳食结构的参考。该类型以日本为代表。

②以植物性食物为主的膳食结构。

以植物性食物为主,动物性食物为辅。其膳食特点是:谷物食品消费量大,动物性食品消费量小,动物性蛋白质一般占蛋白质总量的 10%~20%,植物性食物提供的能量占总能量的 90%左右。该类型的膳食能量基本可满足人体需要,但蛋白质、脂肪摄入量均低,主要来自动物性食物的营养素摄取不足。营养缺乏病是这些国家人群的主要营养问题。但从另一方面看,以植物性食物为主的膳食结构,膳食纤维充足、动物性脂肪较低,心血管病等营养过剩疾病发生率低。大多数发展中国家如印度、巴基斯坦、孟加拉和非洲一些国家等属此类型膳食结构。

③以动物性食物为主的膳食结构。

膳食结构以动物食物为主,属于营养过剩型的膳食,以提供高能量、高脂肪、高蛋白质、低纤维为主要特点,食物摄入特点是:粮谷类食物消耗量小,动物性食物及食用糖的消耗量大,与以植物性为主的膳食结构相比,营养过剩是此类膳食结构国家人群所面临的主要健康问题。心脏病、心脑血管疾病和恶性肿瘤已成为欧美人的三大死亡原因,尤其是心脏病死亡率明显高于发展中国家。此为多数欧美发达国家如美国、西欧、北欧诸国的典型膳食结构。

④地中海膳食结构。

该膳食结构以地中海命名是因为该膳食结构的特点是居住在地中海地区的居民所特有的,意大利、希腊可作为该种膳食结构的代表。

膳食结构的特点是:膳食富含植物性食物,包括水果、蔬菜、土豆、谷类、豆类、果仁等;食物的加工程度低,新鲜度较高,该地区居民以食用当季、当地产的食物为主;橄榄油是主要的食用油,所占比例较高;脂肪提供能量占膳食总能量比值的 25%~35%,饱和脂肪所占比例较低,在7%~8%;每天食用适量奶酪和酸奶;每周食用适量鱼、禽、蛋;以新鲜水果作为典型的每日餐后食品,甜食每周只食用几次;每月使用几次红肉(猪、牛、羊肉及其产品);大部分成年人有饮用葡萄酒的习惯。

(3)我国(中国)的膳食结构特点。

①中国居民传统的膳食结构特点。

高碳水化合物。我国南方居民多以大米为主食,北方以小麦粉为主,谷类食物的供能比例占70%以上。

高膳食纤维。谷类食物和蔬菜中所含的膳食纤维丰富,因此,我国居民膳食纤维的摄入量也很高。这是我国传统膳食最具优势之一。

低动物脂肪。我国居民传统的膳食中动物性食物的摄入量很少,动物脂肪的供能比例一般在10%以下。

②中国居民的膳食结构现状及变化趋势。

当前中国城乡居民的膳食仍然以植物性食物为主,动物性食品为辅。但中国幅员辽阔,各地区、各民族以及城乡之间的膳食构成存在很大差别,富裕地区与贫困地区差别较大,而且随着社会经济发展,我国居民膳食结构向"富裕型"膳食结构的方向转变。从2002年第四次全国营养调查资料表明,我国居民膳食质量明显提高,城乡居民能量及蛋白质摄入得到基本满足,肉、禽、蛋等动物性食物消费量明显增加,优质蛋白比例上升。城乡居民动物性食物分别由1992年的人均每日消费210g和69g上升到248g和126g。农村居民膳食结构趋向合理,优质蛋白占蛋白质总量的比例从17%增加到31%,脂肪供能比由19%增加到28%,碳水化合物供能比由70%下降到61%。

同时,我国居民膳食结构还存在很多不合理之处,居民营养与健康问题仍需予以高度关注。2019年中国居民营养与健康状况调查报告显示,城市居民膳食结构中,畜肉类及油脂消费过多,谷类食物消费偏低。脂肪供能比达到35%,超过世界卫生组织推荐的30%的上限。城市居民谷类食物供能比仅为47%,明显低于55%~65%的合理范围。此外,乳类、豆类制品摄入过低仍是全国普遍存在的问题。一些营养缺乏病依然存在。儿童营养不良在农村地区仍然比较严重。

③中国居民膳食结构存在的主要问题及调整措施。

随着中国经济的快速发展,人民的膳食结构也发生了较大的变化。大多数城市脂肪供能比例已超过30%,且动物性食物来源的脂肪所占的比例偏高。中国城市居民的疾病模式由以急性传染病和寄生虫病居首位转化为以肿瘤和心血管疾病为主,膳食结构变化是影响疾病谱的因素之一。研究表明,谷类食物的消费量与癌症和心血管疾病死亡率之间呈明显的负相关,而动物性食物和油脂的消费量与这些疾病的死亡率呈明显的正相关。

因此,城市居民应主要调整消费比例,减少动物性食物和油脂过量消费,主要应减少猪油的消费量,脂肪供热比控制在20%~25%为宜。农村居民的膳食结构已趋于合理,但动物性食物、蔬菜、水果的消费量还偏低,应注意多吃一些动物性食物、蔬菜、水果食物。对于乳类食物的摄入量偏低,应正确引导,充分利用当地资源,使其膳食结构合理。钙、铁、维生素 A 等微量营养素摄入不足是我们当前膳食的主要缺陷,也是在建议食物消费量时应当重点改善的方面。

2. 膳食指南和平衡膳食宝塔

(1)膳食指南概念和涵义。

膳食指南是根据营养学原则,结合国情,教育人民群众采用平衡膳食,以达到合理营养、促进健康为目的的指导性意见。世界上许多国家,均根据自己的国情制定膳食指南,其基本要点是提供食物多样化和平衡膳食,避免摄入过多能量、脂肪和盐等,引导居民进行合理的食物消费。中国居民膳食指南的核心是提倡平衡膳食与合理营养以达到促进健康的目的,也就是在现代生活中提倡的均衡营养的概念。

(2)中国居民膳食指南的发展过程和内容。

①1989 年,中国营养学会制定了我国第一个膳食指南,共有以下 8 条内容:

食物要多样,饮饱要适当;油脂要适量,粗细要搭配;食盐要限量,甜食要少吃;饮酒要节制,三餐要合理。

②1997 年 4 月由中国营养学会常务理事会通过并发布新的《中国居民膳食指南》,共有以下 8 条内容:

食物多样,谷类为主;多吃蔬菜、水果和薯类;常吃奶类、豆类或其制品;经常吃适量的鱼、禽、蛋、瘦肉,少吃肥肉和荤油;食量与体力活动要平衡,保持适宜体重;吃清淡少盐的膳食;饮酒限量;吃清洁卫生、不变质的食物。

与原指南相比,新修订的《中国居民膳食指南》强调"常吃奶类,豆类及其制品"以弥补我国居民膳食中钙严重不足的缺陷;提倡居民注意食品卫生,强调自我保护意识。

③2007 年,根据营养学原理,紧密结合我国居民膳食消费和营养状况的实际情况制定《中国居民膳食指南 2007》,由一般人群膳食指南、特定人群膳食指南和平衡膳食宝塔三部分组成。

A. 一般人群膳食指南十条,适合于六岁以上:

食物多样,谷类为主,粗细搭配;多吃蔬菜水果和薯类;每天吃乳类、大豆或其制品;常吃适量的鱼、禽、蛋和瘦肉;减少烹调油用量,吃清淡少盐膳食;食不过量,天天运动,保持健康体重;三餐分配要合理,零食要适当;每天足量饮水,合理选择饮料;饮酒应限量;吃新鲜卫生的食物。

B. 特殊人群膳食指南:

a. 0~6 月龄婴儿喂养指南:纯母乳喂养;产后尽早开奶,初乳营养最好;尽早抱婴儿到户外活动或适当补充维生素 D;给新生儿和 1~6 月龄婴儿及时补充适量维生素 K;不能用纯母乳喂养时,宜首选婴儿配方食品喂养;定期监测生长发育状况。

b. 6~12 月龄婴儿喂养指南:奶类优先,继续母乳喂养;及时合理添加辅食;尝试多种多样的食物,膳食少糖、无盐、不加调味品;逐渐让婴儿自己进食,培养良好的进食行为;定期监测生长发育状况;注意饮食卫生。

c. 1~3 岁幼儿膳食指南:继续给予母乳喂养或其他乳制品,逐步过渡到食物多样;选择营养丰富、易消化的食物;采用适宜的烹调方式,单独加工制作膳食;在良好环境下规律进餐,重视良好饮食习惯的培养;鼓励幼儿多做户外游戏与活动,合理安排零食,避免过瘦与肥胖;每天足量饮水,少喝含糖高的饮料;定期监测生长发育状况;确保饮食卫生,严格餐具消毒。

d. 学龄前儿童膳食指南:食物多样,谷类为主;多吃新鲜蔬菜和水果;经常吃适量的鱼、禽蛋、瘦肉;每天饮奶,常吃大豆及其制品;膳食清淡少盐,正确选择零食,少喝含糖高的饮料;食量与体力活动要平衡,保证正常体重增长;不挑食、不偏食,培养良好的饮食习惯;吃清洁卫生、未变质的食物。

e. 儿童、青少年膳食指南:三餐定时定量,保证吃好早餐,避免盲目节食;吃富含铁和维生素 C 的食物;每天进行充足的户外活动;不吸烟、不饮酒。

f. 孕前期妇女膳食指南:多摄入富含叶酸的食物或补充叶酸;常吃含铁丰富的食物;保证摄入加碘食盐,适当增加海产品的摄入;戒烟禁酒。

g. 孕早期妇女膳食指南:膳食清淡、适口;少食多餐;保证摄入足量富含碳水化合物的食物;多摄入富含叶酸的食物并补充叶酸;戒烟、禁酒。

h. 孕中、晚期妇女膳食指南:适当增加鱼、禽、蛋、瘦肉、海产品的摄入量;适当增加奶类的摄入;常吃含铁丰富的食物;适量身体活动,维持体重的适宜增长;禁烟戒酒,少吃刺激性食物。

i. 哺乳期膳食指南:增加鱼、禽、蛋、瘦肉及海产品摄入;适当增饮奶类,多喝汤水;产褥期食物多样,不过量;忌烟酒,避免喝浓茶和咖啡;科学活动和锻炼,保持健康体重。

J. 老年人膳食指南:食物要粗细搭配松软易于消化吸收;合理安排饮食,提高生活质量;重视预防营养不良和贫血;多做户外活动,维持健康体重。

④国家卫生计生委发布《中国居民膳食指南(2016)》,结合中华民族饮食习惯以及不同地区食物可及性等多方面因素,参考其他国家膳食指南制定的科学依据和研究成果,提出符合我国居民营养健康状况和基本需求的膳食指导建议。

指南由一般人群膳食指南、特定人群膳食指南和中国居民平衡膳食实践三个部分组成,中国居民平衡膳食实践,指导大众在日常生活中如何具体践行膳食指南的科学推荐,用食谱设计和营养饮食指导,告诉大家如何依据指南安排一日三餐。其中针对 2 岁以上的所有健康人群提出 6 条核心推荐。

食物多样,谷类为主;吃动平衡,健康体重;多吃蔬果、奶类、大豆;适量吃鱼、禽、蛋、瘦肉;少盐、少油、控糖、限酒;杜绝浪费,兴新食尚。

每天的膳食应包括谷薯类、蔬菜水果类、畜禽鱼蛋奶类、大豆坚果类等食物。平均每天摄入 12 种以上食物,每周 25 种以上。各年龄段人群都应天天运动、保持健康体重。坚持日常身体活动,每周至少进行 5 天中等强度身体活动,累计 150min 以上。蔬菜水果是平衡膳食的重要组成部分,吃各种各样的奶制品,经常吃豆制品,适量吃坚果。鱼、禽、蛋和瘦肉摄入要适量。少吃肥肉、烟熏和腌制肉食品。成人每天食盐不超过 6g,每天烹调油 25 ~ 30g,每天摄入不超过 50g。足量饮水,成年人饮水每天 7 ~ 8 杯(1500 ~ 1700mL),提倡饮用白开水和茶水。

(3)中国居民平衡膳食宝塔。

中国居民平衡膳食宝塔(以下简称膳食宝塔)是根据《中国居民膳食指南》的核心内容,结合中国居民膳食的实际情况,把平衡膳食的原则转化成各类食物的重量,便于人们在日常生活中实行。

为了帮助人们在日常生活中实践《中国居民膳食指南》,一般人群膳食指南的主要内容,中国营养学会专家委员会制定了《中国居民平衡膳食宝塔》,对合理调配平衡膳食进行具体指导,直观地告诉居民每日应摄入的食物种类、合理数量及适宜的身体活动量,以便为居民合理调配膳食提供可操作性的指导。

根据《中国居民膳食指南(2022)》新的推荐对中国居民平衡膳食宝塔也进行了修订,同时对"中国居民平衡膳食餐盘"和"儿童平衡膳食算盘"等可视化图形进行了修订,以便于平衡膳食知识的理解、学习、操作和传播。

①膳食宝塔结构。

中国居民平衡膳食宝塔如图所示(图 3-4-1)。

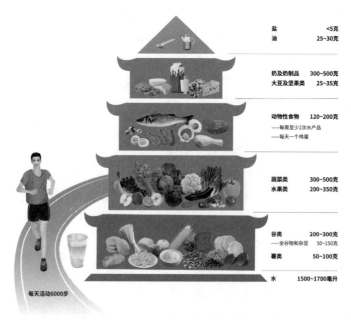

中国居民平衡膳食宝塔(2022)
Chinese Food Guide Pagoda(2022)

盐	<5克
油	25~30克
奶及奶制品	300~500克
大豆及坚果类	25~35克
动物性食物	120~200克
——每周至少2次水产品	
——每天一个鸡蛋	
蔬菜类	300~500克
水果类	200~350克
谷类	200~300克
——全谷物和杂豆	50~150克
薯类	50~100克
水	1500~1700毫升

每天活动6000步

图 3-4-1 中国居民平衡膳食宝塔(2022)

膳食宝塔共分 5 层,包含我们每天应吃的主要食物种类。膳食宝塔各层位置和面积不同,这在一定程度上反映出各类食物在膳食中的地位和应占的比重。新的膳食宝塔图增加了水和身体活动的形象,强调足量饮水和增加身体活动的重要性。

②膳食宝塔建议的食物量。

谷类食物位居底层,每人每天应摄入 250~400g;蔬菜和水果居第二层,每天应摄入 300~500g 和 200~400g;鱼、禽、肉、蛋等动物性食物位于第三层,每天应摄入 125~225g(鱼虾类 50~100g,畜、禽肉 50~75g,蛋类 25~50g);奶类和豆类食物合居第四层,每天应吃相当于鲜奶 300g 的奶类及奶制品和相当于干豆 30~50g 的大豆及其制品;第五层塔顶是烹调油和食盐,每天烹调油不超过 25g 或 30g,食盐不超过 6g。

饮用水 1500~1700mL,身体活动多种多样,折算成步数要增长 >6000 步。

膳食宝塔建议的各类食物摄入量都是指食物可食部分的生重。各类食物的重量不是指某一种具体食物的重量,而是一类食物的总量,因此,在选择具体食物时,实际重量可以在互换表中查询。

膳食宝塔建议的各类食物摄入量是个平均值。每日膳食中应尽量包含膳食宝塔中的各类食物。但无须每日都严格照着膳食宝塔建议的各类食物的量吃,重要的是一定要经常遵循膳食宝塔各层中各类食物的大体比例。在一段时间内,比如一周,各类食物摄入量的平均值应当符合膳食宝塔的建议量。

③中国居民平衡膳食宝塔的应用。

平衡膳食是指同时在四个方面使膳食营养供给与生理需要之间建立起平衡关系。即氨基酸平衡、能量营养素构成平衡、酸碱平衡、各种营养素摄入量之间平衡,只有这样才有利于营养素的吸收和利用。

A. 确定适合自己的能量水平。

膳食宝塔中建议的每人各类食物适宜摄入量范围适用于一般健康成人,在实际应用时要根据个人年龄、性别、身高、体重、劳动强度、季节等情况适当调整。

B. 根据自己的能量水平确定食物需要。

膳食宝塔建议的每人每日各类食物适宜摄入量范围适用于一般健康成年人,按照 7 个能量水平分别建议了 10 类食物的摄入量,应用时要根据自身的能量需要进行选择。

C. 食物同类互换,调配丰富多彩的膳食。

应用膳食宝塔可把营养与美味结合起来,按照同类互换、多种多样的原则调配一日三餐。

D. 要因地制宜充分利用当地资源。

我国幅员辽阔,各地的饮食习惯及物产不尽相同,只有因地制宜充分利用当地资源才能有效地应用膳食宝塔。

膳食对健康的影响是长期的结果。应用于平衡膳食宝塔需要自幼养成习惯,并坚持不懈,才能充分体现其对健康的重大促进作用。

④中国居民平衡膳食餐盘(2022)(图 3-4-2)和中国儿童平衡膳食算盘(2022)(图 3-4-3)。

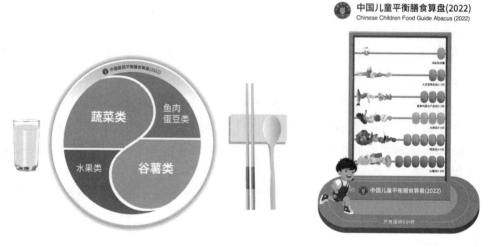

图 3-4-2　中国居民平衡膳食餐盘(2022)　　　图 3-4-3　中国儿童平衡膳食算盘(2022)

二、保健品

(一)正确看待保健品

1. 保健品概念

随着人民生活水平的提高和生活质量的改善,人们的自我保健意识不断增强,健康长寿已成为人们共同的追求。2005 年制定的《保健品注册管理办法(试行)》明确规定:保健食品是指声称具有特定保健功能或者以补充维生素、矿物质为目的的食品,即适宜于特定人群食用,具有调节机体功能,不以治疗疾病为目的,并且对人体不产生任何急性、亚急性或者慢性危害的食品。

保健食品(又称功能食品)以其调节人体生理功能、增强机体防御力、预防疾病、促进健康等特殊的保健功能备受消费者的青睐,已成为食品加工业的朝阳产业。目前,我国的保健食品已摆脱了发展初期的混乱和盲目,逐步走上了健康发展的轨道。未来发展的趋势是不断开发和挖据新的具有中国特色的功能食品基料和功能食品进行新兴功能食品开发。

2. 我国保健食品的分类

我国的保健食品主要分为两类:

(1)营养素补充剂。

是以补充一种或多种人体所必需的营养素为目的,内容包括维生素和矿物质,尚未将三大营养素(碳水化合物、蛋白质和脂肪)包括在内。申报这类保健食品不必进行动物和人体功能实验。

(2)声称具有特定保健功能的食品。

保健食品的功能设置要符合以下原则:

①以中国传统养生保健理论和现代医学理论为指导,以满足群众保健需求、增进人体健康为目的。

②功能定位应为调节机体功能,降低疾病发生的风险因素,针对特定人群,不以治疗疾病为目的。

③功能声称应被科学界所公认,具有科学性适用性、针对性,功能名称应科学、准确、易懂。

④功能评价方法和判断标准应科学公认、可行。

⑤功能调整和管理应根据科学发展、社会需求和监管实际,按照相关程序,实施动态管理。

3. 保健食品功能范围的调整

2003 年国家对(保健食品检验与评价技术规范)进行修改后确定评价保健食品功能的项目共有 27 项。包括:增强免疫力功能、辅助降血脂功能、辅助降血脂功能、抗氧化功能、辅助改善记忆功能、缓解视疲劳功能、促进排铅功能、清咽功能、辅助降血压功能、改善睡眠功能、促进泌乳功能、缓解体力疲劳、提高缺氧耐受力功能、对辐射危害有辅助保护功能、减肥功能、改善生长发育功能、增加骨密度功能、改善营养性贫血、对化学肝损伤有辅助保护功能、祛痤疮功能、祛黄褐斑功能、改善皮肤水分功能、改善皮肤油分功能、调节肠道菌群功能、促进消化功能、通便功能和对胃黏膜损伤有辅助保护功能。

国家食品药品监督管理局保健食品化妆品监管司于 2011 年 8 月 1 日发布《保健食品功能范围调整方案》(征求意见稿),主张修改保健食品现有 27 项功能,拟取消 5 项(改善生长发育、对辐射危害有辅助保护、改善皮肤水分、改善皮肤油分和辅助降血压),涉及胃肠道功能的 4 项合并为 1 项(将通便调节肠道菌群、促进消化、对胃黏膜损伤有辅助保护合并为"有助于改善胃肠功能");涉及改善面部皮肤代谢功能的两项合并为 1 项(将祛痤疮、祛黄褐斑合并为"有助于促进面部皮肤健康")。最后确定为 18 项功能。

4. 我国对保健食品实行注册审评制度

保健食品注册是指国家食品药品监督管理局(SFDA)根据申请人的申请,依照法定程序、条件和要求,对申请注册的保健食品的安全性、有效性、质量可控性以及标签说明书内容等进行系统评价和审查,并决定是否难予其注册的审批过程:包括对产品注册申请、变更申请和技术转让、产品注册申请的审批。

国家食品药品监督管理局主管全国保健食品注册管理工作,负责对保健食品的审批。省、自治区、直辖市食品药品监督管理部门受国家食品药品监督管理局委托,负责对国产保健食品注册申请资料的受理和形式审查,对申请注册的保健食品试验和样品试制的现场进行核查,组织对样品进行检验。

SFDA 确定的检验机构负责申请注册的保健食品的安全性毒理学试验、功能学试验[包括动物试验和(或)人体试食试验]、功效成分或标志性成分检测、卫生学试验、稳定性试验等;承担样品检验和复核检验等具体工作。凡声称具有保健功能的食品必须经 SFDA

审查确认。SFDA对审查合格的保健食品发给《保健食品批准证书》，获得《保健食品批准证书》的食品准许使用规定的保健食品标志。

5. 如何正确看待保健品

（1）保健食品不是药品，不要相信"疗效""速效"的字样，保健食品只是特殊的食品，虽然可以调节机体功能，但并不是以治疗疾病为目的。

（2）从科学角度讲，平时注意营养合理的平衡膳食、有规律的生活习惯、适时适量的运动，保持开朗的性格才是身体健康的根本保证。需要使用保健食品的特殊人群只有掌握了保健品的基本知识，才能真正做到花钱买健康。

（3）人体需要多种宏量和微量营养素，前者指蛋白质、脂肪和碳水化合物，后者指各种维生素、矿物质等，缺乏任何一种成分都会影响身体的正常运转，甚至生病。实际上用来购买某些保健品的钱，我们完全可以通过购买更多的日常食品来解决这些营养摄入不足的问题。

（二）学会鉴别保健品

1. 保健食品必须符合下列要求：

（1）经必要的动物和（或）人群功能试验，证明其具有明确、稳定的保健作用。

（2）各种原料及其产品必须符合食品卫生要求，对人体不产生任何急性、亚急性或慢性危害。

（3）配方的组成及用量必须具有科学依据，具有明确的功效成分。如在现有技术条件下不能明确功能成分应确定与保健食品保健功能有关的主要原料名称。

（4）标签说明书及广告不得宣传疗效作用。

2. 学会理性选择购买保健食品

（1）应根据自己的健康状况有目的有针对性地选择。

每种保健食品只能适用于特定人群食用。针对自己的身体状况如免疫力低下、失眠、单纯性肥胖者，可以选择相应的增强免疫力、改善睡眠、减肥类保健食品；绝经妇女、老年人等骨质疏松高危人群可以选择增加骨密度的保健食品；三高人群（高血压、高血脂、高血糖）在服用药物、合理膳食、劳逸结合的同时，可以选用辅助降血压、降血脂和降血糖的保健食品。

（2）适度选用不能代替药品。

人体健康是一个复杂的系统工程，营养素过多和不足都不合理，人体需求的绝大部分营养素能够从膳食中直接摄取。但一些与人体健康有很大关系的营养成分可能难以通过正常的膳食摄取，尤其是食量较小和偏食的老年人和慢性病患者，如不补充，可能会打乱人体代谢平衡，因而需要适时补充缺乏的部分。工作压力大时，人体常处于一种紧张状态，容易引起身体内部的失调，也可以适度选用保健品，服用保健食品一般需要较长时间，才有可能对身体发挥保健作用。对有病的人来说，无论哪一种保健食品都不能代替医生的治疗。

3. 如何鉴别保健食品

2010年3月国家食品药品监督管理局发布保健食品消费警示公告，提示主要有三点：第一，保健食品不是药品。切忌听信会议讲座、街头小报的虚假宣传用保健食品代替药品，以致延误治疗时间,加重病情。第二,选择保健食品,必须针对自己的身体状况,切忌在选购时轻信广告、盲目跟风。应当按照标签说明书载明的使用方法,科学使用保健食品。第三,购买保健食品,须认准保健食品标志和批准文号。保健食品产品外包装上有蓝色草帽样标志,标志下方为批准文号和批准部门。每个保健食品批准文号只能对应一个产品。

对于普通食品或其他产品假冒保健食品,以及部分保健食品存在严重夸大产品功效或作为药品宣传的违法行为,可以登录国家食品药品监督管理局网站对其进行身份识别,并查询是否有夸大和违法宣传。

三、常见慢性疾病人群膳食指导

患有常见慢性疾病的居民,他们的膳食营养需求与健康成人相比有很大的不同,健康管理过程中应要以"中国居民膳食指南"及相关疾病的营养防治原则为依据,给予相应的膳食指导。

(一)高血压

最常见的高血压病为原发性高血压,是一种以体循环动脉压增高为主要表现,膳食和营养与高血压有密切关系,如高热能摄入导致肥胖、高钠盐膳食、饮酒、某些矿物质缺乏等均与高血压发病有关。高血压病人膳食指导以低盐、低脂和控制体重为基本原则。

(1)限制食盐摄取每日低于 5g,伴心肾功能不下全者每天应低于 3g,禁食过咸及腌制食物,多选择高钾、低钠的浅色蔬菜。

(2)避免食用肥肉、动物内脏、鱼籽、蟹黄及油炸食物等高脂及高胆固醇食物。

(3)限制能量,保持标准体重,体重超重者在限制能量的摄入同时要适当增加运动量。

(4)限酒或戒酒,每克乙醇在体内产生的能量为 29.29kJ(7 kal),饮用过多的酒,对高血压患者的降压治疗不利。

(5)多吃鱼、大豆及豆制品,多吃蔬菜和水果,以增加膳食蛋白质及钙、镁、钾及水溶性维生素、膳食纤维的摄入。膳食钙力求能达到每天 800mg,同时适当增加户外活动,促进内源性维生素 D 的合成。高血压患者因使用利尿剂,镁的排出会增加,要多选择富含镁的食物如香菇、菠菜、豆制品、桂圆等。

(二)动脉粥样硬化

动脉粥样硬化可致心脏冠状动脉和脑动脉狭窄,最终导致心肌梗死和脑血管意外。动脉粥样硬化的危险因素有高胆固醇血症、高血压、糖尿病、肥胖、吸烟、高龄;发病与精神紧张、饮食不当、体内微量元素缺乏等有一定关系。做好膳食预防和治疗,有利于动脉粥样硬化的防治。

(1)控制总能量,力求保持标准体重:健康的中老年人预防动脉粥样硬化,全天能量的摄入可比核定的能量低 10% 左右。多使用粗粮、杂粮、薯类提供能量。

(2)控制饱和脂肪酸(S)、胆固醇:全天脂肪提供的能量应控制在总能量 25%~30%,中老年人和血脂偏高者宜低于 25%。提倡以单不饱和脂肪酸(M)、多不饱和脂肪酸(P)为主,胆固醇的摄入量应低于每天 300mg,禁食肥肉、动物内脏、鱼籽、蟹黄等食品,多食鱼类和禽类;少食畜肉类和禽蛋类,使用低脂奶成脱脂奶;以植物油替代动物油,S：M：P 比例 1：1：1。

（3）保证碳水化合物和适量蛋白质:碳水化合物提供的能量占总能量应不低于 55%。提倡少用或不用单糖,限制用蔗糖和果糖。蛋白质供能约占总能量的 15%,提倡多食用大豆及其制品和鱼类,每日饮脱脂奶 250mL,每周 2~3 次鱼。

（4）增加膳食纤维摄入:膳食纤维的含量有在蔬菜中占 20%~60%,谷类和水果类中占 10%左右。膳食纤维在全日摄入 25~30g,可使血浆胆固醇的水平降低 5%~18%。但摄入量应合理,不宜过多过粗,否则将影响某些微量元素的吸收。提倡多选用新鲜的蔬菜、豆类、燕麦和菌藻类食物。

（5）补充维生素要重视从食物中补充维生素,抗氧化维生素 C 广泛存在于各类新鲜的蔬菜和水果中。维生素 E 存在于植物油及干果类如核桃、果仁、花生等。各种维生素的摄入量力求达到健康人的日推荐摄入量。

（6）限制钠盐每天少于 5g。

（7）利用植物化学物,多吃大蒜、葱头、菌藻类食物,以促进脂质代谢,降低血脂水平。

建议选择的食物为谷物、豆类、蔬菜、水果、鱼类、禽类、低脂奶类等;限制使用的食物有牛肉、羊肉、火腿、蛋黄、贝类等;而禁食的有肥肉、动物内脏、鱼籽、奶油、巧克力、腊肠等。

（三）2 型糖尿病

2 型糖尿病多发于中老年人,患者常伴有肥胖或超重,糖尿病患者多伴随发生动脉硬化,累及心、脑、肾、视网膜及神经系统,以冠心病、脑血管意外和下肢血管病变为常见并发症。糖尿病发生及发展与生活方式尤其是饮食有关,饮食治疗是 2 型糖尿病的基础治疗,也是核心治疗手段之一。

1.膳食管理原则

（1）控制总能量,维持或略低于正常体重。

糖尿病患者饮食治疗为严格的计量饮食,按照计算所需提供能量。

（2）合理控制碳水化合物,这是糖尿病饮食治疗的关键。

碳水化合物占总能量的 50%~60%,但空腹血糖升高时需加以限制;碳水化合物来源以米、麦类为主,增加粗粮。严格限制单糖和双糖及蜂蜜等纯糖及含糖较高食品。

（3）严格限制饱和脂肪酸和胆固醇的摄入。

脂肪供能比不足 25%,宜以不饱和脂肪酸为主;胆固醇低于每天 300mg。

（4）保证膳食蛋白质供应。

蛋白质供能以占总能的 10%~20%为宜,其中优质蛋白占 1/3 以上,建议摄入一定量的豆类及制品及鱼类蛋白,以利降低胆固醇。

（5）摄入足够维生素和无机盐。

重要的有 B 族维生素、维生素 C 和胡萝卜素;增加锌、镁的摄入,减少钠盐摄入。

（6）增加膳食纤维，减少酒摄入。

（7）合理安排餐次，以少食多餐为宜。

服用降糖药者，还需要适当加餐。

（8）食物选择时可适当参考血糖生成指数（表3-4-1）。

2. 食物选择

宜选择血糖生成指数较低的食物（表3-4-1）。

表3-4-1 常见食品的血糖生成指数

血糖生成指数	食物举例
<55	扁豆、绿豆、豆腐干、绿豆挂面、樱桃、李子、柚子、鲜桃、香蕉、梨、苹果、柑、葡萄、猕猴桃、荞麦、甘薯(生)、酸奶、牛奶、藕粉、四季豆、大豆、花生
55~75	荞麦面条、荞麦面馒头、黄豆桂面、芒果、菠萝、西瓜、蜂蜜、熟土豆、南瓜、小米、胡萝卜、玉米粉、大麦粉、山药
>75	大米饭、白小麦面面包、白小麦面馒头、白糖、葡萄糖、馒头、熟甘薯、面条、烙饼、油条、玉米片、面包

（四）痛风

痛风为人体嘌呤代谢异常、血尿酸增高引起组织损伤的一组疾病，表现为高尿酸血症，急性关节炎反复发作、痛风结石、痛风性肾病等，饮食治疗的目的是通过限制嘌呤食物，降低血尿酸，防止痛风的急性发作。建议的膳食原则是：

1. 避免含嘌呤高的食物，如动物内脏、沙丁鱼、凤尾鱼、小鱼干及浓汤汁、火锅汤等；选用含嘌呤少的牛奶、鸡蛋、蔬菜、水果；因细粮含嘌呤量较粗粮少，故宜选择细粮。

2. 限制总能量，限制饱和脂肪酸，保持适宜体重。痛风患者体重多超重，如能量较正常减少10%~15%，则以利减肥；临床资料显示，缓慢稳定降低体重后，血尿酸水平可下降。

3. 多吃新鲜蔬菜水果，补充维生素和矿物质，同时蔬菜水果属于碱性食物，有利尿酸盐的溶解。

4. 多饮水，忌饮酒。液体摄入多可促使尿酸排出，预防尿酸性肾结石；每日应饮水2000mL以上，为8~10杯水；为防止夜间尿浓缩，夜间也应补充水分。饮料以白开水、淡茶水、鲜果汁、豆浆为宜。饮酒不利于尿酸排出，空腹酗酒常是痛风急性发作的诱因，而啤酒本身含大量嘌呤，不适于饮用。

【技能训练】

一、案例讨论

1. 计算该男性的体质指数

答：该男性的体质指数：$88 \div 1.65^2 = 32.3 kg/m^2$

2. 根据体质指数判断该男性营养状况

该男性体质指数大于$28 kg/m^2$，故该男性的营养状况为肥胖。

3. 根据该男性的具体情况给予个性化的膳食营养指导

(1)控制(减少)总能量的摄入。

(2)控制(减少)膳食脂肪的摄入,如减少肥肉等动物性食物的摄入。

(3)减少肉类摄入量,多吃新鲜蔬菜和水果。

(4)饮食定时定量,吃好早餐。

(5)特别要求:减少应酬,改变生活方式,早睡早起,限制饮酒量。

二、技能演练

按照国家法律法规要求设计一款保健品的标签。

过程性考核:

一、选择题(10题)

1.膳食营养素参考摄入量是一组每日平均膳食营养素摄入量的参考值,包括(ABD)。

A. EAR   B. RNI   C. AD   D. UL

2.痛风建议的膳食原则是避免含嘌呤高的食物,限制总能量、多吃新鲜(AB)、补充维生素和矿物质,多饮水,忌饮酒。

A. 蔬菜   B. 水果   C. 豆类   D. 谷物

3.动脉粥样硬化建议选择的食物为(ABCD),鱼类、禽类、低脂奶类等。

A. 蔬菜   B. 水果   C. 豆类   D. 谷物

4.我国的保健食品主要分为两类(C)、声称具有特定保健功能的食品。

A. 营养素添加剂   B. 矿物质添加剂   C. 营养素补充剂   D. 矿物质补充剂

5.将世界不同地区的膳食结构分为四类(BD)、以植物性食物为主的膳食结构、以动物性食物为主的膳食结构。

A. 中式膳食结构   B. 动植物食物平衡的膳食结构

C. 日本膳食结构   D. 地中海膳食结构

6.保健食品(又称功能食品)以其调节(A)、增强机体防御力、预防疾病、促进健康等特殊的保健功能的食品。

A. 人体生理功能 B. 酸碱平衡   C. 氨基酸平衡   D. 能量

7.平衡膳食是指同时在四个方面使膳食营养供给与生理需要之间建立起平衡关系。即(BC)能量营养素构成平衡,各种营养素摄入量之间平衡。

A. 人体生理功能 B. 酸碱平衡   C. 氨基酸平衡   D. 能量

8.膳食指南是根据营养学原则,(B),教育人民群众采用(A),以达到(C)促进健康为目的的指导性意见。中国居民膳食指南由一般人群膳食指南、特定人群膳食指南和中国居民平衡膳食实践三个部分组成。

A. 平衡膳食   B. 结合国情   C. 合理营养   D. 控制体重

9.高血压病人膳食指导以(ABC)为基本原则。

A. 低盐   B. 低脂   C. 控制体重   D. 合理营养

10.保健食品注册是指国家(D)根据(A)的申请,依照法定程序、条件和要求,对申请注册的保健食品的安全性、有效性、质量可控性以及标签说明书内容等进行系统评价和审查,并决定是否准予其注册的审批过程:包括对(B)和(C)。

A. 申请人　　　　　　　　　　B. 产品注册申请变更申请

C. 技术转让产品注册申请的审批　D. 食品药品监督管理局(SFDA)

二、简答题(5 题)

1.营养素分类是什么?

2.怎样鉴别保健品?

3.食物的分类?

4.2 型糖尿病膳食管理原则?

5.中国居民传统的膳食结构特点?

课件资源

任务五　中医与康复健康干预

案例导入:

2013 年国家开始每年为老年人提供 1 次中医药健康管理服务,内容包括中医体质辨识和中医药保健指导。根据 2017 年《国家基本卫生服务技术规范》关于老年人中医药健康管理服务内容编写。

老年人中医药健康管理服务记录表见表 3-5-1。

表 3-5-1　老年人中医药健康管理服务记录表

姓名:　　　　　　　　　　　　　　　　　　　　　　　　　　编号□□□-□□□□□

请根据近一年的体验和感觉,回答以下问题。	没有(根本不/从来没有)	很少(有一点/偶尔)	有时(有些/少数时间)	经常(相当/多数时间)	总是(非常/每天)
(1)您精力充沛吗?(指精神头足,乐于做事)	1	2	3	4	5
(2)您容易疲乏吗?(指体力如何,是否稍微活动一下或做一点家务劳动就感到累)	1	2	3	4	5
(3)您容易气短,呼吸短促,接不上气吗?	1	2	3	4	5
(4)您说话声音低弱无力吗?(指说话没有力气)	1	2	3	4	5
(5)您感到闷闷不乐、情绪低沉吗?(指心情不愉快,情绪低落)	1	2	3	4	5
(6)您容易精神紧张、焦虑不安吗?(指遇事是否心情紧张)	1	2	3	4	5
(7)您因为生活状态改变而感到孤独、失落吗?	1	2	3	4	5

请根据近一年的体验和感觉,回答以下问题。	没有（根本不/从来没有）	很少（有一点/偶尔）	有时（有些/少数时间）	经常（相当/多数时间）	总是（非常/每天）
（8）您容易感到害怕或受到惊吓吗？	1	2	3	4	5
（9）您感到身体超重不轻松吗？（感觉身体沉重）〔BMI 指数＝体重（kg）/身高（m）²〕	1（BMI<24）	2（24≤BMI<25）	3（25≤BMI<26）	4（26≤BMI<28）	5（BMI≥28）
（10）您眼睛干涩吗？	1	2	3	4	5
（11）您手脚发凉吗？（不包含因周围温度低或穿的少导致的手脚发冷）	1	2	3	4	5
（12）您胃脘部、背部或腰膝部怕冷吗？（指上腹部、背部、腰部或膝关节等,有一处或多处怕冷）	1	2	3	4	5
（13）您比一般人耐受不了寒冷吗？（指比别人容易害怕冬天或是夏天的冷空调、电扇等）	1	2	3	4	5
（14）您容易患感冒吗？（指每年感冒的次数）	1 一年<2 次	2 一年感冒 2~4 次	3 一年感冒 5~6 次	4 一年 8 次以上	5 几乎每月
（15）您没有感冒时也会鼻塞、流鼻涕吗？	1	2	3	4	5
（16）您有口黏口腻,或睡眠打鼾吗？	1	2	3	4	5
（17）您容易过敏？（对药物、食物、气味、花粉或在季节交替、气候变化时）吗	1 从来没有	2 一年 1、2 次	3 一年 3、4 次	4 一年 5、6 次	5 每次遇到上述原因都过敏
（18）您的皮肤容易起荨麻疹吗？（包括风团、风疹块、风疙瘩）	1	2	3	4	5
（19）您的皮肤在不知不觉中会出现青紫瘀斑、皮下出血吗？（指皮肤在没有外伤的情况下出现青一块紫一块的情况）	1	2	3	4	5
（20）您的皮肤一抓就红,并出现抓痕吗？（指被指甲或钝物划过后皮肤的反应）	1	2	3	4	5
（21）您皮肤或口唇干吗？	1	2	3	4	5
（22）您有肢体麻木或固定部位疼痛的感觉吗？	1	2	3	4	5
（23）您面部或鼻部有油腻感或者油亮发光吗？（指脸上或鼻子）	1	2	3	4	5
（24）您面色或目眶晦黯,或出现褐色斑块/斑点吗？	1	2	3	4	5
（25）您有皮肤湿疹、疮疖吗？	1	2	3	4	5
（26）您感到口干咽燥、总想喝水吗？	1	2	3	4	5
（27）您感到口苦或嘴里有异味吗？（指口苦或口臭）	1	2	3	4	5
（28）您腹部肥大吗？（指腹部脂肪肥厚）	1（腹围<80cm,相当于2.4 尺）	2（腹围80~85cm,2.4~2.55 尺）	3（腹围86~90cm,2.56~2.7 尺）	4（腹围91~105cm,2.71~3.15 尺）	5（腹围>105cm 或3.15 尺）

续表

请根据近一年的体验和感觉,回答以下问题。	没有 (根本不/ 从来没有)	很少 (有一点/ 偶尔)	有时 (有些/ 少数时间)	经常 (相当/多 数时间)	总是 (非常/ 每天)
(29)您吃(喝)凉的东西会感到不舒服或者怕吃(喝)凉的东西吗?(指不喜欢吃凉的食物,或吃了凉的食物后会不舒服)	1	2	3	4	5
(30)您有大便黏滞不爽、解不尽的感觉吗?(大便容易粘在马桶或便坑壁上)	1	2	3	4	5
(31)您容易大便干燥吗?	1	2	3	4	5
(32)您舌苔厚腻或有舌苔厚厚的感觉吗?(如果自我感觉不清楚可由调查员观察后填写)	1	2	3	4	5
(33)您舌下静脉瘀紫或增粗吗?(可由调查员辅助观察后填写)	1	2	3	4	5

体质类型	气虚质	阳虚质	阴虚质	痰湿质	湿热质	血瘀质	气郁质	特禀质	平和质
体质辨识	1.得分 2.是 3.倾向是	1.得分 2.是 3.倾向是	1.得分 2.是 3.倾向是	1.得分 2.是 3.倾向是	1.得分 2.是 3.倾向是	1.得分 2.是 3.倾向是	1.得分 2.是 3.倾向是	1.得分 2.是 3.倾向是	1.得分 2.是 3.基本是
中医药保健指导	1.情志调摄 2.饮食调养 3.起居调摄 4.运动保健 5.穴位保健 6.其他	1.情志调摄 2.饮食调养 3.起居调摄 4.运动保健 5.穴位保健 6.其他	1.情志调摄 2.饮食调养 3.起居调摄 4.运动保健 5.穴位保健 6.其他	1.情志调摄 2.饮食调养 3.起居调摄 4.运动保健 5.穴位保健 6.其他	1.情志调摄 2.饮食调养 3.起居调摄 4.运动保健 5.穴位保健 6.其他	1.情志调摄 2.饮食调养 3.起居调摄 4.运动保健 5.穴位保健 6.其他	1.情志调摄 2.饮食调养 3.起居调摄 4.运动保健 5.穴位保健 6.其他	1.情志调摄 2.饮食调养 3.起居调摄 4.运动保健 5.穴位保健 6.其他	1.情志调摄 2.饮食调养 3.起居调摄 4.运动保健 5.穴位保健 6.其他
填表日期	年　　月　　日			医生签名				

填表说明

1. 该表采集信息时要能够反映老年人近一年来平时的感受,避免采集老年人的即时感受。
2. 采集信息时要避免主观引导老年人的选择。
3. 记录表所列问题不能空项,须全部询问填写。
4. 询问结果应在相应分值内划"√",并将计算得分填写在相应空格内。
5. 体质辨识:医务人员应根据体质判定标准表(附件2)进行辨识结果判定,偏颇体质为"是""倾向是",平和体质为"是""基本是",并在相应选项上划"√"。
6. 中医药保健指导:请在所提供指导对应的选项上划"√",可多选。其他指导请注明。

体质判定标准见表3-5-2。

表 3-5-2　体质判定标准表

姓名:　　　　　　　　　　　　　　　　　　　　　　　　　　　　　　　　编号□□□-□□□□□

体质类型及对应条目	条件	判定结果
气虚质(2)(3)(4)(14) 阳虚质(11)(12)(13)(29) 阴虚质(10)(21)(26)(31) 痰湿质(9)(16)(28)(32) 湿热质(23)(25)(27)(30) 血瘀质(19)(22)(24)(33) 气郁质(5)(6)(7)(8) 特禀质(15)(17)(18)(20)	各条目得分相加≥11分	是
	各条目得分相加9~10分	倾向是
	各条目得分相加≤8分	否

续表

体质类型及对应条目	条件	判定结果
平和质(1)(2)(4)(5)(13) (其中,(2)(4)(5)(13)反向计分, 即1→5,2→4,3→3,4→2,5→1)	各条目得分相加≥17分, 同时其他8种体质得分都≤8分	是
	各条目得分相加≥17分,同时其他8 种体质得分都≤10分	基本是
	不满足上述条件者	否

填表说明

1. 该表不用纳入居民的健康档案。

2. 体质辨识结果的准确性取决于接受服务者回答问题准确程度,如果出现自相矛盾的问题回答,则会出现自相矛盾的辨识结果,需要提供服务者核对其问题回答的准确性。处理方案有以下几种:

(1)在回答问题过程中及时提醒接受服务者理解所提问题。

(2)出现两种及以上判定结果即兼夹体质是正常的,比如气阴两虚,则两个体质都如实记录,以分数高的为主要体质进行指导。

(3)如果出现判定结果分数一致,则由中医师依据专业知识判定,然后进行指导。

(4)如果出现既是阴虚又是阳虚这样的矛盾判定结果,要返回查找原因,帮助老年人准确采集信息,必要时候由中医师进行辅助判定。

(5)如果出现每种体质都不是或者无法判断体质类型等情况,则返回查找原因,或需两周后重新采集填写。

请思考并回答以下问题:

1. 请简述社区老年人进行中医体质辨识的意义?

2. 社区老年人中医药健康管理服务内容体现了治未病的哪些理念和方法?

任务实施:

【知识学习(理论知识)】

一、中医学基础知识

中医是形成于古代中国,历经数千年发展的一门独特的医疗体系,是一种以中医药理论与实践经验为主体,研究人类生命活动中健康与疾病转化规律及其预防、诊断、治疗、康复和保健的传统医学。

(一)中医基础理论

中医学以中国古代阴阳五行学说和精气学说作为理论基础,将人体看成是气、形、神的统一体,通过望、闻、问、切,四诊合参的方法,探求病因、病性、病位,分析病机及人体内五脏六腑、经络关节、气血津液的变化,判断邪正消长,进而以辩证论治为原则,制定"汗、吐、下、和、温、清、补、消"等治法,使用中药、针灸、推拿按摩、拔罐、气功、食疗等多种治疗手段,使人体达到阴阳调和而康复。

中医理论中的主要学说有:

1. 精气学说

在古代中国哲学理论中,气被认为是构成天地万物的原始物质。气的运动称为"气机"，有"升降出入"四种形式。由运动而产生的各种变化，称为"气化"，天地之精气化生为人。但气可养人，也可伤人。人体生病，是因为感受邪气。气的升降出入失调也可致病。

2. 阴阳学说

阴阳是宇宙中相互关联的事物或现象对立双方属性的概括。中医采用阴阳学说解释人体的组织结构、生理功能、病理变化，并指导疾病的诊断、治疗和预防。例如，按中医理论，五脏为阴，六腑为阳；五脏之中，心肺为阳，肝脾肾为阴；心肺之中，心又为阳，而肺为阴；从病理上来说，认为阳盛则热，阴盛则寒，阳虚则寒，阴虚则热；从诊断上，望诊时黄、赤为阳，青、白、黑为阴，脉象浮、数、洪、滑为阳，迟、沉、细、涩为阴；从药物上，认为药有四气五味、升降浮沉的特性，寒热温凉四气中，温热属阳，寒凉为阴等。

3. 五行学说

五行学说认为，世界万物，皆由木、火、土、金、水五行构成，而事物和现象的发展变化，都是这五种物质不断运动和相互作用的结果，自然界的一切事物和现象也都可按照木、火、土、金、水的性质和特点归纳为五个系统或类别。

4. 藏象学说

藏象，也称脏象。藏，指人体内的五脏六腑，通称为脏腑。象，其义有二：一指"形象"，即脏腑的解剖形态；二指"征象"，即脏腑表现于外的生理病理。透过外在"象"的变化，以测知内在"藏"的生理病理状态，称为"从象测藏"。即"视其外应，以知其内脏"。

5. 气血精津学说

气、血、精、津液是构成和维持人体生命活动的基本物质。气的生成源自先天与后天。禀受于父母的精气，称为"先天之气"。肺吸入自然的清气，与脾胃运化水谷产生的水谷之气，合称为"后天之气"。气的"升降出入"运动失常，称为"气机不调"。其表现形式有气滞、气郁、气逆、气陷、气脱、气闭等。

6. 经络学说

经络是经脉和络脉的总称。经络是人体运行气血、联络脏腑形体官窍、沟通上下内外的通道。经络系统包括十二经脉、十二经别、奇经八脉、十五别络、浮络、孙络、十二皮部、十二经脉等。其中，十二经脉是经络系统纵行的主干，大多循行于人体深部，有确定的循行路径，而络脉是经脉的分支，循行于较浅部位，网络全身无处不至。

7. 中医病因学说

病因即导致疾病发生的原因，又称病原、病源、病邪等。《黄帝内经》将病因分为阴阳两类；汉代张仲景在《金匮要略》中，把病因分为三类；宋代陈无择提出"三因学说"；近代则将病因分为：外感病因、内伤病因、继发病因，其他病因还有外伤、寄生虫、胎传、诸毒等。

（二）中医主要诊断和治疗方法

1. 中医诊断方法

中医诊断主要是通过"四诊"，即望诊、闻诊、问诊、切诊，获取病情资料，进而以中医理论进行分析、辨别和综合,明确病证。

(1)四诊。

中医诊断的手段,可概括为"四诊"即望诊、闻诊、问诊、切诊。

①望诊。

观察神、色、形、态,以及身体局部分泌物、排泄物的外观,其中以望面部和望舌为重点。望面色一般为:面色白主虚寒,赤主热,黄主脾虚、湿困,青主瘀、寒、痛,黑主肾虚、寒、水、瘀。望舌主要是观察舌质和舌苔两个方面的变化。舌质,又称舌体,是舌的肌肉脉络组织。舌苔,是舌体上附着的一层苔状物,由胃气所生。舌质淡红,舌苔薄白为正常。舌质淡白主寒、虚,红绛主热,青紫主寒凝血瘀,白苔主寒证、表证,黄苔主热证、里证。

②闻诊。

包括耳闻和鼻嗅。

③问诊。

是获取病情资料的主要途径。概括为"十问歌":一问寒热二问汗,三问头身四问便,五问饮食六问胸,七聋八渴俱当辨,九问旧病十问因,再兼服药参机变,妇女尤必问经期,迟速闭崩皆可见。

④切诊。

现在分为脉诊和按诊,但古代中医中主要是指切脉。切脉的部位,一般在手太阴肺经的寸口,即现代解剖中桡骨茎突内侧桡动脉所在部位。每侧寸口又分寸、关、尺三部,两手合而为六部脉,不同部位对应不同脏腑,称为"三部九候"。

(2)辨证论治,又称辨证施治。

是中医认识疾病和治疗疾病的基本原则,是中医学对疾病特有的一种研究和处理方法。所谓辨证就是根据望、闻、问、切四诊所收集的资料,通过分析、综合,辨清疾病的病因、性质、部位,以及邪正之间的关系,概括判断为某种性质的病证。论治又称施治,是根据辨证的结果,确定相应的治疗方法。辨证和论治是诊治疾病过程中相互联系不可分离的两部分。辨证是决定治疗的前提和依据,论治是治疗的手段和方法。通过论治的效果可以检验辨证的正确与否。临床常用的辨证方法主要有八纲辨证、气血津液辨证、脏腑辨证、六经辨证、卫气营血辨证、三焦辨证、经络辨证。

2. 中医主要治疗方法

中医的主要治疗方法有中药、针灸、推拿按摩、拔罐、气功、食疗等。

(1)中药。

中医最主要的治疗手段是采用中药。中药品种,据李时珍《本草纲目》记载有1892种,后来,赵学敏《本草纲目拾遗》又增加了716种之多,各地又有民间应用药草出现,估计现有的中药有3000种左右。这些中药来源包括动物、植物、矿物,而以植物占大多数。因此,中医药物书籍称作"本草"。中医对于药理的研究采用阴阳、五行学说来区别药物的性能,分为气和味两大类。药性的气分为四种即寒、热、温、凉。四种之外,味分五味即酸、苦、甘、辛、咸。用多种药物配成的处方,称作方剂。方剂的组成,分君、臣、佐、使四项。其剂型常用的有丸、散、膏、丹、酒、汤等几类。

（2）针灸。

是中医针法和灸法的总称。针法是用特制的金属针,按一定取穴原则,刺入患者体内,运用操作手法以达到治病的目的。灸法是把燃烧着的艾绒温热穴位的皮肤表面,利用热刺激来治病。

针灸是迄今在国际上被广泛接受的中医传统治疗方法。1996 年 1 月世界卫生组织有关机构曾提出 64 种针灸适应证,包括进行过随机对照试验的针灸适应证,如戒酒、变应性鼻炎（花粉症）、面瘫、运动系统慢性疼痛（颈、肩脊柱、膝等）、高血压、经前期紧张症等;有足够数量的患者为样本,无随机性对照试验的针灸适应证,如急性扁桃体炎和急性咽喉炎、肠道激惹综合征、单纯性肥胖等;以及有反复的临床报道或有一些试验依据的针灸适应证,如便秘、缺乳、呃逆、尿失禁等。

（3）推拿按摩。

推拿,又称按摩,是以中医理论为指导,推拿医生运用推拿手法或借助于一定的推拿工具作用于患者体表的特定部位或穴位来治疗疾病的一种治疗方法,属于中医外治法之一。

（4）拔罐。

拔罐法又名"火罐气""吸筒疗法",古称"角法",是一种以杯罐作为工具借热力排去其中的空气产生负压,使其吸着于皮肤,造成局部充血或瘀血的一种疗法。古代医家在治疗疮疡脓肿时用它来吸血排脓,后来又扩大应用于肺痨、风湿等内科疾病。中医认为拔罐可以疏通经络、调整气血、开泄腠理、扶正祛邪。拔罐常用于治疗腰背部肌疼痛,也用于治疗头痛眩晕、眼肿、咳嗽、气喘、腹痛等。常用的罐有竹筒火罐、陶瓷火罐、玻璃火罐、角制罐、紫铜罐等。

（5）气功。

气功是一种以调整呼吸、身体活动和意识为手段的身心锻炼方法。气功的种类繁多,主要可分为动功和静功。动功是指以身体的活动为主的气功,而静功是指身体不动,只靠意识、呼吸的自我控制来进行的气功。大多数气功方法是动静结合。

（6）食疗。

食疗又称食治,即利用食物来影响机体各方面的功能,从而达到保健、愈疾、防病的一种方法。中医认为,食物本身具有"养"和"疗"两方面的作用,自古以来,食疗在中医养生和治病中都占有重要地位。

二、中医养生学

中医养生是传统中医学的一个组成部分,其目的是颐养身心、增强体质、预防疾病、延年益寿,采用的主要方法包括养精神、调饮食、服药饵、练形体、慎房事、适寒温等。

饮食养生强调食养、食节、食忌、食禁等;传统的运动养生有太极拳、八段锦、易筋经等。

针灸、按摩、推拿、拔火罐等,也常被用作养生保健。

古代养生家、医家认为,人的正常寿命应在百岁到一百二十岁之间。养生的主要目的即为"尽享天年"。近几年来,中医"治未病"理论得到广泛重视,其主要内容包括未病先防、既病防变和愈后防复。"未病先防"既是养生的手段,也是养生的重要目的。

(一)中医养生学的基本理论

中医养生学以传统中医学的理论和古代哲学思想为指导,以"天人相应"和"形神合一"的整体观为出发点,主张从综合分析的角度去看待生命和生命活动。养生方法以保持生命活动的动静互涵、平衡协调为基本准则。主张"正气为本",提倡"预防为主",要求人们用持之以恒的精神,自觉地、正确地运用养生保健的知识和方法,通过自养自疗,提高身体素质和抗衰防病的能力,达到延年益寿的目的。

(二)中医养生方法

1. 中医养生的基本原则

(1)协调脏腑。

是通过一系列养生手段和措施来实现的,协调的含义:一是强化脏腑的协同作用,增强机体新陈代谢的活力;二是纠偏,当脏腑间偶有失和,及时予以调整。作为养生的指导原则,贯彻在各种养生方法之中,如四时养生、精神养生、饮食养生、运动养生。

(2)畅通经络。

在养生方法中主要形式有两种,一是活动筋骨,以求气血通畅,用动作达到"动形以达郁"的锻炼目的。二是开通任督二脉,营运大小周天(气功)。

(3)清静养神。

以养神为目的,以清静为大法。一是所谓"恬淡虚无"之态,其气即可绵而生;二是少思少虑,用神而有度,不过分劳耗心神,使神不过用;三是常乐观,和喜怒,无邪念妄想,用神而不躁动,专一而不杂,可安神定气。这些养生原则,在传统养生方法中均有所体现。

(4)节欲葆精。

中医认为,男女生殖之精,是人体先天生命之源泉,不宜过分泄漏,如果纵情泄欲,会使精液枯竭,真气耗散而致未老先衰。欲达到养精的目的,在传统养生法中,调摄情志、四时养生、起居养生等诸法中均贯彻了这一养生原则。

(5)调息养气。

养气主要从两方面入手,一是保养元气,二是调畅气机,中医有吐纳、胎息、气功诸法,重调息以养气。在调息的基础上,还有导引、按摩、健身术以及针灸诸法,活动筋骨、激发经气、畅通经络。

(6)持之以恒。

养生必须贯穿人生的自始至终。中国古代养生家非常重视整体养生法。明代张景岳特别强调胎孕养生保健和中年调理的重要性。刘完素在《素问病机气宜保命集》指出:"人欲抗御早衰,尽终天年,应从小入手,苟能注重摄养,可收防微杜渐之功"。

2. 常用中医养生方法

(1)精神养生。

就是在"天人相应"整体观念的指导下,通过怡养心神、调摄情志。调神之法包括清静养神、立志养德、开朗乐观、调畅情志、心理平衡等方面。

①清静养神。

方法主要包括少私寡欲:"是以志闲而少欲,心安而不惧,形劳而不倦,气从以顺,各从其欲,皆得所愿……专心致志,志向专一,排除杂念,驱逐烦恼。

②立志养德。

意志具有统率精神,调和情志,抗邪防病等作用,意志坚强与否与健康密切相关。

③修身养性,开朗乐观。

唐代孙思邈在《备急千金要方》中说:"性既自喜,内外百病皆悉不生,祸乱灾害亦无由作,此养性之大经也。"

④调摄情绪。

《备急千金要方》指出:"人生切要知三戒,大怒、大欲、并大醉,三者若还有一焉,须防损失真元气。"老庄提出"宠辱不惊"之处世态度。

(2)起居作息养生。

①和谐自然。

中国养生家历来十分强调人与自然的和谐。中医认为,自然环境的优劣,直接影响人的寿命的长短。

②起居有常。

中医养生家认为起卧休息只有与自然界阴阳消长的变化规律相适应,才能有益于健康。也就是古人所说的"日出而作,日入而息",这样可以起到保持阴阳运动平衡协调的作用。

③劳逸适度。

孙思邈《备急千金要方·道林养性》说:"养生之道,常欲小劳,但莫疲及强所不能堪耳。"主张劳逸"中和",有常有节。

(3)饮食养生。

饮食养生,就是按照中医理论,调整饮食,注意饮食宜忌,合理地摄取食物,以增进健康,益寿延年的养生方法。其目的在于补益精气,纠正脏腑阴阳之偏颇,抗衰延寿。中医尤其注意饮食禁忌。饮食养生,大要有四:一要"和五味",即食不可偏,要合理配膳,全面营养;二要"有节制",即不可过饱,亦不可过饥,食量适中,方能收到养生的效果;三要注意饮食卫生,防止病从口入;四要因时因人而宜。

(4)房事养生。

古代养生家认为,男女房事,实乃交换阴阳之气,固本还元,只要行之有度,对双方都有益处。古代养生家将独宿作为节制房事和养生保健的重要措施之一。中医养生,更强调节制房事,行房有度。

（5）运动养生。

运用传统的体育运动方式进行锻炼,以活动筋骨,调节气息,静心宁神来畅达经络,疏通气血,和调脏腑,达到增强体质、益寿延年的目的,这种养生方法称为运动养生,又称为传统健身术。

（6）娱乐养生。

各种娱乐活动如琴棋书画、花木鸟鱼、旅游观光、艺术欣赏等,可怡神养性,防病健身。琴、棋、书、画,被古人称为四大雅趣,也是娱乐养生的主要形式和方法。

（7）针灸按摩保健养生。

针、灸、按摩是祖国医学中的重要组成部分。它不仅是中医治疗的重要手段,也是中医养生学中的重要保健措施和方法。利用针、灸、按摩进行保健强身,是中医养生法的特色之一。

①针刺保健。

是用毫针刺激一定的穴位,运用迎、随、补、泻的手法以激发经气,使人体新陈代谢功能旺盛起来,达到强壮身体,益寿延年的目的,这种养生方法称为针刺保健。针刺保健的作用,主要为通经络、调虚实、和阴阳。操作时,可选用单穴,也可选用几个穴位为一组进行。常用的养生保健穴位有足三里、曲池、三阴交、关元、气海等。

②保健灸法。

是在身体某些特定穴位上施灸,以达到和气血、调经络、养脏腑、益寿延年的目的。艾灸从形式上分,可分为艾炷灸、艾条灸、温针灸三种;从方法上分,又可分为直接灸、间接灸和悬灸三种。保健灸则多以艾条灸为常见,而直接灸、间接灸和悬灸均可采用。

③推拿按摩。

按摩古称"按跷",是运用手和手指按摩人体特定部位或穴位。其作用为疏通经络、行气活血、调和营卫、平衡阴阳。

保健按摩法多以自我按摩为主,保健按摩法有熨目:两手相摩擦,搓热后将手掌放于两眼之上,这就是熨眼,如此反复熨眼三次,然后用食指、中指无名指轻轻按压眼球,稍停片刻;摩耳:两手掌按压耳孔,再骤然放开,连续做十几次,然后用双手拇指、食指循耳廓自上而下按摩 20 次,再用同样方法按摩耳垂 30 次,以耳部感觉发热为度;按双眉:用双手拇指关节背侧按摩双眉,自眉头至眉廓,经攒竹、鱼腰、鱼尾、丝竹空等穴,做时可稍稍用力,自己感觉略有酸痛为度,可连续按摩 5~10 次;摩腹:用手掌面按在腹上,先以顺时针方向,再以逆时针方向,各摩腹 20 次,立、卧均可,饭后、临睡前均可进行;摩涌泉:用左手拇指按摩右足涌泉穴,用右手按摩左足,按摩时可反复摩搓 30~50 次,以足心感觉发热为度。

（8）药物养生。

中医认为,药物养生,用之得当可补虚、泻实,调整阴阳,固护先天、后天,从而起到益寿延年的作用。其应用原则包括:不盲目进补;补勿过偏;辨证进补;盛者宜泻;泻不伤正;用药宜缓等。

中医列出的有延年益寿作用的中药有很多,这类药品,一般均有补益作用,同时也能疗疾,即有病祛病,无病强身延年。按其功用分补气、养血、滋阴、补阳四类,补气类:如人参、黄芪、茯苓、山药、薏苡仁;养血类:如熟地黄、龙眼肉、阿胶、紫河车;滋阴类:如枸杞子、玉竹、黄精、桑葚、女贞子等;补阳类:如菟丝子、鹿茸、肉苁蓉、杜仲等。

三、康复医学

(一)康复医学的基本概念

1.康复与康复医学

(1)康复(rehabilitation)。

定义较为复杂,1981年世界卫生组织(WHO)对康复的最新定义是:综合地、协调地应用医学的、教育的、社会的、职业的各种方法使病、伤、残者(包括先天性残疾)已经丧失的功能尽快地、最大可能地得到恢复和重建,使他们在体格上、精神上、社会上和经济上的能力得到尽可能的恢复,重新走向生活、工作和社会。

根据工作内容和服务方式不同,康复可以分为五个方面:

①医学康复(medical rehabilitation)。

是指通过应用医学的方法和手段帮助病、伤、残者实现全面康复的目标,包括药物、手术、物理疗法等治疗手段,是康复的首要内容和基础。

②教育康复(educational rehabilitation)。

即通过特殊教育和培训促进康复,包括对肢体残疾进行的普及教育,对视力、听力、语言、智力及精神残疾者进行的特殊教育,以及对全民进行康复知识普及与预防的教育。

③职业康复(vocational rehabilitation)。

即恢复就业能力、取得就业机会的康复,包括职业评定、职业咨询、职业培训和职业指导等连续的过程,最终使残疾者能找到合适的工作。

④社会康复(social rehabilitation)。

即在社会层面上采取与社会有关的措施,促使残疾人重返社会。包括为残疾人建立无障碍设施;改善经济环境,最大限度地获得经济能力的恢复;改善法律环境,维护和保障残疾人的基本权益等。是实现医学康复、教育康复和职业康复目标的最终保证。

⑤康复工程(rehabilitation engineering)。

即应用现代工程学的原理和方法,研究残疾人康复过程中的工程技术问题,通过假肢、矫形器、辅助工具以及环境改造等途径,最大限度地帮助残疾人恢复躯体功能。

(2)康复医学。

康复医学是一门具有独立的理论基础、功能评定方法、治疗技能和规范的医学应用的学科,旨在预防和改善服务对象的功能障碍,提高生活质量,回归家庭、社会、学习、工作。

①康复医学的内容包含康复基础学、康复评定学、康复治疗学、康复临床学和社区康复

学等。

②康复医学工作模式与康复评定会由多学科、多专业人员组成康复团队，共同致力于患者功能康复。由康复医师召集物理治疗师、作业治疗师、言语治疗师、康复护师、心理医生、假肢及矫形器技师、社会工作者、营养师以及相关科室医生等出席康复评定会，确认患者的功能障碍、制订康复目标，并制订、修正系统康复计划等。

③生物—心理—社会康复模式：从自然哲学医学模式，到生物医学模式，再到生物—心理—社会康复模式，现代康复综合考虑生物、心理及环境因素之间的联系与影响，认为人类疾病的治疗方法除了传统的生物学方法以外，还应当包括社会科学和心理学方法。现代康复医学以患者为中心，以人与环境和谐适应为基础，鼓励患者重新拥有生活的勇气和信心，积极进行康复训练。充分动员社会各阶层力量，为患者提供舒适的社会生活环境，帮助患者融入社会。

康复工作不仅针对疾病而且着眼于整个人，从生理上、心理上、社会上及经济能力上进行全面康复。

（3）服务对象。

①残疾人。

据世界卫生组织统计，目前残疾人占世界总人口 10% 左右。中国 2006 年第二次全国残疾人抽样调查统计结果显示，我国残疾人占全国总人口的比例为 6.34%，总数达 8296 万，涉及 2.6 亿家庭人口，其中有康复需求的残疾人接近 5000 万。截至 2020 年，据中国残疾人联合会统计的数据显示，中国各类残疾人总数已达 8500 万，其中仍有 1500 万以上残疾人生活在国家级贫困线以下，占贫困人口总数的 12% 以上。

②老年人。

随着衰老，老年人有不同程度的退行性改变，产生许多功能障碍。我国已经进入老年化社会，目前有 60 岁以上老年人 1.67 亿，其中约有 7000 多万老年人有康复需求。

③慢性病患者。

主要是指各种内脏疾病、神经疾病和运动系统疾病患者。这些患者往往由于疾病而减少身体活动，并因此产生继发性的功能衰退，除临床治疗外进行积极的康复治疗，有助于改善他们的躯体和心理功能，减轻残疾程度，提高生活的独立性。目前我国有康复需求的各类慢性病患者已近 2 亿人。

④疾病和损伤的急性期和恢复期患者。

急性期及恢复早期的许多疾病和损伤的患者需早期开展康复治疗，早期康复不仅可促进疾病的临床治愈预防并发症，而且也为疾病的后期功能康复创造了条件。如针对脑卒中、脑外伤、脊髓损伤、老年性认知功能损害等神经系统疾病患者进行的康复，对于外伤、骨关节病、骨折等骨关节疾病患者进行的康复；对于冠心病、高血压等内脏疾病患者进行的康复；对小儿脑瘫、孤独症等儿童疾病患者进行的康复等。这类人群已逐渐成为康复医学最主要的治疗对象。

⑤亚健康人群。

世界卫生组织将机体无器质性病变,但是有一些功能改变的状态称为"第三状态",我国称为"亚健康状态"。亚健康即指非病非健康状态,这是一类次等健康状态("亚"即"次等之意"),是介于健康与疾病之间的状态。对亚健康状态人群进行康复治疗干预有助于恢复健康,提高生活质量。

2. 残疾与残疾学

(1)残疾。

指由于各种躯体、身心、精神疾病或损伤以及先天异常所致人体解剖结构、生理功能的异常和(或)丧失,造成机体长期、持续或永久性的功能障碍状态,并影响到身体活动、日常生活、工作、学习和社会交往活动能力。

(2)残疾学。

针对残疾人及残疾状态,研究残疾病因、流行规律、表现特点、发展规律、结局以及评定、康复与预防的学科。

(3)残疾分类。

根据残疾的性质和特点可以分为:

①视力残疾。

指因各种原因导致双眼视力低下并且不能矫正或双眼视野缩小,以致影响其日常生活和社会参与。视力残疾包括盲及低视力。

②听力残疾。

指因各种原因导致双耳不同程度的永久性听力障碍,听不到或听不清周围环境声及言语声,以致影响其日常生活和社会参与。

③言语残疾。

指因各种原因导致的不同程度的言语障碍,经治疗一年以上不愈或病程超过两年,而不能或难以进行正常的言语交流活动,以致影响其日常生活和社会参与。包括:失语、运动性构音障碍、器质性构音障碍、发声障碍、儿童言语发育迟滞、听力障碍所致的言语障碍、口吃等。

④肢体残疾。

指人体运动系统的结构、功能损伤造成的四肢残缺或四肢、躯干麻痹(瘫痪)、畸形等导致人体运动功能不同程度丧失以及活动受限或参与局限。

⑤智力残疾。

指智力显著低于一般人水平,并伴有适应行为的障碍。此类残疾是由于神经系统结构、功能障碍,使个体活动和参与受到限制,需要环境提供全面、广泛、有限和间歇的支持。智力残疾包括在智力发育期间(18岁之前),由于各种有害因素导致的精神发育不全或智力迟滞;或者智力发育成熟以后,由于各种有害因素导致智力损害或智力明显衰退。

⑥精神残疾。

指各类精神障碍持续一年以上未痊愈,由于存在认知、情感和行为障碍,以致影响其日常生活和社会参与。自闭症一般划归为精神残疾范畴。

⑦多重残疾。

指同时存在视力残疾、听力残疾、言语残疾、肢体残疾、智力残疾、精神残疾中的两种或两种以上残疾。

(4)残疾分级。

各类残疾按残疾程度分为四级,残疾一级、残疾二级、残疾三级和残疾四级。残疾一级为极重度,残疾二级为重度,残疾三级为中度,残疾四级为轻度。多重残疾分级按所属残疾中残疾程度最重类别的分级确定其残疾等级。

(5)国际功能、残疾和健康分类。

世界卫生组织于1980年制定了"国际残疾分类"方案。2001年,世界卫生组织又修订通过了"国际功能、残疾、健康分类(International Classification of Functioning , Disability and Health,ICF)。用身体功能、个体功能、社会功能来表示健康功能状态。可以用残损、活动受限、参与局限评定残疾(图3-5-1)。

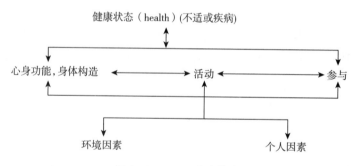

图 3-5-1 ICF 残疾模式

ICF 的开发为描述和分类健康以及健康相关领域提供了统一的国际化和标准化的语言,并为健康结局的测量提供了通用架构。ICF 弥补了传统上仅关注死亡和疾病的不足。

ICF 包括三个关键部分。①身体功能和结构:分别是指生理功能和解剖部分,缺失或偏离正常的身体功能和结构都被称为损伤。②活动:是指个体的任务执行情况,"活动受限"是指个人在执行中可能遇到的困难。③参与:指的是与生活状态有关的方面,"参与与局限"是个体投入生活情景中可能体验到的问题。涵盖性术语"功能和残疾"总结了这三个部分,它们与健康状况(例如障碍或疾病)以及个人和环境因素有关并且可能相互影响。

ICF 包括患者的功能残疾和健康的绝大多数重要方面,临床医生和健康专业人员能据此制订干预目标。它还包含大范围的功能、残疾以及健康相关生活质量测量项目的内容。

(二)康复医学的基本内容

康复医学的工作内容包括康复预防、康复功能评定和康复治疗三部分。

1. 康复预防

康复医学的首要任务是预防残疾的发生,保护患者的身体功能和各种能力。残疾预防是指在了解致残原因的基础上,积极采取各种有效措施途径,防止、控制或延迟残疾的发生。康复医学人员配合其他学科的工作人员进行残疾流行病学的研究,提出预防计划,从医疗卫生、安全防护、社会管理、宣传教育等方面提出综合性预防措施。残疾预防分为三级。

(1)一级预防。

预防可能导致残疾的各种损伤和疾病,避免发生原发性残疾的过程。残疾预防的主要目的是减少残损的发生率,通过有效的预防措施,可降低残疾发生率的70%。如通过对青少年进行运动锻炼和生活方式的调整,减少或预防冠心病以及脑血管病的发生,从而预防由此类疾病引起的残疾。

一级预防的主要措施包括免疫接种、预防性咨询及指导、预防性保健、避免引发残疾的危险因素、实行健康的生活方式、提倡合理行为及精神卫生、安全防护预防职业性工伤事故;加强学校、家庭、社会的宣传教育及交通安全教育,减少各种意外事故造成的残疾等。

(2)二级预防。

指疾病或损伤发生之后,采取积极主动的措施限制或逆转由损伤造成的残疾,可降低残疾发生率的 10%~20%。

二级预防的主要措施有通过残疾早期筛查、定期健康检查、控制危险因素改变不良生活方式、早期医疗干预、早期康复治疗、必要的药物治疗、必要的手术、及时提供系统的康复治疗等措施防止损伤后出现残疾。

(3)三级预防。

残疾已经发生,采取各种积极措施防止残疾恶化的过程,以减少残疾、残障给个人家庭和社会所造成的影响。

三级预防的措施有防止残疾变成残障或降低残障影响的各种措施,如通过各种康复治疗、安装假肢、训练等,对残疾者直接干预,以改善或提高躯体和心理功能;通过职业咨询和训练,提高生活自理能力,恢复或增强工作和学习能力;通过改变雇主和社会公众的态度和行为、保险等,促使残疾者重返家庭和社会。

2. 康复功能评定

(1)定义。

康复功能评定是康复医学领域内一门对功能障碍进行评定的专门诊断技术,是指在临床检查的基础上,对病、伤、残者的功能状况及其水平进行客观、定性和(或)定量的描述,并对结果做出合理解释的过程。

(2)评定目的。

判断患者功能障碍的性质、部位、范围、程度,制订相应的康复目标;确定患者尚存的代偿能力情况;找出功能障碍的发展、转归和预后;制订可行的康复治疗措施;决定康复治疗后患者回归及去向;根据治疗前后评定结果判定疗效等。

（3）评定过程。

①初期评定:在制订康复治疗计划和开始康复治疗前进行的首次评定,在患者入院初期完成,目的是全面了解患者功能状况和障碍程度、致残原因、康复潜力,并估计患者康复的预后,以此确定康复目标和制订康复治疗计划的依据。

②中期评定:在康复治疗中期进行的评定,目的是了解经过一段康复治疗后,患者功能改变情况,有无康复疗效,分析其原因,并以此作为调整康复治疗计划的依据,中期评定可多次进行。

③末期评定:在康复治疗结束时进行,目的是了解患者经过康复治疗后,患者总体功能状况,评价康复治疗效果,提出今后重返家庭和社会或进一步康复治疗的建议。

开展康复功能评定具有重要的临床意义,可以帮助医生确定患者功能障碍的部位和性质、障碍的程度、判断患者代偿能力、确定患者康复治疗目标、康复治疗方案及具体的治疗措施以及根据评定结果预测患者康复疗效、随时调整对患者的治疗计划、变更治疗措施,以获得更好的康复治疗效果,判断在康复治疗结束后患者的去向等。

④内容可按《国际功能、残疾和健康分类》(ICF 分类),从以下三个层面进行评定:身体功能和结构(损伤);活动(活动受限);参与(参与局限)。

目前常用的评定方法有:肌力评定、关节活动度评定、痉挛评定、感觉评定、协调和平衡功能评定、心肺功能评定、步态分析、神经电生理评定、失语症评定、构音功能评定、吞咽功能评定、语言发育迟缓评定、认知功能评定、感知觉评定、心理评定、日常生活活动能力评定、生活质量评定、就业能力评定等。

3. 康复治疗

（1）定义。

康复治疗(rehabilitation treatment)是为帮助患者获得知识和技能,最大限度获得躯体、精神和社会功能的一个主动的动态的过程。康复治疗可最大限度增加患者的运动功能,将残疾和残障降低到最低程度,从而促进活动能力和参与能力。

（2）康复治疗的特点。

①强调"以患者功能为中心"的战略。

目的是改善患者的功能及其障碍,使患者能独立完成功能活动,同时又能适应自己周围环境。

②强调患者主动参与。

在实施康复治疗前,获得患者的信任,让患者了解治疗方案,只有患者主动参与,才能保证康复治疗的有效性。

③康复团队模式。

康复治疗由多学科的专业人员组成康复治疗小组共同进行。在实施中虽有先后,但原则上主要治疗同步进行、穿插安排,以发挥康复小组共同作用模式,提高患者的康复治疗效果。

④终身康复治疗。

康复治疗应尽早介入,并贯穿于整个治疗的始终,患者应长期坚持,终身康复。脑血管意外、脊髓损伤等较严重的患者,患者急救后转入康复病房后要坚持三个月的康复治疗,出院后在家中或社区定期进行康复训练,重返职业后仍坚持康复训练。

(3)康复治疗常用手段。

康复治疗是康复医学日常工作的基本内容,最常用的康复治疗手段如下:

①物理治疗(physical therapy,PT)。

包括运动疗法(kinesitherapy)和物理因子治疗(electrophysical agency)。运动疗法是物理治疗的核心部分,主要是通过运动(力学方法)对身体的功能障碍和功能低下进行预防改善和功能恢复的治疗方法。物理因子治疗是使用电、光、声、磁、水、蜡等物理因子治疗手段,促进患者的康复。

②作业治疗(occupational therapy,OT)。

指针对病、伤残者的功能障碍,指导患者参与选择性、功能性活动的治疗方法。包括认知训练、感觉统合训练、矫形器具和自助具制作、康复环境设计及改造、社区及家庭生活技能训练等。如利用患者进食、梳洗、穿衣、轮椅与床间的转移等动作,改善患者日常生活能力;选用木工活、纺织、刺绣制陶、手工艺品制作等,改善患者双手功能等。其主要作用是减轻残疾、保持健康、增强患者参与社会、适应环境创造生活的能力。

③语言治疗(speech therapy,ST)。

针对脑卒中、颅脑外伤后、小儿脑瘫、头颈部肿瘤以及一些先天缺陷患者引起的交流能力障碍和口语发音障碍等进行评定,并进行训练和矫治的方法。常见交流能力障碍包括对语言的理解、表达和学习获得的障碍,如失语症、语言发育迟缓、口吃等。

④心理治疗(psychological therapy,PT)。

通过观察、谈话、实验和心理测验法(智力、人格、神经心理等)对患者的心理异常进行诊断,采用精神支持疗法、暗示疗法、催眠疗法、行为疗法、脱敏疗法、松弛疗法、音乐疗法和心理咨询等对患者进行心理治疗的方法。可以帮助患者改善心理危机、心理创伤、各种类型的神经症等,以重新恢复患者的自信心。

⑤康复护理(rehabilitation nursing,RN)。

用护理学方法照料残疾者,除治疗护理手段外,尚采用与日常生活活动有密切联系的训练方法帮助患者在病房中进行自理生活的训练。利用床上良好体位的摆放,预防患者关节肌肉的挛缩畸形;通过对患者进行肢体的被动运动防止患者出现肌肉萎缩和关节僵直;通过教给患者定时翻身和变换体位预防褥疮的发生;利用自助具的辅助,训练患者在病房中练习进食、穿衣等动作;加强患者的自理生活能力;通过进行膀胱护理和再训练,改善膀胱的功能。总之,这些训练的目的是使患者从被动接受他人的护理,转变为自己照料自己的自我护理等。

⑥康复工程(rehabilitation engineering,RE)。

应用现代工程学的原理和方法,恢复或重建患者功能的科学。通过研制功能代偿性用品如假肢矫形器或辅助器具的制作,使患者最大限度代偿或重建患者的躯体功能;通过康复评定设备和功能训练器械等,系统评定患者的运动功能,准确制订有效的治疗方案,以最大限度恢复患者的运动功能;通过设计无障碍建筑和环境改造等途径,方便残疾者室内和社区内的活动。

⑦中国传统医学康复(chinese traditional rehabilitation therapy)。

整理、发掘、研究、总结中国传统医学的理论和方法,解决康复医学中所面临问题的医学方法,包括按摩、太极拳、针灸、气功、推拿等。中国传统医学康复是中国医药宝库的组成部分,有独特的疗效,也是我国康复医学赶超国际先进水平的重要切入点。如推拿疗法、针灸疗法、气功疗法等。

⑧社会工作(social work,SW)。

是残疾人全面康复的组成部分,它是指从社会的角度推进医疗康复、教育康复、职业康复等工作,动员社会各界、各种力量为残疾人的生活、学习、工作和社会活动创造良好的社会环境,使他们能够平等参与社会生活并充分发挥自己的潜能,自强自立,享有与健全人同样的权利和尊严,并为社会履行职责作出贡献。

(三)康复医学工作方式

1.康复团队模式

(1)定义。

由于康复医学由多个专业和跨学科的人员组成,为解决患者的功能恢复常采用"多专业跨学科性工作形式"(interdisciplinary approach),即组成康复团队模式的形式,实现全面康复的目标。康复团队模式是指多学科和多专业合作,共同致力于患者功能康复的工作方式。

(2)康复团队模式的优缺点。

针对患者制订的康复治疗方案全面、治疗技术精良、效率较高;缺点是:分工过细,需要专业人员太多,康复事业落后地区或国家较难办到。此外,这种团队康复模式需要较好的管理和组织,否则成员间容易产生相互依赖脱节、矛盾等现象。世界卫生组织对发展中国家提倡培养一专多能的康复治疗师,以解决分工过细,人员编制过多的问题。

(3)康复团队组成。

①学科间团队。

学科间团队指与康复医学密切相关的学科,常涉及预防医学、临床医学、保健医学、中医学、工程学、心理学、教育学、社会学等多个学科。康复医学是一门跨学科、以患者功能为基础或以功能为中心的学科。在康复治疗中,为使患者达到最大功能的恢复,康复医学需与相关学科相互联系、相互补充,以提高患者的康复疗效。为使患者实现全面康复,康复医学常与其他学科相互形成与康复相关的许多新专科,如形成康复心理学、神经康复、骨科康复、小儿脑瘫康复、社区康复、特殊教育等。

②学科内团队。

学科内团队指康复医学机构内部的多种专业组的领导为康复医师(physiatrist),其他成员由物理治疗师(physical therapist,PT)、作业治疗师(occupational therapist,OT)、语言治疗师(speech therapist,ST)、康复工程师(rehabilitation engineer,RE)或假肢/矫形技师(prosthetist& orthotist,P&O)、康复护士(rehabilitation nurse,RN)、康复心理师(psychologist)、社会工作者(social worker,SW)等组成。康复医学涉及的功能障碍和功能恢复常常是多方面的,如身体方面、心理方面、社会参与能力方面等,因此患者的康复不是某一专业可解决的,需要多专业的合作。

2.团队会议

(1)定义。

团队会议(teammeeting)模式是传统的康复医疗工作方式。团队会议一般由康复医师召集,由物理治疗师、作业治疗师、言语治疗师、康复护士、心理治疗师、假肢矫形技师、社会工作者等组成。

(2)团队会议模式工作形式。

康复医师为主要领导,召集主持团队会议;各专业和学科从各自专业角度,对患者功能障碍性质部位严重程度、发展趋势、预后转归充分发表意见,并提出各自领域的康复处理对策;康复医师将归纳总结完整的治疗计划,由各专业组分头付诸实施;康复治疗中期,召开团队会议,对患者康复治疗效果进行评价,并对患者治疗方案进行修改补充;患者康复出院前,康复医师再次召开会议对患者的康复效果进行总结并为患者出院后的康复提出意见。

3.康复团队工作特点

这是一种多专业、跨学科性的工作形式。即几个相关的康复治疗学科相互协作、共同为患者制订康复治疗目标。各学科将发挥学科的技术专长,在完成任务的同时要求在学科间围绕一个共同目标,即患者功能最大限度的恢复而相互配合、沟通、协调地完成自己应尽的职责。在患者康复治疗过程中,从功能评定、康复目标制订、训练方案到最后总结,都应用这种康复团队工作形式。如临床中常见的脑卒中患者的康复团队,主要包括康复医师、康复护士、物理治疗师、作业治疗师、言语治疗师、心理治疗师、假肢矫形技师、社会工作者等康复治疗人员。

(四)康复服务体系及康复机构建设

1.我国康复医学发展历程

我国现代康复医学事业虽然起步较晚,但发展很快。我国残疾人康复工作始于20世纪50年代,以伤残军人疗养院、康复医院、荣军疗养院等为载体。我国康复事业的蓬勃兴起是在20世纪80年代以后,从原先的经验医学向循证医学跨越。1984年3月,中国残疾人福利基金会成立并经国务院批准开始筹建中国康复研究中心。1988年10月28日中国康复研究中心(北京博爱医院)正式落成,标志着中国现代康复医学的开始。目前该中心拥有康复病床 1100 张,职工 1600 余人,是我国唯一一家以康复为特色的三级甲等医疗机构,同时也是中国残疾人联合会和国家卫生健康委员会指定的全国康复人才培养基地、康复技术资源中心和示范窗口。与此同时,医疗卫生系统开始在各地二级以上医院陆续成立康复医学科,并在河北省立医院、北京小汤山、辽宁汤岗子、广东从化等地设立了 4 个康复中心,逐步开展系统全面的现代康复服务。

我国残疾人康复工作大致经历三个发展阶段,第一阶段从 20 世纪 80 年代初到"九五"末,以残疾人康复工作被纳入国家发展规划为主要标志,为探索积累阶段;第二阶段贯穿"十五",以第三次全国残疾人康复工作会议的召开为主要标志,为拓展提升阶段;第三阶段从"十一五"初期到 2015 年,以第四次全国残疾人康复工作会议的筹备召开为主要标志,为全面发展阶段。2018 年,1074.7 万残疾儿童及持证残疾人得到基本康复服务,全年共为319.1 万残疾人提供各类辅助器具适配服务。

2. 三级康复网络服务理念

世界发达国家围绕残疾人康复建立了从急性期救治、系统康复治疗再到社区、家庭康复,已经形成了比较完善的全方位的康复服务体系。虽然我们国家康复起步较晚,但近几年发展迅速,各地康复服务网络正在逐步形成。

(1)早期康复。

以国家级、省级大型康复中心或有条件的综合医院为主,立足于疾病急性期的早期康复介入,与相关临床专科互相配合,提供及时有效、高水平的康复治疗,并承担人才培养(培训)任务。

(2)后期康复。

以区域性康复中心或专科医院及综合医院康复医学科为主,为疾病恢复期患者提供专科化、专业化、系统的康复治疗。

(3)社区康复。

以社区康复机构或社区卫生服务机构为主,为疾病稳定期患者提供基本康复服务或家庭化的康复服务指导。

3. 康复机构建设和服务现状

目前,国内康复资源分布比较分散,可以提供服务的主要有中国残联系统建立的各级康复中心;三级综合医院康复医学科、二级医院开展的部分康复项目,一级医院基本上缺少康复资源。一般来说,专门的康复中心或康复医院以及三级医院的康复治疗场地较大,设备齐全,能够开展物理治疗、作业治疗、言语治疗、心理治疗和康复工程等,二级医院设置的康复医学科开展康复治疗常不够全面。一级医院有待于进一步发展康复治疗。

(1)中国残联系统康复服务体系。

在中国政府的大力支持下,2010 年残联致力于残疾人两个体系建设,即残疾人保证体系和服务体系建设,已经建成国家级中心 1 家,省级康复中心 29 家,地市级康复中心 93家,县市级及以下社区康复机构 2500 余个,基本上形成了覆盖全国的残疾人康复服务网络。

（2）国家卫生健康委员会、地方政府管理的康复资源。

主要存在于各级医院的康复医学科，这部分康复资源已具备了相当大的规模，但服务水平参差不齐，技术手段大都以传统理疗、中医为主，缺乏现代康复理念和技术。近几年随着康复知识的普及，在北京、上海、广州等大中型城市的康复医学科发展非常迅速，现代康复理念得到快速提升。特别是2011年国家卫生部颁布《综合医院康复医学科建设与管理指南》以后，对各级康复医学科的建设提出了较为具体明确的要求，势必会对各地康复事业发展带来非常积极的推动作用。

（3）民政系统康复资源。

主要集中在各级民政部门设置的疗养机构，一般设置在风景区或旅游区，治疗理念以休闲、疗养为主兼顾部分康复，服务对象多局限于特定人群。通常情况下一些社会机构也会建有一些行业内的疗养院、所，服务对象多集中本系统内，相关的康复服务内容更加有限。

（4）人事和社会劳动保障系统。

康复资源随着我国社会劳动保障制度的发展和完善，一些地区开始建立专门为工伤患者提供康复服务的工伤康复机构，服务模式以后期康复和职业康复为主。

（5）教育系统康复资源。

大多分布在一些特殊教育学校，以特殊教育和某类特定疾病的康复为主，如聋哑学校开展的言语康复，盲校开展的低视力康复，弱智学校开展的智力康复等。

（6）民办康复资源。

这些康复机构通常规模较小，大部分以营利为主要目的，提供的康复手段十分有限。但也有一些民办康复机构管理服务相对比较规范，在区域内享有较好的口碑。这类机构一般灵活性较大，收费比较低，服务人群主要是收入相对较低，需要康复的人群。

【技能训练】

一、案例讨论

1.老年人进行中医体质辨识的意义

体质的形成是先、后天因素长期共同作用的结果，它既是相对稳定的，也是动态可变和联系可测的，这就使体质的调节成为可能。

中医体质辨识是实践"治未病"，是体质健康管理的核心环节。针对老年人各种体质类型及早采取相应措施，纠正和改善偏颇，降低老年人对疾病的易感性，可以预防老年人疾病发生或延缓发病。

2.社区老年人中医药健康管理服务内容体现了治未病的哪些理念和方法

"治未病"是中华民族伟大的医学思想，历经千年的实践检验，其预防医学思想的核心要点包括未病养生、防病于先、欲病救萌、防微杜渐、已病早治、防其传病、药后调摄、防其复发等诸多方面，概括起来主要包括未病先防、已病早治、既病防变和愈后防复等方面的内容。

为老年人提供中医药健康管理服务,包括中医体质辨识和中医药保健指导。针对老年人不同体质特点,进行个体化的体质调理,可做到未病先防、既病防变和愈后防复的作用,这些均体现了治未病的理念,干预措施中情志调摄、饮食调养、起居调摄、运动保健和穴位保健的方法,也是健康干预服务的重要手段。

二、技能演练

辨识六味地黄丸、交泰丸,中医使用在补益时适合和禁忌的体质是什么?

过程性考核:

一、选择题(10题)

1. 我们国家康复起步较晚,但近几年发展迅速,三级康复网络正在逐步形成(ABC)。

A. 早期康复　　　　B. 后期康复　　　　C. 社区康复　　　　D. 医院康复

2. 康复团队组成(AB)。

A. 学科间团队　　　B. 学科内团队　　　C. 学科外团队　　　D. 学科团队

3. 康复治疗是康复医学日常工作的基本内容,最常用的康复治疗手段有(A)。

A. 物理治疗　　　　B. 物理因子治疗　　C. 心理治疗　　　　D. 语言治疗

4. 康复医学的工作内容包括康复预防、(A)和康复治疗。

A. 康复功能评定　　B. 康复预后　　　　C. 康复功能测定　　D. 康复测定

5. 根据工作内容和服务方式不同,康复可以分为(ABCD)、康复工程五个方面。

A. 医学康复　　　　B. 教育康复　　　　C. 职业康复　　　　D. 社会康复

6. 中医养生理论(ABCD)。

A. 天人相应　　　　B. 形神合一　　　　C. 动静互涵　　　　D. 正气为本

7. 中医诊断主要是通过"四诊",即望诊、闻诊、问诊、(D),获取病情资料。

A. 舌诊　　　　　　B. 相面　　　　　　C. 叩诊　　　　　　D. 切诊

8. 中医的主要治疗方法有中药、针灸、(BC)、拔罐、气功、食疗等。

A. 药物　　　　　　B. 推拿　　　　　　C. 按摩　　　　　　D. 太极拳

9. 各类残疾按残疾程度分为四级,残疾一级、残疾二级,残疾三级和残疾四级。残疾一级为(B),残疾二级为重度,残疾三级为中度残疾四级为轻度。

A. 重重度　　　　　B. 极重度　　　　　C. 深重度　　　　　D. 最重度

10. 中医理论中的主要学说有精气学说、藏象学说、(BCD)中医病因学说、气血精津学说。

A. 太极学说　　　　B. 阴阳学说　　　　C. 五行学说　　　　D. 经络学说

二、简答题(5题)

1. 简述康复机构建设和服务现状。

2. 康复团队工作特点是什么?

3. 康复团队模式概念和特点是什么?

4.康复评定定义和工作过程是什么?

5.常用中医养生方法有哪些?

参考文献

[1]全国卫生专业技术资格考试专家委员会.2010全国卫生专业技术资格考试指导[M].康复医学与治疗技术.北京:人民卫生出版社,2010.

[2]缪鸿石.康复医学理论与实践[M].上海:上海科学技术出版社,2000.

[3]戴红.康复医学[M].2版.北京:北京大学医学出版社,2009.

[4]李建军.综合康复学[M].北京:求真出版社,2009.

[5]李建军,杨明亮,王方永,等.我国康复服务的未来发展方向探讨[J].中国康复理论与实践,2008,14(11):1081-1082.

[6]李建军.中国康复医学发展的回顾与展望[J].中国康复理论与实践,2011,17(1):1-4.

[7]李胜利.言语治疗学[M].北京:华夏出版社,2005.

[8]陈立嘉.基础作业学[M].北京:华夏出版社,2005.

[9]纪树荣.康复疗法学[M].北京:华夏出版社,2005.

[10]卓大宏,中国康复医学[M].北京:华夏出版社,2003.

项目四　健康管理工作的常用手段

任务一　健康教育与健康促进

课件资源

案例导入:

目前,国家基本公共卫生服务项目有 14 项内容。即:城乡居民健康档案管理、健康教育、预防接种、0~6 岁儿童健康管理、孕产妇健康管理、老年人健康管理、慢性病患者健康管理(高血压、糖尿病)、重型精神疾病患者管理、结核病患者健康管理、传染病及突发公共卫生事件报告和处理服务、中医药健康管理、卫生计生监督协管服务、免费提供避孕药具、健康素养促进。健康教育与健康促进已成为国家基本公共卫生服务项目的基本内容。同时,创设国家卫生城市的标准中也明确规定了健康教育与健康促进在其中的重要地位。

患者 60 岁,近期查体发现患有原发性高血压,由于几十年来饮食口味很咸,医生建议他要把每天的钠盐摄入量降下来。请从健康信念模式的应用方面,分析其可能逐渐采纳低钠盐饮食行为的过程。

任务实施:

【理论学习(知识准备)】

一、概述

20 世纪 70 年代以来,健康教育在全球迅速发展,完整的学科体系已逐步形成。尤其近 20 年来,全球性健康促进活动的兴起,健康教育与健康促进在卫生保健总体战略中的地位得到了全世界的关注,健康教育与健康促进的内涵、特征、研究领域等诸多问题正处于不断的探讨发展和完善之中。

(一)认识健康教育与健康促进的区别与联系

1. 健康教育的含义

健康教育(health education)是通过信息传播和行为干预,帮助个人和群体掌握卫生保健知识、树立健康观念、自愿采纳有利的健康行为和生活方式的教育活动与过程,其目的是消除或减轻影响健康的危险因素,预防疾病,促进健康和提高生活质量。健康教育的着眼点是促进个人或群体改变不良的行为与生活方式。行为的改变以知识信念、健康观的改变为基础,因此首先要使个体或群体掌握卫生保健知识,提高认知水平和技能,建立起追求健康的理念,并为此自觉自愿地,而不是勉强地改善自己的行为与生活方式。

世界各国的健康教育实战经验表明,行为改变是长期的复杂的过程,许多不良行为生活方式仅凭个人的主观愿望仍无法改变,要改变行为必须依赖于支持性的健康政策、环境、卫生服务等相关因素。单纯的健康教育理论在许多方面已无能为力,已经满足不了社会进步与健康发展的新需要,在这种情况下,健康促进开始迅速发展。

2. 健康促进的含义

世界卫生组织给健康促进(health promotion)作如下定义:健康促进是促进人们维护和提高他们自身健康的过程,是协调人类与他们环境之间的战略,规定个人与社会对健康各自所负的责任。美国健康教育学家格林(LawrenceW. Green)指出:"健康促进是指一切能促使行为和生活条件向有益于健康改变的教育与环境支持的综合体。"其中,环境包括社会的、政治的、经济的和自然的环境,而支持即指政策、立法、财政、组织、社会开发等各个系统。1995 年,WHO 西太区办事处发表《健康新视野》(*New Horizons in Health*)重要文献,指出"健康促进是指个人与其家庭、社区和国家一起采取措施,鼓励健康的行为,增强人们改进和处理自身健康问题的能力"。健康促进的基本内涵包含了个人和群体行为改变,以及政府行为(社会环境)改变两个方面,并重视发挥个人、家庭、社会的健康潜能。

1986 年,在首届国际健康促进大会通过的《渥太华宣言》中明确指出,健康促进涉及 5 个主要活动领域:

(1)建立促进健康的公共政策。

健康促进的含义已超出卫生保健的范畴,各个部门、各级政府和组织的决策者都要把健康问题提到议事日程上。明确要求非卫生部门建立和实行健康促进政策,其目的就是要使人们更容易作出更有利健康的抉择。

(2)创造健康支持环境。

健康促进必须为人们创造安全的、满意的和愉快的生活和工作环境。系统地评估快速变化的环境对健康的影响,以保证社会和自然环境有利于健康的发展。

(3)增强社区的能力。

确定问题和需求是社区能力建设最佳的起点。社区人民有权、有能力决定他们需要什么以及如何实现其目标。因此,提高社区人民生活质量的真正力量是他们自己。充分发动社区力量,积极有效地参与卫生保健计划的制订和执行,挖掘社区资源,帮助他们认识自己的健康问题,并提出解决问题的办法。

(4)发展个人技能。

通过提供健康信息、教育并帮助人们提高作出健康选择的技能,来支持个人和社会的发展。这样,就使人们能够更好地制订自己的健康和环境,不断地从生活中学习健康知识,有准备地应对人生各个阶段可能出现的健康问题,并很好地应对慢性病和外伤。学校、工作单位和社区都要帮助人们做到这一点。

(5)调整卫生服务方向。

健康促进中的卫生服务责任由个人、社会团体、卫生专业人员、卫生部门、工商机构和政府等共同分担。他们必须共同努力、建立一个有助于健康的卫生保健系统。同时,调整卫生服务类型与方向,将健康促进和预防作为提供卫生服务模式的组成部分,让最广大的人群受益。

3. 健康教育与健康促进的联系

健康促进是一个综合的调动教育社会、经济和政治的广泛力量,改善人群健康的活动过程,它不仅包括一些旨在直接增强个体和群体知识技能的健康教育活动,更包括那些直接改变社会、经济和环境条件的活动,以减少它们对个体和大众健康的不利影响。健康教育是健康促进的基础和先导,一方面健康教育在促进行为改变中起重要作用,另一方面健康教育对激发领导者拓展健康促进的政治意愿,促进群众的积极参与,促成健康促进的氛围的行为有着重要的作用,因此离开了健康教育,健康促进就会是无源之水、无本之木。同时,政府的承诺、政策法律、组织等社会支持条件和社会、自然环境的改善对健康教育是强有力的支撑,而健康教育如不向健康促进发展,其作用就会受到极大限制。

4. 健康教育与健康促进的区别

教育(education)和促进(promotion)是两个不同的概念。作为汉语词汇,教育是指有目的、有计划、有组织地对目标人群施加影响,传授知识和技能,进行长期、系统的指导、训练和培养的过程。促进则是指"促使前进""推进""加快""推动向前发展"的意思,在英文中,promotion 的意思是"促销""晋升""鼓舞""推进"或"宣传"。健康促进(health promotion)通过倡导、赋权和协调,促使人们承担对健康所应负的责任,推进有益于健康的政策改革和支持性环境的创建,推动有益于健康的社会行动的实施。健康促进实质上是为了保护和改善人们的健康所开展的宣传、鼓动、推进等社会行动,健康促进不等于促进健康(to improve health),其效果主要体现在健康文化的形成(表4-1-1)。而健康教育是帮助群体和个体掌握健康知识和技能,提高健康素养和自我保健能力,养成有益于健康的行为和生活方式的过程。健康教育是健康促进的重要策略和方法之一,是重要的基础和先导,融合在健康促进的各个环节之中。无论是健康政策开发还是社会动员,无论是倡导还是赋权,都要首先对人们进行健康教育,帮助人们树立正确的健康意识,掌握必要的健康知识和技能。

表 4-1-1 健康教育与健康促进的区别

区别点	健康教育	健康促进
目标人群/工作对象	所有人	所有人,同时注意决策者、政策制定者、管理者等
工作目标	健康素养;健康机能;自我保健能力;健康行为	有益于健康的政策制定、环境改善、社会变革和社会行动,以及健康文化的形成和生活质量的改善
工作内容	健康相关知识、技能、行为	健康政策、环境、技能、社区行动、健康服务
策略与方法	传播;指导;训练;培养;咨询;干预	倡导、赋权、协调
工作人员	医疗卫生人员和健康教育专业技术人员	任何人
专业特性	有专业学科	社会行动

(二)应用健康教育与健康促进

健康教育与健康促进主要在医疗和预防保健工作中具有广泛应用,他们既是医学核心价值的根本策略,又是培育健康素养和健康文化、预防疾病的重要措施,同时也是疾病治疗和康复的重要组成部分,对于公共卫生的有序发展也占据着基础与核心地位。

1. 健康教育与健康促进是实现医学核心价值的根本策略

医学是保护和促进健康的科学。1916 年,世界卫生组织第一次提出了健康的定义,即健康不仅是指免于疾病和虚弱,也包括生理的、心理的和社会适应的完好状态。这也是人类有史以来首次从生理、心理和社会整体层面提出健康的定义。改变了传统的医学观,不再仅从生理学意义上的疾病、残疾和伤害的角度考虑一个人是否健康,而是从生物、生理、心理、行为、社会等多角度来看待健康。

自 20 世纪中叶以来,健康教育与预防性服务一直是公共卫生行动的主要工具。1923 年,Winslow 在公共卫生的定义中指出:"教育是现代公共卫生行动的核心(keynote)"。1978 年,第 31 届世界卫生大会把健康教育定为实现"人人享有初级卫生保健《HFA》"全球战略目标的重要策略。

医学科学知识的价值在于其是否能够转化为保护和促进人民群众健康的能力。医学的终极目标是实现全民健康和生命完好,把医学科学知识转化为保护和促进人民群众健康的能力。解决人们的健康问题需要全社会的共同努力,需要依靠大众,需要综合运用临床医学、预防医学、公共卫生、健康促进等医学策略。美国医学会(ADA)在进行了多年的研究后,得出结论:无论未来国民健康水平如何得到促进都不可能有来自生物医学技术的突破,而几乎全部得益于人在具有了健康的态度、信念和认知后,所主动进行的自身行为的改善。美国的一项研究指出,美国近一个世纪以来平均期望寿命延长了 30 岁,而其中的 25 岁要归功于公共卫生,包括健康教育与健康促进。即使是在临床实践中,也需贯彻整体健康观,向患者、陪护的家属传授健康保健知识和技能,开展心理疏导、健康行为与生活方式指导。不仅要治好患者现患的疾病,防止现患疾病的复发,也要做好相关疾病的预防,做到治疗和预防并重。

2. 健康教育与健康促进是培育健康素养和健康文化的重要措施

健康教育与健康促进是提高个人健康素养的重要措施。世界卫生组织认为,健康素养至少有六个方面的重要意义:①健康素养水平显著影响人群健康水平;②健康素养低下会引发不良健康后果,包括发病率和死亡率的增加;③健康素养低下显著增加慢性病的发病率;④健康素养低下显著增加医疗费用负担;⑤健康素养水平影响人们对健康信息的需求;⑥人群健康素养水平是健康公平的重要影响因素之一。

提高健康素养是健康教育的重要目标和任务之一。健康教育运用教育学的理论方法,传授健康技能,改善健康观念;通过行为和生活方式的干预或指导,帮助人们实践健康理念和健康技能。健康教育还可以通过不同的场所和渠道提高人们的健康素养,包括学校健康教育、医院健康教育、社区健康教育、工作场所健康教育和大众媒体健康传播等。

健康教育与健康促进是塑造社会规范、缔造健康文化的有效策略。健康促进运用传播学方法,在健康政策、项目、立法、理念行为的改变方面开展广泛的倡导,广泛激发社会各界的力量,人人承担自身对健康所负有的责任,促进全社会对健康行动的支持,引导健康文化的发展方向。健康教育与健康促进的重要任务之一,就是要通过社会规范在不同的群体中,维护已有的、有益于健康的社会规范,消除那些不利于健康的社会规范,创建有益于健康的新的社会规范。

3. 健康教育与健康促进是疾病治疗和康复的重要组成部分

《中华人民共和国执业医师法》第二十二条："医师在执业活动中履行下列义务：（五）宣传卫生保健知识，对患者进行健康教育。"《中华人民共和国执业护士法》第二十二条："护士有承担预防保健工作、宣传防病治病知识、进行康复指导、开展健康教育、提供卫生咨询的义务。"《中华人民共和国传染病防治法》第二章第十三条："各级人民政府……进行预防传染病的健康教育，倡导文明健康的生活方式，提高公众对传染病的防治意识和应对能力。"另外，"国家基本公共卫生服务规范""国家等级医院评审标准""国家卫生城市审标标准"中都明确列出健康教育与健康促进的有关内容。

健康教育本就是一种治疗手段。有关疾病、诊断和治疗方案的知识和信息本身就是医疗保健的重要组成部分，针对患者所患疾病的病情进行教育、咨询和指导，与药物和手术治疗一样具有重要作用。特别是对于糖尿病等慢性病的治疗和管理，健康教育是不可或缺的重要组成部分，对患者开展个体化的用药和生活方式指导，对于疾病的治疗和康复会产生显著的效果。

健康教育对医护质量会产生显著影响。对患者进行有针对性的健康教育，有利于调整患者情绪，促进患者对治疗信息的理解，更好地确定患者的需求、观念和心理预期，有益于提高医患双方的满意度。研究证明，过去的 30 年医务人员的解释、倾听和同情心在患者生理性和功能性行为表现方面，以及在患者满意度和就医感受方面，都会对患者造成显著影响。

4. 健康教育与健康促进是公共卫生的基础和核心

健康教育与健康促进是实现公共卫生策略的重要方法。任何公共卫生措施和策略都要通过大众的自身行为实践得以实现，公共卫生策略必须最终转化为大众预防疾病、促进健康的能力和行动。健康教育与健康促进通过健康保健知识和技能的传播，开发有利于健康的社会资源，调动个人、家庭和社会的积极性，使大众能够更好地理解和配合各种公共卫生措施的采取。通过支持性环境的改善，使人自我的行为朝着公共卫生要求的方向发生改变，保证了公共卫生策略和措施的实现。例如，尽管我国政府为公众提供了结核病免费治疗的政策，但是如果不通过健康教育与健康传播的方法使人们了解症状、传播途径等结核病防治的基本知识，使公众形成早发现、早诊断、早治疗的意识，人们很难主动到有关机构就医，很容易造成结核病的加重和扩散。

5. 健康教育与健康促进是预防疾病的重要措施

（1）传染病的预防控制。

传染病一直以来都是人类健康的重要威胁，尽管人类已经消灭了天花，基本消除了鼠疫，但结核病、艾滋病、甲型流感、肝炎、性传播疾病等传染病疫情依然大量存在，新发、再发传染病大规模流行的隐患依然存在。传染病预防控制的关键措施是保护易感人群、切断传播途径和隔离传染源，这三个环节都离不开健康教育。①保护易感人群，要通过健康教育，提高大众的传染病防控意识和预防传染病的责任意识，帮助公众养成良好的卫生习惯，掌握必要的自我防护技能,科学合理地利用免疫接种服务;②切断传播途径也需要通过健康教育帮助公众避免接触病原体或传染源,采取必要的个人防护措施,进行疫源地的"消杀灭"等;③隔离传染源需要通过健康教育增强传染病患者避免病原体传播的责任意识。通过健康教育,普及传染病防治知识,还能够使人们及时发现、识别病原体和传染源,及时采取措施,避免其传播扩散。

(2)慢性病的预防控制。

2011 年 9 月 19~20 日,联合国非传染性疾病峰会(UN Summit on NCDs)把癌症、心血管疾病、慢性呼吸系统疾病和糖尿病列为四种需重点控制的慢性非传染性疾病,把吸烟、酗酒、不健康饮食、缺乏身体活动四种不健康的生活方式作为需优先控制的危险因素,并指出健康教育是重要防控策略之一。世界卫生组织(WHO)发布了《2017 年世界卫生统计》报告。报告称,2015 年全球约有 5600 万例患者死亡,其中有 4000 万例死亡的原因为慢性非传染性疾病,占总死亡人数的 70%。尽管慢性病的发生和发展有人类生物学因素(如遗传、增龄、感染)、卫生服务因素以及社会和物质环境因素的影响,但主要是因为长期持续的不良生活方式所造成。半个多世纪来的国际实践表明,健康教育与健康促进通过普及慢性病防治知识,传授健康技能,祛除不良行为习惯和生活方式,建立健康支持性环境,出台有益于慢性病预防控制的政策,可有效预防其发生和发展。芬兰北卡项目、美国斯坦福"5 城项目"等多个项目的实施结果表明,健康教育与健康促进是减少心脑血管病、糖尿病等慢性病发生的有效措施。国内多项研究同时表明,健康教育在心理健康、伤害预防等方面也发挥着重要作用。

(3)突发公共卫生事件防控。

突发公共卫生事件是指突然发生的,造成或者可能造成社会公众健康严重损害的重大传染病疫情、群体性不明原因疾病、重大食物和职业中毒以及其他严重影响公众健康的事件。健康教育与健康促进在突发公共卫生事件防控中发挥着至关重要的作用,具体表现在:①在没有突发公共卫生事件发生时,通过传播突发公共卫生事件应急知识与技能,提高公众的应急意识和能力,做好防范。在突发公共卫生事件发生时,通过应急健康教育和健康传播,使公众尽快了解突发公共卫生事件的性质、特点等信息,快速掌握自我防护技能,避免或减少突发事件带来的危害,积极配合有关部门的应急处置措施,防止危害范围的扩大和蔓延;②在突发公共卫生事件处置过程中,通过风险沟通、权威信息发布等,可强化正向舆论引导,稳定公众情绪,能够保证应急处置工作科学有序进行,保证社会稳定。

二、健康相关行为改变的理论

健康教育和健康管理都非常关注行为和生活方式,同时,行为是一种复杂的活动,生活方式更是已经形成的行为定型,行为和生活方式的改变是一个相当复杂、艰苦的过程,是一件说起来容易,做起来艰难并且痛苦的事。一些常用的行为理论和行为干预理论,可以找到改变行为的可能途径,和用来指导行为的干预。下面介绍行为诊断的方法和几个比较成熟的理论模式——"知信行"模式、健康信念模式、自我效能理论以及行为改变的阶段理论。

（一）"知信行"模式

"知信行"是知识、信念和行为的简称,健康教育的知—信—行（knowledge,attitude,belief,and practice,KABP 或 KAP）模式实质上是认知理论在健康教育中的应用。知信行模式认为:只有当人们了解了有关的健康知识,建立起积极、正确的信念与态度,才有可能主动地形成有益于健康的行为,改变危害健康的行为。

知信行理论可以简单地表示为如图 4-1-1 所示。

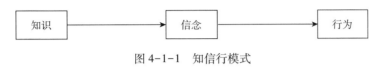

图 4-1-1　知信行模式

例如,要改变吸烟行为,使吸烟者戒烟,首先需要使吸烟者了解吸烟对健康的危害、戒烟的益处,以及如何戒烟的知识。具备了知识,吸烟者才会进一步形成吸烟有害健康的信念,对戒烟持积极态度,并相信自己有能力戒烟,这标志着吸烟者已有动力去采取行动。

但是,在健康教育实践中要使知识转化为行为改变,仍然是一个漫长而复杂的过程,有很多因素可能影响知识到行为的顺利转化,任何一个因素都有可能导致行为形成/改变的失败。只有全面掌握知、信、行转变的复杂过程,才能及时、有效地消除或减弱不利影响,促进形成有利环境,进而达到改变行为的目的。

（二）健康信念模式

健康信念模式（health belief model,HBM）理论强调感知（perception）中决策的重要性,影响感知的因素很多,是运用社会心理学方法解释健康相关行为的理论模式。该理论认为信念是人们采纳有利于健康的行为的基础,人们如果具有与疾病、健康相关的信念,他们就会采纳健康行为改变危险行为。人们在决定是否采纳某健康行为时,首先要对疾病的威胁进行判断,然后对预防疾病的价值、采纳健康行为对改善健康状况的期望和克服行动障碍的能力作出判断,最后才会作出是否采纳健康行为的决定（图 4-1-2）。

在健康信念模式中,是否采纳有利于健康的行为与下列因素有关:

1.感知疾病的威胁（perceived threat）

对疾病威胁的感知由对疾病易感性的感知和对疾病严重性的感知构成。人们越是感到自己患某疾病的可能性大,越是意识到疾病会影响工作、家庭生活、人际关系等,人们往往更有可能采纳健康行为、防止严重健康问题的发生,越有可能采取行动避免疾病的发生。

2.感知健康行为的益处和障碍

感知健康行为的益处（perceived benefits of action）指人体对采纳行为后能带来的益处的主观判断;感知健康行为的障碍（perceived barriers of action）指个体对采纳健康行为会面临的障碍的主观判断,因此,个体对健康行为益处的感知越强,采纳健康行为的障碍越小,个体采纳健康行为的可能性越大。

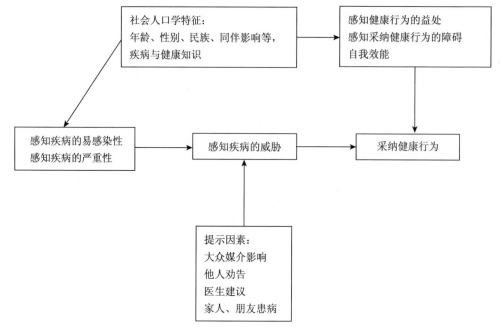

图 4-1-2　健康信念模式

来源：Irwin M. Rosenstock，Historical Origins of the Health Belief Model，Health Education Monographs，2(4)，1974.

自我效能是后被补充到健康信念模式中的一个因素，强调自信心对产生行为的作用。提示因素（cues to action）指的是诱发健康行为发生的因素，提示因素越多，个体采纳健康行为的可能性越大。社会人口学因素包括个体特征，如年龄、性别、民族、人格特点、社会阶层、同伴影响，以及个体所具有的疾病与健康知识。具有卫生保健知识的人更容易采纳健康行为。

下面以针对高血压病的低钠盐饮食行为为例，介绍健康信念模式的应用。某人60岁，近期查体发现患有原发性高血压（简称高血压），由于几十年来饮食口味很咸，医生建议他要把每天的钠盐摄入量降下来。如果他认识到自己口味很咸的饮食习惯会导致高血压（感知疾病的易感性），高血压可能导致脑卒中，脑卒中可能带来严重的后遗症甚至导致死亡（感知疾病的严重性），他相信控制钠盐的摄入对控制血压有好处（感知健康行为的益处），同时他觉得改掉多年来养成的饮食习惯太难了（感知健康行为的障碍），但是他相信自己通过努力可以逐渐把口味变淡（自我效能），在这种情况下，医生的建议（提示因素）帮助他做出减盐的决定，综合以上因素，这位患者可能逐渐采纳低钠盐饮食行为。

（三）自我效能理论

自我效能是美国心理学家班杜拉在1977年提出来的。自我效能（self-efficacy）指个体对自己组织、执行某特定行为并达到预期结果的能力的主观判断。即个体对自己有能力控制内、外因素而成功采纳健康行为并取得期望结果的自信心、自我控制能力。自我效能是人类行为动机、健康和个体成就的基础,是决定人们能否产生行为动机和产生行为的一个重要因素。只有人们相信他们的行动能够导致预期结果,才愿意付出行动,否则人们在面对困难时就不会有太强的动机也不愿长期坚持。自我效能高的人,更有可能采纳所建议的有益于健康的行为。

自我效能可以通过以下4种途径产生和提高。①自己成功完成过某行为:一次成功能帮助人们增加其对熟练掌握某一行为的期望值,是表明自己有能力执行该行为的最有力的证据;②他人间接的经验:看到别人成功完成了某行为并且结果良好,而增强了自己通过努力和坚持也可以完成该行为的自信心;③口头劝说:通过别人的劝说和成功经历的介绍,对自己执行某行为的自信增加;④情感激发:焦虑、紧张、情绪低落等不良情绪会影响人们对自己能力的判断,因此,可通过一些手段消除不良情绪、激发积极的情感,从而提高人们对自己能力的自信心。

(四)行为改变的阶段理论

1982年,美国心理学家Prochaska和DiClemente首次提出行为改变的阶段理论,描述和解释了吸烟者在戒烟过程中行为变化的各个阶段以及在每个阶段主要的变化过程。该理论的主要依据是:人的行为变化是一个过程而不是一个事件,每个改变行为的人都有不同的需要和动机,只有针对其需要提供不同的干预帮助,才能促使教育对象向下一阶段转变最终采纳有益于健康的行为。

行为改变的阶段理论,把行为转变分为5个阶段,对于成瘾行为来说,还有第6个阶段,即终止阶段:

1. 没有打算阶段(pre-contemplation)

在最近6个月内,没有考虑改变自己的行为,或者有意坚持不改变,他们不知道或没意识到自己存在不利于健康的行为及其危害性,对于行为转变没有兴趣,或者觉得浪费时间,或者认为自己没有能力改变自己的行为。处于该阶段的人不喜欢阅读、谈论或考虑与自身行为相关的问题或内容,有些人甚至有诸多理由为自身的行为辩解。

2. 打算阶段(contemplation)

在最近6个月内,人们开始意识到问题的存在及其严重性,意识到改变行为可能带来的益处,也知道改变行为需要付出代价,因此在益处和代价之间权衡,处于犹像不决的矛盾心态。

3. 准备阶段(preparation)

在最近30天内,人们郑重地作出行为改变的承诺,如向亲属、朋友宣布自己要改变某种行为,并有所行动,如向别人咨询有关行为改变的事宜、购买自我帮助的书籍、制订行为改变时间表等。

4. 行动阶段(action)

在6个月内,人们已经开始采取行动,但是由于许多人的行动没有计划性,没有设定具体目标、实施步骤,没有社会网络和环境的支持,最终导致行动的失败。

5. 维持阶段(maintenance)

改变行为已经达到 6 个月以上,人们已经取得行为转变的成果并加以巩固,防止复发。许多人在取得了行为改变的初步成功后。由于自身的松懈、经不起外界的诱惑等原因造成复发。

6. 终止阶段(termination)

在某些行为,特别是成瘾性行为中可能有这个阶段。在此阶段中,人们不再受到诱惑,对行为改变的维持有高度的自信心。可能有过沮丧、无聊、孤独、愤怒的情绪,但能坚持、确保不再回到过去的行为习惯上去。研究表明,一般 20%的人能达到这个阶段。经过这个阶段便不会再复发。

处在不同阶段的人,以及从前一个阶段过渡到下一个阶段时,会发生不同的心理变化过程。从无打算到打算阶段,主要经历对原有不健康行为的重新认识,产生焦虑、恐惧的情绪,对周围提倡的健康行为有了新认识,然后意识到应该改变自己的不健康行为;从打算阶段到准备阶段,主要经历自我再评价,意识到自己应该抛弃不健康的行为;从准备阶段到付诸行动,要经历自我解放,从认识上升到改变行为的信念,并作出改变的承诺;当人们一旦开始行动,需要有许多支持条件来促使行动进行下去,如建立社会支持网络、社会风气的变化、消除促使不健康行为复发的激励机制等。

行为的干预首先要确定目标人群所处的阶段,然后有针对性地采取干预措施,才能取得预期的效果。表 4-1-2 中以戒烟为例,提出了针对不同阶段使用的干预策略。

表 4-1-2　戒烟干预在不同阶段使用的干预策略

变化阶段	干预策略
没有打算阶段	普及吸烟对健康危害的知识,让人们对吸烟行为感到恐惧、焦虑、担心等,意识到在自己周围环境中,吸烟已经成为一种不健康行为
打算阶段	刺激人们尽快行动,让他们充分认识吸烟的坏处,应该改变这种行为
准备阶段	要求人们作出承诺,使他们的行动得到监督
行动阶段	了解戒烟有哪些困难和阻碍,如何克服
维持阶段	建立社会支持网络,取得家庭成员、同事和朋友的支持;对家庭、工作场所的戒烟行为给予奖励,或办戒烟竞赛,形成一种以不吸烟为荣的社会风气
终止阶段	较长期的随访,当戒烟者遇到其他生活问题时给予他们支持,帮助防止反复

实践中,为保证行为干预的有效性,必须先了解人们在不同的行为阶段的不同需求,然后有针对性地采取措施帮助他们进入下一阶段。在第 1、2 阶段,应重点促使人们进行思考,认识到危险行为的危害、权衡改变行为的利弊,从而产生改变行为的意向、动机;在第 3 阶段,应促使他们做出决策,尽快开始改变危害健康的行为,在第 4、5 阶段,应改变环境来消除或减少诱惑,通过自我强化和学会信任来支持行为改变。如干预效果不理想或不成功,对象的行为会停留在某一阶段甚至倒退。

三、健康传播

健康传播是健康教育、健康管理重要的干预措施之一。要成功地达到预防疾病、促进健康的目标,必须依赖于个体和社会的有效参与,因此需要广泛深入地开展健康传播活动。

(一)认识健康传播

1.传播的基本概念

传播一词的本意为"共同分享",它通常是指人与人之间通过一定的符号进行的信息交流与分享,是人类普遍存在的一种社会行为。健康传播是传播学的一个分支和部分,它是指以"人人健康"为出发点,运用各种传播媒介渠道和方法,为维护和促进人类健康的目的而制作、传递、分散、交流、分享健康信息的过程。健康传播是健康教育与健康促进的重要手段和策略。

2.人际传播和大众传播

(1)人际传播的概念。

人际传播也称人际交流,是指人与人之间进行直接信息沟通的一类交流活动。这类交流主要是通过语言来完成,但也可以通过非语言的方式来进行,如动作、手势、表情、信号(包括文字和符号)等。人际传播可以分成个人之间、个人与群体之间、群体与群体之间三种形式。

(2)大众传播的含义。

大众传播是指职业性信息传播机构和人员通过广播、电视、电影、报纸、期刊、书籍等大众媒介和特定传播技术手段,向范围广泛、为数众多的社会人群传递信息的过程。但随着大众传播中"热线"形式的开通与流行,部分弥补了传受双方信息反馈的不足。利用大众传播渠道开展健康教育,可以使健康信息在短时间内迅速传及千家万户,提高人们的卫生意识。加强对大众传播的特点和客观规律的研究,将有助于改变健康传播的质量,提高健康传播的效果。

相对大众传播而言,人际传播的信息量比较少,覆盖的范围比较小,传播的速度也比较慢。在一定时限内,人际传播的信息覆盖的人群远不及大众传播。大众传播主要在信息传播的广度上发挥作用,而人际传播主要在传播的深度上发挥作用。人们对信息的获知主要靠大众传播,但发生态度和价值观的转变,并最终产生行为,主要是靠人际传播发挥作用。

(二)人际传播和大众传播与新型媒介应用

人际传播的应用在讲课、同伴教育、演示与示范等方面;传单、折页、小册子等材料属于个体的材料,面向个人阅读观看。

宣传栏、招贴画/海报、标语/横幅、影像材料、报刊/杂志、广播、电视等都属于大众传播材料或媒介,应用于群体传播。

随着科技的发展和社会的进步,互联网、手机等新型媒介的应用,已经成为开展健康教育的新型手段。

（1）互联网。

①网站：是网络健康教育方式和手段的综合应用，健康教育网站的建立与管理过程通常是委托网络工程师或网络公司一起完成，从建站目的、建站方向、建站方针、目标访问者等方面入手提出需求、设想、内容。网络干预包括电子邮件、网页、在线视频、游戏和论坛等诸多形式。网络干预更像是一个巨大的信息库，人们通过浏览信息来进行自我教育。网站提供信息相比较于传统的手册、宣传单等媒介更多、更丰富，互动性也在不断增强，专业咨询人员可以在论坛上提出问题并与浏览者共同探讨，或者通过邮件来咨询和回答问题，这些形式都受到网民们的普遍欢迎。

②健康管理互动平台：相对于普通的健康网站，健康管理互动平台更具有互动性和针对性，互动平台是互联网支持下的以健康生活方式管理为核心的互动平台系统，近几年发展迅速，健康管理互动平台管理服务系统架构通常包括：

使用者操作页面：为个人用户提供自我健康监测及管理功能，为健康管理师/医生提供风险筛查及追踪监控指导流程，为管理者提供后续的客户关系管理及统计分析功能等。

健康档案管理模块：用于储存健康体检资料及服药情况等。

健康风险评估模块：通过个人化的信息采集与分析来鉴别健康危险因素，估算个人未来的疾病发病风险，以图形化呈现健康趋势分析，并通过与干预措施的衔接来达到维护健康和预防疾病的效果。

智能化膳食、运动管理数据库：用于整合分析个人健康信息，产出个性化膳食处方、运动处方，分析反馈相关数据并产生分析报告，动态更新处方。

个人健康教育资料库：为个人提供不同类别的健康教育知识及建议。

依从性提醒及互动功能：有助于健康管理师及时指导个人执行健康改善行动及建立健康管理师与个人之间的紧密关系。

（2）手机。

随着手机的普及和手机功能的提升，近年来，手机管理平台也被应用到健康管理领域。患者利用手机程序输入个人信息，将个人的数据无线传输到手机平台。手机平台具有高度的便携性，但具体功能受到手机性能的限制，目前仍处于起步阶段，相对于互联网平台使用较少。

但是，利用手机短信方式进行信息传播已经成为常用的手段。短信通常分为一般短信和个性化短信。一般短信是由专家根据大多数人的一般情况设计健康信息短信；个性化短信是根据人群特征的不同（如性别、年龄、教育程度等）制订有针对性的短信内容。

通过手机短信进行信息传播有一定的优越性。

①阅读方便：具有一定的持久性，可以随时翻出短信来阅读，以提醒自己。

②即时性：短信具有即时性，可以根据患者的时间适时地发送，还可以通过短信随时进行咨询。

③成本低：短信在最初设计阶段需要大量的调查和专家讨论等工作，但是一旦短信系

统开发成功后,系统便可自动发送短信,对操作人员的医学专业水平要求相对较低。

当然,短信也有其不足。短信是先期开发出来的一套模式化干预内容,虽然根据心理学和行为学制订了符合人群特点的短信,发送频率也是经过科学研究制订,但是由于其不是针对一个人,在语言上和内容上做不到体现个性化特点。过长的短信一方面不方便阅读,另一方面可能对接收者造成反感,因此,短信一次只能发送几十个字,相对简单的内容有时不能完整表达干预的信息,进而影响干预效果。

四、设计与实施健康教育计划

健康教育或健康管理的资料收集—需求评估—干预实施—效果评价这条主线,其实质就是健康教育计划或健康管理计划的设计实施与评价的全过程。美国著名健康教育学家劳伦斯格林(Lawrence W. Green)提出的 PRECEDE-PROCEED 模式就体现了这样一个过程,这个模式也是健康教育领域应用最广、最具权威性的模式之一。

(一)设计一个健康教育计划

健康教育计划设计步骤有:

1.需求评估

健康教育需求评估又称健康教育诊断,根据 PRECEDE-PROCEED 模式,健康教育诊断包括如下内容:社会诊断、流行病学诊断、行为与环境诊断、教育与组织诊断及管理与政策诊断。

(1)社会诊断。

包括三个方面:评估目标社区或人群的生活质量,并确定影响生活质量的主要健康问题。了解目标社区或人群的社会、经济、文化环境,与健康问题相关的政策,以及社区资源。

(2)流行病学诊断。

在社会学诊断已经确定影响生活质量的主要健康问题之后,运用流行病学方法,进一步明确健康问题的严重性与危害,从而明确社区的主要健康问题、健康问题的主要危险因素,并最终确定优先干预哪个健康问题的分析过程。

(3)行为与环境诊断。

确定影响健康状况的行为与环境因素,以及确定应该优先干预的行为生活方式和环境因素。环境因素包括社会因素和物质条件因素,如法规制度、社会经济、文化、医疗卫生、工作环境、生活条件等,这些因素大多超出个人可以控制或改变的范围,但会对人们行为生活方式的改善起到促进或阻碍作用,同时也会影响健康。

行为诊断分析应遵循以下几个程序:

①区分引起健康问题的行为与非行为因素。

对已知的一个健康问题必须分析其是否因行为因素的影响所致。以高血压为例,过量饮酒、高盐饮食是行为因素,而遗传倾向、年龄等是非行为因素。

②区别重要行为与不重要行为。

有两条原则，一是行为与健康问题密切相关，科学研究证明两者有明确的因果关系；二是经常发生的行为。如果行为与健康的关系不甚密切或者它们的关系仅仅是间接的，而且行为也很少出现，即可认为是不重要的行为。以心血管疾病的相关行为为例，吸烟与心血管疾病的相关性极强，而且吸烟者为数众多，因此吸烟就成为心血管疾病重要的危险行为。但如是否吃早餐、是否喜欢喝茶等生活行为习惯，与心血管疾病一级预防关系并不十分密切，可认为此行为相对于吸烟者来说是次要的行为。

③区别高可变性行为与低可变性行为。

所谓高可变性行为与低可变性行为是指通过健康教育干预，某行为发生定向改变的难易程度。通常以下列几点作为判断高可变性和低可变性的标准。高可变性行为：一是正处在发展时期或刚刚形成的行为；二是与文化传统或传统的生活方式关系不大；三是在其他计划中已有成功改变的实证；四是社会不赞成的行为。低可变性行为：一是形成时间已久；二是深深地植根于文化传统或传统的生活方式之中；三是既往没有成功改变的实例。

由于许多危险因素与多种慢性病是多因多果的关系，大体而言，慢性病的危险因素中可改变的行为危险因素包括吸烟、过量饮酒、不健康膳食、运动/身体活动不足、长期心理/精神紧张、心情郁闷；而不可改变的因素有年龄、性别、种族、遗传，这些因素虽然不可干预，但对于疾病风险的预测与评估有很大参考意义。健康管理就是要重点干预可改变的行为危险因素，认识不可改变的危险因素，在此基础上掌握管理中间危险因素（如肥胖、高血压、血脂异常等）的方法，同时理解、熟悉一些常见慢性病（如冠心病、糖尿病等）的临床过程和规律（早期识别、常见并发症等），以便开展疾病管理，提高患者对治疗方案的依从性，管理患者的健康相关行为以配合治疗。

（4）教育与组织诊断。

任务是分析影响健康相关行为和环境的因素，从而为制订健康教育干预策略提供依据。影响健康相关行为和环境的因素很多，一部分源于个体，如个人的心理行为特性、认知、价值观等，另外，还有个体的小环境，如亲属、朋友、老师、同事、所处组织的态度与评价，这种影响还源于社会和物质环境，如宗教文化、法律法规、地理气候、社会服务等。在PRECEDE-PROCEED 模式中，将影响健康相关行为的因素分为三大类：倾向因素、促成因素和强化因素。

①倾向因素。

倾向因素先于行为，又被称为动因因素或前置因素，是产生某种行为的动机、愿望，或是诱发某行为的因素。倾向因素包括知识、态度、信念和价值观、行为动机与意向等，也包括个人技能。

②促成因素（又称实现因素）。

促成因素是指促使某种行为动机或愿望得以实现的因素，即实现某行为所必需的技术和资源。包括保健设施、医务人员诊所、医疗费用、交通工具、个人保健技术。行政的重视与支持法律政策等也可归结为促成因素。

③强化因素(又称加强因素)。

强化因素是激励行为维持、发展或减弱的因素。强化因素既包括正向的强化因素,例如,朋友对某些健康行为的肯定;也包括负向的强化因素,例如,对不健康行为的批评、谴责,甚至惩罚措施均可对改变不利于健康的行为发挥一定的作用。强化因素可以分为躯体因素、心理因素、经济因素和社会因素。例如,吸烟的人戒烟后,咽炎得以缓解,躯体方面感觉舒适,是躯体强化因素;而戒烟后得到了家人的赞许,是心理强化因素;因为戒烟省下了经济开支,是经济因素;此外,戒烟后可能会失去原有的一些"烟友",对戒烟行为是一个负向的强化因素,也是社会因素。

(5)管理与政策诊断。

核心是评估开展健康教育的资源与环境,包括组织资源、外部力量,以及政策环境。在管理诊断中,主要从组织内和组织间两方面进行分析。组织内分析包括本组织机构的人力资源的情况,以往工作经验,组织机构拥有的设备、技术力量,时间与经费是否充足等;组织间分析包括本地区是否有其他开展类似工作的组织机构,他们开展哪些工作,有哪些成功的经验和失败的教训,可以发展成为合作伙伴的组织机构有哪些等;政策诊断主要分析项目与当地卫生规划的失系,地方政府、卫生部门对健康教育工作的重视程度以及投入的资源情况等。

(6)确定优先项目。

通过需求评估,可以发现社区的需求是多方面、多层次的,然而,在现实中资源有限的情况下,不可能同时解决众多的健康问题,满足人们多方面的需求,为此,需要在众多的需求中,确定应优先解决的健康问题,优先干预的行为,并以此为基础,确定优先的健康教育项目。

2. 确定健康教育目标

任何一个健康教育计划都必须有明确的目标,它是制订项目干预策略和活动的前提,也是计划实施和效果评价的根据,如果缺乏明确的目标,整个计划将失去意义。

(1)计划的总体目标(goal)。

又称计划的目的,指计划执行后预期达到的最终结果。总目标是宏观的、长远的,描述项目总体上的努力方向。例如,在全人群控烟健康教育计划中,其总目标可以提出"减少由于吸烟造成的呼吸道疾病的患病率",以青少年为目标人群的控烟健康教育项目中,总目标可以是"预防青少年吸烟,造就不吸烟的新一代"。

(2)计划的具体目标(objective)。

又称计划的目标,是对总体目标更加具体的描述,用于解释和说明计划总目标的具体内涵。因此,健康教育计划的具体目标需要包含具体的、量化的、可测量的指标,健康教育计划的具体目标,应该能够对以下问题做出回答:

Who——对谁?

What——实现什么变化(知识、信念、行为、发病率等)?

When——在多长时间内实现这种变化?

Where——在什么范围内实现这种变化?

How much——变化程度多大?

根据预期的健康教育项目效果,又可以将具体目标分为健康目标、行为目标、环境与政策目标,以及认知目标四类。

例如,某社区经过健康教育诊断后,确定心脑血管疾病是影响社区居民生活质量的主要健康问题,重点干预的行为包括改变高盐、高脂饮食,定期测量血压、血脂,以及高血压患者遵从医嘱服药。其具体目标可以包括:

①认知目标:在项目执行三年后。

a. 使项目地区85%的成年人了解正常的血压水平和血脂水平。

b. 使项目地区85%的成年人相信改变高危行为有助于控制血压。

c. 使项目地区80%的成年人掌握测量血压的技术。

②行为目标:在项目执行三年后。

a. 使项目地区75%的成年人能做到每年测量一次血压。

b. 使项目地区90%的高血压患者能遵从医嘱服药。

③健康目标:在项目执行三年后

使项目地区成人高血压患者的血压控制率达到80%。

由于健康教育项目有一定的周期性,而通过行为改变导致疾病患病率、死亡率发生变化,往往是一个较长期的过程,可能在项目周期内看不到疾病发病率和死亡率的改变。此外,疾病发病率与死亡率的影响因素较多,如预防手段的改善以及医疗服务技术,而不单纯取决于行为生活方式的变化。因此,在确定项目的健康目标时,需要根据实际情况选择适宜的测量指标,例如,对于三年周期的高血压防治健康教育项目,可以将"高血压患者的血压控制率"作为健康目标中的测量指标,而为期10~20年的同类项目,则可以将高血压发病率、脑卒中发病率等指标设定为具体的健康目标。

3. 制定干预策略

健康教育干预策略是实现健康教育目标的方针战略,在一定高度上达到目标的途径和方法,是每一项具体干预活动的指导思想。在健康教育诊断过程中,我们已经知道影响健康和健康行为的因素很多,归纳起来可以包括目标人群的认知和技能,物质环境,如生活条件、资源、服务等,社会环境,如政策、文化三大方面,为此健康教育干预策略也从上述各方面加以思考。

(1)教育策略。

核心是教育人们形成有益于健康的认知和技能,从影响健康的因素角度讲,既作用于倾向因素,也作用于强化因素。在教育策略下,常用的健康教育活动很多,包括大众传媒活动,如电视节目;通过印刷媒介开展的活动,如分发小册子;人际传播活动,如入户指导;因地制宜的社区活动,如义诊;民俗、文体活动,如庙会、赶集等。

(2)环境策略。

作用对象是影响行为的促成因素,即物质环境、条件,从而使人们采纳健康行为的意愿得以实现。如在某企业职工预防心脑血管疾病的健康教育中,食堂提供低脂肪、低盐的食物,在工作场所为职工提供一些锻炼设施等也属于环境策略,上述活动使目标人群能更加便捷地采纳健康行为。

(3)政策策略。

从两方面作用于人群的健康行为:其一,政策可以支持并促使这些行为得以实现。例如,在"降低孕产妇死亡率,消除新生儿破伤风"项目中采纳了减免住院分娩费用的政策,直接促使孕产妇到医院分娩。此外,政策策略还可以通过影响资源配置、环境改善从而促进健康行为乃至健康。例如,在企业开展预防心脑血管疾病的健康教育项目中,有了职工运动健身的愿望,有了必要的设施和场地,如果没有调整工作时间的政策支持,人们依然难以真正去运动,因此,需要制定有关工间操制度、轮班制度,确保员工有时间做运动。

(4)制定实施和评价方案。

健康教育策略和活动执行的质量如何,是否能按照项目的时间要求完成各项活动,直接关系项目的成败。因此,健康教育的计划要包含实施和评价方案,后文将就实施和评价进行详细的介绍。

(二)实施与评价健康教育计划

1.健康教育计划的实施

健康教育计划的实施是将科学的计划落实为具体操作的过程,是健康教育项目耗费时间最长、动用经费和人力最多的环节,是一个多部门合作、协调行动的复杂过程,也是健康教育项目实现其目标的关键。通常,我们在健康教育/健康促进计划的实施阶段,要完成5个方面的工作。

(1)制订实施的工作时间表。

项目实施时间表中,通常要明确开列以下内容:①活动内容;②活动指标,即活动应该达到的要求和标准;③活动时间;④负责人员;⑤活动资源,即活动需要的经费、设施设备。工作时间表参考表4-1-3制订。

表4-1-3 工作时间表

实施时间(2018.8~2019.7)												工作内容	负责人	指标	预算/元	设备物料与材料	说明
8	9	10	11	12	1	2	3	4	5	6	7						
												项目启动会	××××××	文件	500		会议室

续表

实施时间(2018.8~2019.7)												工作内容	负责人	指标	预算/元	设备物料与材料	说明
8	9	10	11	12	1	2	3	4	5	6	7						
												材料制作	××× ×××	材料3种	25000	录音带2000盘	分发到社区
												社区医生培训2期	××× ×××	总结和名单	5000	教材50本、教室	准备测试题
												大众传播	××× ×××	传播活动记录	500		提供稿件材料
												人际传播	××× ×××	传播活动记录	20000	传单折页	
												监测	××× ×××	检测报告	1800	自行车5辆	
												中期效果评估	××× ×××	评估报告	3600	自行车12辆	半定量方法
												终期效果评估	××× ×××	评估报告	8000	汽车2辆,20名工作人员	定量调查
												总结报告	××× ×××	报告材料	200		

(2)实施的质量控制。

质量控制的目的是确保项目各项活动的质量都达到要求,符合质量标准。在健康教育/健康促进项目的实施阶段,通过对活动质量的监测,及时了解项目进展及各项活动的质量,从而进行质量控制,并最终确保项目在预定的时期内完成,达到质量要求,这样才能确保项目目标的实现。健康教育/健康促进项目活动质量监测通常包含以下5方面内容:进度监测、内容监测、数量(健康教育材料或受众)与覆盖范围监测、费用监测以及目标人群。

(3)组织机构建设。

健康教育/健康促进项目取得成功需要有具备良好技能的项目工作人员,同时也不可缺少多部门合作、组织保障以及环境的支持。因此,形成项目实施的组织网络是必不可少的环节。组织网络建设要包含以下内容:①建立项目领导机构,全面对项目工作进行管理和协调;②项目执行机构是具体负责实施和运行各项项目活动的机构,一般情况下由具体的业务机构担任;③组织间协调,需要动员多部门的参与,并协调有关部门在项目中发挥积极作用;④政策与环境支持,通过项目领导小组和协调机制,有效利用和制定有益于项目实施以及卫生工作发展的政策,并通过政策动员资源投入、发展合作伙伴,营造有益于项目实施的环境。

(4)实施人员培训。

对项目实施人员进行培训,可以为项目的成功建立并维持一支有能力、高效率的工作队伍,在确定适宜的人员队伍后,制订全面的技能发展培训计划,有组织、有步骤地对相关人员进行培训。培训的内容通常包括以下几方面:①项目背景与目标,帮助项目工作人员对项目的意义、目的有比较全面的了解与理解以增加其能动性;②专业知识与技能,尤其是与特定项目相关的专业理论、知识和技能;③项目管理知识与技能。

(5)设施设备与健康教育材料。

在健康教育/健康促进项目实施阶段,为了确保项目工作与活动的顺利进行,相关设施设备是必要的条件。如体检设备、培训设备、日常办公用品、传播材料、交通工具等。

2. 健康教育计划的评价

评价是管理的重要环节,准确的评价可以帮助健康教育工作者和健康管理师客观地理解工作的成绩与不足。健康教育计划的评价通常包括形成评价(通过需求评估来完成)、过程评价和效果评价。本部分重点讲述过程评价和效果评价,其中,效果评价中的近期和中期效果评价也称为效应评价,即 PRECEDE-PROCEED 模式中 PROCEED 部分的第7和第8阶段;而远期效果评价又称为结局评价,即该模式的第9阶段。

(1)评价的内容与指标。

①过程评价。

过程评价指对健康教育/健康促进计划实施过程进行的评价,起始于计划实施开始之时,贯穿计划实施的全过程。过程评价着重关注项目是否按计划的数量和质量执行,包括项目计划执行涉及的各个方面。同时还有修正项目计划,使之更符合实际情况的功能,这样才能有效保障项目目标的实现。用于健康管理,过程评价可用来评价健康管理的实施过程,尤其是在开展群体健康管理(企业、单位或社区)时更是经常用到。

针对目标人群的参与情况、活动的组织情况,要进行下述内容的评价:哪些个体参与了活动? 在干预中运用了哪些干预策略和活动? 这些活动是否在按计划进行? 计划是否做过调整? 为什么调整? 是如何调整的? 目标人群对干预活动的反应如何? 是否满意并接受这些活动? 目标人群对各项干预活动的参与情况如何? 等等。评价指标可以选择项目活动执行率、干预活动覆盖率、目标人群参与率、有效指数(目标人群参与率/预期参与率)、目标人群的满意度等。

②效应评价。

在健康教育中,效应评价用来评估健康教育/健康促进项目导致的目标人群健康相关行为及其影响因素的变化。与健康结局相比,健康相关行为的影响因素及行为本身较早发生改变,故效应评价又称为近中期效果评价。效应评价的内容包括目标人群的卫生保健知识,健康价值观,对健康相关行为的态度、信念,健康相关行为的变化等。所采用的指标包括卫生知识均分、卫生知识知晓率(正确率)、健康信念持有率、行为流行率、行为改变率等。

健康管理也可用这些指标来评估生活方式管理、行为干预的效果。此外,管理前后患者的依从性的变化也是常用的健康管理效应评估指标。

③结局评价。

在健康教育中,结局评价着眼于评价健康教育与健康促进项目实施后引发的目标人群健康状况乃至生活质量的变化。对于不同的健康问题,从行为改变到出现健康状况改善所需的时间长短不一,但均在行为改变之后出现,故结局评价也常被称为远期效果评价。在健康管理中,健康状况的变化尤其被关注,评价的指标就是反映健康状况的生理、心理健康指标,如身高、体重、体质指数、血压、血脂、血糖等生理指标;心理健康指标,如人格、抑郁等方面的变化。生活质量的变化需要运用一些专门的工具来反映,如日常活动(activities of daily life)量表等。在健康管理的结局评价中,管理前后的健康风险变化也是常用的评估指标。

(2)效果评价方案。

健康教育常用评价方案有4种:①不设对照组的前后比较(干预组织自身前后比较);②非等同比较组设计;③简单时间系列设计;④复合时间系列设计。选择哪个方案主要取决于评价的目的以及干预项目的具体情况,如项目周期、资源、技术等。在这些方案中,②③④三种由于设立对照组,因此说服力强一些,科学研究的色彩也浓一些,如果是健康管理的研究项目,可以选择这些方案。事实上,以服务为主要目的的健康管理,不设立对照组也无妨,也可以在一定程度上说明问题。另外,由于健康管理本身拥有行为监测和体格检查的监测数据,因此,比较适合采用简单的时间系列设计来评价健康管理的效果。对于不设对照组的前后测试,其"一次性"特征突出,不推荐用于健康管理。

非等同比较组设计:是类实验设计的一种,其设计思想是设立与接受干预的目标人群(干预组)和匹配的对照组,通过对干预组、对照组在项目实施前后变化的比较,来评价健康教育与健康促进项目的效应和结局。

该评价方案的优势在于通过与对照组的比较,有效地消除一些混杂因素,如时间因素、测量与观察因素等对项目效果和结局的影响,从而更科学、准确地确定干预对人群卫生保健知识、行为、健康状况乃至生活质量的作用。在非等同比较组设计中,对照组的选择会在很大程度上影响方案的精确性。选择各主要特征十分接近干预组的人群作为对照组,可以保证两组的可比性,也能有效避免选择因素对项目效果的准确评估。此外,要保持对照组与干预组的观察时间一致,即在对干预组进行基线观察及进行干预效果观察时,对对照组也同时进行观察,并应用与干预组完全相同的观察方法观察对照组,并观察相同的内容。

简单时间序列设计与复合时间序列设计:这种方案不设对照组,对目标人群进行多次观察实施干预,干预过程中进行多次观察比较。教育干预可能有多次,并需要不断巩固。此方案的特点是可以了解目标人群在没有实施干预时健康相关行为等的自然变化规律,并了解干预后目标人群各项指标的长期变化规律,有可能揭示干预与行为改变之间的计量—反应关系,时间延续得越长,越可能找出规律。这种设计方案是以群体为出发点的,但同样也可以用于个人的健康管理,个人的长期的体检指标的变化可以反映健康管理的效果。

复合时间序列设计融合了简单时间序列设计与非等同比较组设计,在设计思想上既设立了对照组,又进行多次观察。

复合时间序列设计同时兼具简单时间序列设计和非等同比较组设计的优势,但由于观察次数多,特别是需要在没有干预的情况下对对照组进行多次观察,不仅增加了资源的消耗,也增加对对照组研究对象失访的可能性。在健康管理中,如果可以找到这样的对照组,可以采用这样的方案设计,说服力很强,但是不可忽略其中的伦理学问题。

综上所述,健康教育与健康促进的基本理念和思维、健康行为的相关理论、健康传播的方法以及评价方案、内容和指标,都可以应用到健康管理中。但是,健康管理还重视从体格检查的资料获得信息,强调对生活方式和行为的长期连续的管理,开展健康风险评估,实施健康监测、咨询和指导,提供疾病管理服务等,因此,在实践中不能将两者等同起来,不能简单地认为完成了健康教育工作就是完成了健康管理工作,应该结合健康管理的实际情况,灵活地运用健康教育的理论和方法,增强健康管理的效果,丰富健康管理这一新型学科。

【技能训练】

一、案例讨论

答案:如果他认识到自己口味很咸的饮食习惯会导致高血压(感知疾病的易感性),高血压可能导致脑卒中,脑卒中可能带来严重的后遗症甚至导致死亡(感知疾病的严重性),他相信控制钠盐的摄入对控制血压有好处(感知健康行为的益处),同时,他觉得改掉多年来养成的饮食习惯太难了(感知健康行为的障碍),但是他相信自己通过努力可以逐渐把口味变淡(自我效能),在这种情况下,医生的建议(提示因素)帮助他做出减盐的决定,综合以上因素,这位患者可能逐渐采纳低钠盐饮食行为。

二、技能演练

[宣传海报的设计]

海报是众人皆知的广告宣传手段。相对于其他印刷材料,海报版面的设计通常会配有色彩鲜明的图画,视觉冲击力强,适合在公共场所张贴,因而在宣传教育活动中被广泛使用。限于海报版面和篇幅,要求使用简洁的文字传递丰富的信息。因此,海报的设计要将图片、文字、色彩、空间等要素进行完美的结合。好的海报应具有直接简单、色彩鲜明、构图新颖、新鲜独特的特点。具体如下:

布局:标题和版面内容应该吸引人的眼球。在A4纸上进行设计,以便不用改变比例就能方便地放大到最佳尺寸。

颜色:选用彩色的图片和LOGO,但要避免过于杂乱的背景。

视觉效果:使用图片吸引注意或帮助读者理解信息,图片要清晰、直观,避免不必要的细节。

文字:应注意,使用的字体不超过两种;字体必须够大,能让人在1~2m外看清楚。

空间:海报表面留出50%的空白。

可读性:每个字都应该是相关的、明确的、易读的。

三、能力拓展

小组查阅资料并讨论,为"劝诫吸烟"编辑一系列的手机短信健康教育知识(不少于5条)。

过程性考核:

一、选择题(10题)

1.(A)的目的是消除或减轻影响健康的危险因素,预防疾病,促进健康和提高生活质量。

A.健康教育　　　B.健康促进　　　C.健康管理　　　D.健康保险

2.提高(C)是健康教育的重要目标和任务之一。

A.健康教育　　　B.健康促进　　　C.健康素质　　　D.健康观念

3.行为诊断的方法和几个比较成熟的理论模式有(ABCD)。

A."知信行"模式　B.健康信念模式　C.自我效能理论　D.行为改变阶段理论

4.行为改变的阶段理论,把行为转变分为5个阶段,对于成瘾行为来说,还有第6个阶段,即(D)

A.打算阶段　　　B.行动阶段　　　C.维持阶段　　　D.终止阶段

5.(A)是健康教育、健康管理重要的干预措施之一。

A.健康传播　　　B.健康促进　　　C.健康素质　　　D.健康观念

6.新型媒介(AC)等媒体已经成为开展健康教育的新手段。

A.互联网　　　　B.报纸　　　　　C.手机　　　　　D.电视

7.健康教育计划的评价内容有(ABC)。

A.过程评价　　　B.效应评价　　　C.结局评价　　　D.效果评价

8.健康教育、健康促进项目活动质量监测通常包含(A)个内容。

A.5　　　　　　　B.4　　　　　　　C.3　　　　　　　D.2

9.健康教育干预策略是实现健康教育目标的方针战略,干预策略有(ABCD)。

A.教育策略　　　B.环境策略　　　C.政策策略　　　D.制定实施和评价方案

10.影响健康相关行为的因素分为三类:(ABD)。

A.强化因素　　　B.倾向因素　　　C.促进因素　　　D.实现因素

二、简答题(5题)

1.健康促进涉及的主要活动领域有哪些?

2.健康教育与健康促进应用表现在哪些方面?

3.健康教育计划的效果评价各种方案优势是什么?

4.如何确定健康教育目标?

5.健康教育计划设计步骤是怎样的?

课件资源

任务二　健康管理服务与营销

案例导入:

　　中国电力网 2008 年 6 月 27 日"潍坊供电公司启动三位一体化人力资源健康管理新模式",活动从健康管理架构、管理平台、管理方法三方面入手,在健康管理上,潍坊供电公司强化全员对待健康问题要有早觉悟、早发现、早干预、早治疗的"四早"意识,通过实施心理、体能和饮食三项健康管理内容,实现心理平衡、饮食合理、生活规律的健康目标,并打造出"三位一体化"健康管理品牌和"阳光财富"健康文化品牌。在健康管理思维方法上,潍坊公司大力倡导"放宽心、管住嘴、迈开腿、常动脑、勤劳作"的健康理念。在行动方法上,他们力推"七个一"工程,即员工每人每年制订一份健康管理目标、员工每人每天完成一套健康管理作业、员工每家每年订阅一份健康知识类读物、公司各单位每月组织一次群体性健康活动、公司为员工每人配备一个健康习作工具包、公司为员工每人建一份动态健康管理档案、公司为每位员工每年检查一次身体。在青州试点项目启动仪式上,潍坊公司开通了全员健康生活方式管理系统网站,成立了公司健康保健协会。

任务实施:

【理论学习(知识准备)】

一、健康管理服务概述

(一)健康管理服务内容

　　健康管理作为市场化的健康服务,在美国已经成熟地开展了 20 多年。其最大的消费人群是健康保险公司和一些企业的雇主。其主要服务内容有健康评估、健康教育、营养与胆固醇水平干预、高血压管理、体重管理、运动管理、生活行为矫正(如戒烟)、工作压力管理、控制物质滥用等。在美国健康管理投入产出效果好的服务主要是通过工作场所进行。在美国 50 人以上的工作场所已经超过 80% 的员工开展了健康促进项目,主要是对慢性病预防的营养管理、体重控制、压力管理、吸烟控制和医学自我保健。健康管理项目一般是护士、健康教育工作者、心理学家、营养师和运动生理学家共同实施。

健康管理服务主要包括三个层次：提高健康认知水平、生活方式的改变、建立支持性环境。

1. 提高健康认知水平

大部分健康问题都与生活行为有关，不良的生活行为与个人对健康的认识程度密切相关。健康管理师的长期义务就是寻找到一项能够有效地为目标客户提高健康认知水平的解决方案。

提高健康认知水平的常用方法包括通讯手段、宣传画、公益广告、健康知识专家讲座、影像资料、健康教育基地/站、专题工作坊等。目前也较多通过一对一的个性化健康知识的推送帮助个人提高健康认知水平。

2. 生活方式的改变

生活行为改变的项目是将与生活方式相关的行为改变确定为预期目标，包括限盐、控油、戒烟、身体活动、压力管理、体重管理及膳食行为选择。成功的行为改变项目与健康教育、行为矫正、作业计划实施和绩效反馈机制联合在一起，通过至少12周的健康管理师一对一过程管理，客户的健康改善会有意想不到的效果，而且这个效果会随着个人健康习惯的形成而影响人的一生。

3. 建立支持性环境

健康管理最能够产生效果的项目，首属工作场所健康管理，在工作场所内创造鼓励人们采纳健康生活方式与工作习惯的环境，更容易帮助人们保存和获得一个健康的生活习惯和健康素养，如工作场所不能吸烟，可以让一个希望戒烟的人员减少吸烟控制痛苦。每天的午餐都能够在单位食堂吃到低盐少油食物，甚至吃到更多的蔬菜水果，这对于平时不习惯吃蔬菜水果的人来说，非常有意义。工作场所的运动器械能够很快影响平时不爱运动的人们尝试着去感受运动的快感，从而产生对运动的兴趣。

（二）健康管理服务的特性

1. 健康管理服务的特点

根据健康管理的定义，以科学为基础的健康管理服务应该有以下特点：

（1）标准化：标准化是对个体和群体的健康进行科学管理的基础。健康管理服务的主要产品都涉及健康信息。没有健康信息的标准化，就不能保证信息的准确、可靠和科学性。

（2）定量化：对个体和群体健康状况的评估、健康风险的分析和确定，对干预效果的评价，都离不开科学的量化指标。只有科学的量化，才能满足科学"可重复性"的要求，才能科学可靠，经得起科学和实践的检验。

（3）个体化：健康管理的具体做法就是为个体和群体（包括政府）提供有针对性的科学健康信息并创造条件、采取行动来改善健康，风险评估和干预措施的个体化，体现了服务的针对性，能达到最大的健康效果。

（4）系统化：真正的健康管理服务一定是系统化、标准化的，其背后一定有一个高效、可靠、及时的健康信息支持系统，健康管理服务的标准化和系统化是建立在循证医学和循证公共卫生的标准和学术界已经公认的预防和控制指南及规范基础上的强大的系统支持。既要针对个体和群体的特征和健康需求，又要注重服务的可重复性和有效性，强调在多平台合作的基础上提供服务。

2. 健康管理服务的特性

健康管理作为一种服务类产品，具有多种特性。科学、全面、准确地了解健康管理服务的特性，并据此对健康管理服务进行项目设计、服务提供、质量控制与绩效评价，对完善健康管理工作质量、为消费者提供优质的健康服务具有现实意义。

（1）无形性。

健康管理服务产品主要的提供方式是医生或者健康管理师为客户健康需求所提供的基于个人健康信息的采集、分析、评价，并在此基础上开具健康处方，通过个性化健康教育和健康危险因素干预，来达到健康改善的目标。这种服务的整个过程，在购买之前无法看到、触摸到，也无法用形状、质地、大小标准来衡量和描述。健康服务的无形性给消费者购买选择带来一定的不确定性。因此，消费者在决策购买服务时，很大程度上是依据服务承诺和服务机构过去的经验成果。

（2）不可分割性。

健康管理服务是医生或健康管理师与服务购买者的"一段动程"，即服务提供者与消费者需要通过面对面、远程电话、邮件等形式进行信息交互。消费者对健康管理师的印象、专业化程度，包括形象衣着、沟通技巧、服务态度都会成为服务体验的评判要素。在健康管理服务产品中，从产品购买开始到服务结束，服务提供者与消费者始终是实现健康绩效的两个重要角色，缺一不可。这种不可分割性一直延伸到服务机构的所有人员，对消费者的第一印象起到了决定性的作用。

（3）不稳定性。

健康管理是一种个性化的服务过程，是依靠医生或健康管理师和消费者共同完成的，在某种意义上，可以把健康管理服务看成服务人员与消费者间的人际接触、合作与互动过程，服务质量往往会由健康管理师服务过程的工作疏忽、消费者或者双方同时出现的心理与行为的变化波动而失去稳定性。

（4）易逝性。

健康管理师针对个人当时的健康数据而提出的健康处方服务过程，会随着个人的健康指标变化而失去价值。例如，一个减重客户在血压处于正常范围时，"健康处方"没有实施，等待血压出现异常了再拿出来实施，可能已不适用。

（5）客户的满意标准是不同的。

消费者在购买健康服务时，在某些情况下，消费者可能永远也不会清楚他所购买的服务是否是最佳选择，客户的满意标准往往与个人的期望值有关。

（6）客户的参与程度。

消费者在购买健康服务时，健康管理师所提供服务的每一步都会影响客户对服务质量的总体印象，这被称作"瞬间真实"。服务提供者应把握住每一个瞬间真实，向客户传达一个完整的总体印象。

（三）健康管理的行业本质

世界银行在2011年发布的一篇报告提出在消除了导致疾病相关健康风险之后，健康状况改善所需要的时间并非如人们通常认为的需要数十年，是在一年或数年内就能见成效。通过改变生活方式和减少风险，可以预防一半以上的慢性病负担。这包括降低男性吸烟率，减少酒和高盐摄入。解决由于摄入高脂、高盐的快餐食品和含糖软饮料以及城市人群体力活动减少导致的肥胖症攀升的问题，也有助于预防和控制慢性病在未来20年的预期上升趋势。结合针对心脏病、脑卒中、糖尿病、癌症和慢性肺部疾病的高质量药物和医疗服务的提供，将减少慢性病导致的早逝、健康欠佳和病残。这些都是经过实践证实的成本低、效果好的干预措施。

健康管理的行业本质就是"管理"两字。何谓"管理"？管理是一个计划以及为达成计划所实施的一切活动的全体。管理是一个不断循环的过程，根据管理是一个过程的理论，世界著名质量管理专家戴明博士在20世纪50年代就基于全面质量管理理论提出了PDCA循环方法（简称"戴明环"），JCIA（国际医疗机构认证联合委员会医院管理标准）已将PDCA循环推荐为医院质量改进方案。PDCA是英语单词Plan（计划）、Do（执行）、Check（检查）和Action（处理）的首字母，PDCA循环就是按照这样的顺序进行质量管理，并且循环不止地进行下去的科学程序。这套管理方法在用于帮助个人进行行为改变上作用显著。健康管理PDCA循环可以分为四个阶段、八个步骤实施（表4-2-1）。

表4-2-1　健康管理PDCA循环步骤

阶段	步骤	工作重点
第一阶段：Plan（计划阶段）	第一步	健康身体检查，分析健康现状，发现健康问题
	第二步	分析健康问题中各种危险因素
	第三步	分析影响健康风险的行为危险因素
	第四步	针对行为危险因素，制订干预计划（开具健康管理处方）
第二阶段：Do（实施）	第五步	按干预计划内容执行
第三阶段：Check（检查）	第六步	把执行结果与要求达到的目标进行对比，进行绩效评价
	第七步	把成功的经验总结出来，制订相应的健康行为标准
第四阶段：Action（处理）	第八步	把没有解决或新出现的问题转入下一个PDCA循环

基于生活方式疾病风险的评估方法在整个PDCA循环过程中非常重要。成熟的健康风险评估技术能够通过个人健康信息收集与医学体检数据结合，分析出导致高血压、冠心病、脑卒中、肺癌、糖尿病等慢性病的行为危险因素，并能够针对这些危险因素提出个性化健康干预处方。健康管理师可以运用软件的信息管理功能为目标对象实施健康管理服务。

服务路径包括健康体检风险评估—管理分组—干预处方—执行处方绩效检查(健康体检+健康评估—确定下一步的健康管理计划。运用好 PDCA 循环理论将会大大提高健康服务的有效性和可持续性,从而实现客户的健康价值。

二、健康管理服务营销

(一)健康管理服务营销的方法

随着市场机制在健康管理服务中的作用越来越被人们所熟知,健康管理服务机构为了占领市场或扩大市场份额,必须采取一定的竞争策略。健康管理服务常采取的方法主要包括以下几个方面:

1. 技术

即主要依靠高超的技术来提高服务的技术质量,从而与竞争对手竞争市场。

(1)硬技术:即通过提高设备和仪器的档次等,来促进服务质量的提高。例如,可以使用仪器设备来取代人员的服务,从而提高服务的效率,降低服务的成本,提高顾客的满意度。该策略是当前许多健康管理服务机构主要采取的竞争策略,其在短时间内或在一定的条件下可以取得一定的效果。但是由于它只是强调对服务结果的管理,忽视了对服务的过程质量的管理,因此,总体上说,该策略越来越不适应日益激烈的竞争需要。

(2)软技术:即服务机构采取的除了硬技术以外的其他技术方案,如通过精心设计服务操作体系,招募优秀的健康管理人员,或者通过培调等措施提高健康管理人员的基本素质等,该策略只是注意到人的因素在提供优质的健康管理服务中的作用,而忽视了其他因素的影响,因此,也是较为片面的竞争策略。

(3)复合技术:指将上述的硬技术与软技术结合。一定条件下,这种复合技术的效果是较好的,但是,它同样没有考虑其他因素的作用,如服务概念、顾客与服务人员的关系等。

2. 廉价

指尽量降低成本费用,以廉价作为主要的竞争手段。这种策略若想取得持久的竞争优势,必须能够长期保持低价。例如,可以通过对比不同等级的服务机构服务定价的区别,来鼓励顾客到基层健康管理服务机构就诊,在同一地区,如果有数个同一类别的健康管理服务机构,在服务质量差别不大的前提下,顺客往往会首先选择服务价格较低者,值得指出的是这种策略的核心是"薄利多销"。

3. 形象

指服务机构提供服务的同时也通过广告、公关等沟通活动,为自己的服务创造虚设的附属性,以加强价格在顾客心目中的良好形象。原则上,采取这种策略的前提条件是:本机构所提供的服务质量是优质的。如果这个前提不成立,那便是欺骗行为,最终会彻底失去顾客的信任。

4. 优质服务

服务质量提高可以提高服务的满意度,这不仅能加强机构与老顾客之间的良好关系,而且满意的顾客的口头宣传会增强机构的形象,从而吸引大批的顾客。此外,优质服务策略可以在机构内部产生积极的影响,激励员工做好各项工作。

(二)健康管理服务营销过程

健康管理服务营销过程主要包括确定目标客户、分析评价需求、选择和利用资源、确定产品价值、促进客户购买,通过实施服务过程实现客户健康价值。

1. 确定目标客户

健康管理服务看似大众化需求,但却是小众化的消费。从市场营销的角度来看,人们的消费动机主要是两种:一是获得快乐,二是摆脱痛苦。作为不能够让客户立即体会到快乐的健康管理,只有在人们为了摆脱疾病痛苦的时候,才能够激发购买动机。显然健康管理市场营销的任务就是通过健康教育与服务营销手段,让一些处于健康高风险状态下的消费者提前认识到疾病危害,体会到慢性病痛苦,从而激发健康管理服务消费行为来降低疾病风险,从而达到摆脱痛苦的目的。

健康体检机构是确定目标客户的最佳场所之一。客户一旦通过健康体检发现危险因素,个人会产生如何干预风险的个体需求。此时的医生所提供的健康服务营销会调动消费者购买健康服务的积极性。

2. 分析评价客户需求

(1)医院体检中心。

通过体检后健康风险评估来细分客户需求,包括疾病现患的健康教育需求、体重管理需求、高血压、糖尿病管理需求、生活行为矫正需求等。

(2)企业工作场所。

通过健康体检、健康评估、人群风险分组确定重点对象等方式来导入目标管理人群。针对健康管理服务对象的需求进行评价,主要采取的工具是风险评估和分类方法。

3. 利用资源

一旦客户需求被明确,作为健康管理师或者服务机构,下一步的工作就是选择配置资源,如针对糖尿病、高血压等代谢疾病患者群的健康管理服务资源主要包括定期健康体检的资源,开具健康处方的权威软件,监测运动能耗的工具,监测血压、血糖的家庭专用仪器,能够及时获得患者健康数据的通讯资源等。还包括有功效的营养干预产品资源。

4. 产品价值

所谓产品价值,就是能够给消费者带来健康收益的价值。健康管理作为服务产品,其效果体验需要时间来验证。但是,在设计服务产品过程中,需要充分考虑服务成本与客户预期效果,来确定产品的价值,或称为产品定价。

5. 销售

如何促进客户购买是一门学问。市场营销的主要功能就是通过产品展示、信息沟通、成功案例展现提高目标客户的需求欲望,通过一些现场促销手段让客户产生购买行为,其中,有健康量化目标的服务承诺是非常重要的。

6. 客户实现价值

健康管理客户价值的体现不仅是服务提供方的努力,还与客户的自身努力分不开。健康管理的核心是行为危险因素干预的有效性,作为健康管理服务提供者,除了熟悉临床医学知识和预防医学知识外,还需要研究与掌握一定的行为科学和健康心理学知识,这些知识在让服务对象行动起来方面有时候显得非常重要。

三、健康管理相关产品

产品是指能满足人们某种需要而提供给市场的一切东西,只要有效并且是用来销售的一切东西都是产品。在实际生活中,我们很难将商品和服务割裂开来并分别归类,大多数健康管理机构提供的产品往往是商品和服务的混合体,纯粹有形的商品和纯粹无形的服务很少。因此,健康管理产业提供的主要是服务产品,属于服务行业。

(一)维护健康的相关产品

在实施健康管理的干预和指导过程中,健康管理师需要根据顾客的身体健康状况、生活方式、饮食习惯、工作情况、居住条件等,向顾客推荐使用适当的健康维护产品,减少或消除他们的健康危险因素,从而促进顾客的健康。

健康维护产品,一般指能够直接或间接促进和改善人类健康的相关产品。包括进食的食品、药品和保健品等,以及不直接与人接触,但通过改善人的生活环境而发生促进健康作用的产品,如环保的建筑材料、安全的玩具、可降解的农药和杀虫剂等。以保健品最为常见,其中保健食品、化妆品、涉及饮用水卫生安全产品和消毒产品等健康相关产品需要国家卫生行政部门(国家卫生健康委员会和国家食品药品监督管理局)的审批。

保健品可大概分为保健食品、保健化妆品、保健用品和保健器械等。保健用品和保健器械具有日常生活用品的性质,常见的有健身器、按摩器、保健衣服鞋帽、垫毯、保健香袋等,保健器械常指体积较大的保健用品。

(二)提供健康咨询服务的产品

健康咨询服务是健康管理任务的一项基础性工作,也是健康教育工作的一种重要方法,有广阔的发展前景。

健康咨询服务形式多样。按性质,可分为一般健康咨询服务和专题健康咨询服务;按咨询时程,可分为短程健康咨询服务、中程健康咨询服务、长期健康咨询服务;按咨询形式,可分为门诊健康咨询服务、电话健康咨询服务、信函与短信健康咨询服务、互联网健康咨询服务等。

传统的健康咨询服务模式是门诊和电话服务。随着健康管理的普及和社会信息化水平的提高,互联网健康咨询服务将成为健康管理服务中的最主要形式之一。

(三)监测健康设备

健康管理过程中需要对服务对象的健康状况进行深入、全面和连续的了解和检测,以获得尽可能多的健康或疾病相关信息。除了问卷调查和一般体检外,很多的健康检查需要通过仪器设备的检验、检测来完成,因而也极大地推动了社会对医学健康监测设备的研发和制造。

按监测项目的不同,健康监测设备可分为以下几类:

(1)一般检查监测设备:这些设备由于体积小巧,使用方便简单,又称作个人健康监测设备。主要包括电子秤、人体脂肪分析仪、BM 人体健康监测仪、计步器、电子体温计、血压计和心率监测仪等。

我国个人健康监测设备的生产正处在发展上升阶段,制造商们正在努力增强产品功能,以便和国际产品进行接轨。例如,许多新式血压计带有心跳计数器,而电子体温计还可以充当时钟、日历或 LED 电筒。企业还围绕着改善设备的精度和速度做文章,如手持式人体脂肪分析仪,最新的产品能在 6~7s 就提供结果。而通过使用先进的电子技术,体脂肪和水分含量读数更加准确,许多产品的读数变化幅度精确到 0.1%,此外,一些产品可针对儿童、成人、运动员和非运动员进行设置,以适应不同的身体情况并缩短操作时间。

(2)影像学检查监测设备,如彩色多普勒超声诊断仪、直线数字 X 线成像装置等。

(3)实验室检查监测设备,如全自动生化分析仪、宫颈癌细胞学检查仪(TCT 检测仪),对疾病风险基因进行检测(对冠心病、心肌梗死、心绞痛、高血压、脑卒中、肺癌等疾病的风险检测等)的设备。

(4)临床特殊检查监测设备,如动脉硬化测定仪、固有荧光早期癌症诊断仪、双能 X 线骨密度仪、超声骨密度仪、胶囊式内镜等。

(5)功能检查监测设备,如心电图仪、脑电图仪、量子共振分析检测仪、食物不耐受检测产品等。

(6)运动医学检查监测设备,如体脂测量仪、体质体能测试系统等。

(7)移动体检监测设备,如移动体检车等。

【技能训练】

案例讨论

1.项目实施方案

(1)建立全员电子健康档案管理系统。

(2)全面提升职工的健康认知和健康素养。

(3)建立工作场所健康监测中心。

(4)建立行为危险因素预机制。

2.具体内容

(1)建立全员电子健康档案管理系统。

①目标值:企业干部职工健康建档率 100%。

②意义:把职工每年的健康体检信息管理起来,建立完整的健康电子档案是开展工作场所健康管理的基础,符合职工切身健康利益。

③措施:在企业建立一个基于互联网信息技术的健康管理信息系统,将职工体检信息、

生活方式信息、健康风险的动态信息管理起来,让健康管理师很清楚地通过信息系统了解健康需求,以做到实施个性化的健康维护服务。

(2)全面提升职工的健康认知和健康素养。

①目标值:健康教育覆盖率不少于90%。

②意义:高血压、高血糖,甚至冠心病、脑卒中疾病高发,提高职工的健康认知能力是改变不健康生活行为,预防慢性病发生的必要条件。

③措施:通过专家讲座、健康通讯、个人健康管理手册、健康教育专栏等多种方式让健康知识覆盖到每一位职工,全面提升健康素养。

(3)建立工作场所健康监测中心。

①目标值:干部职工自我健康监测率不低于99%。

②意义:在我国2亿多的高血压、糖尿病、冠心病、肾病的患者人群中,有近50%的患者是在出现了并发症的痛苦后,才去医院检查得以确诊的。我国目前高血压的知晓率为50%,治疗率20%,控制率10%,定期的健康检测,可以帮助早期发现高血压、肾病、冠心病及脑卒中等慢性病。

③措施:为方便职工在工作场所就可测量血压、血糖、心电图、体重、尿常规,在工作场所安装健康管理一体机,让健康管理医生能够及时掌握员工的健康信息。

(4)建立行为危险因素预估机制。

①目标值:行为危险因素矫正率不低于80%。

②意义:不良的饮食习惯(高盐、高脂、不规律饮食)、吸烟酗酒、缺乏必要的体力活动是导致慢性病发生的行为危险因素。世界卫生组织专家提出,对行为危险因素的预估可以大大降低心脑血管疾病死亡率,是预防肿瘤、糖尿病、心脑血管疾病、慢性阻塞性肺部疾病等慢性病发生的最重要的措施之一。

③措施:专业健康管理医生一对一指导,监测行为改变的专业工具,健康绩效奖励机制等。

过程性考核:

一、选择题(10题)

1.健康管理作为市场化的健康服务,其主要服务内容有(ABCD)。

A.健康评估　　　　B.高血压管理　　　　C.运动管理　　　　D.体重管理

2.在美国的健康管理服务主要包括三个层次:提高健康认知水平、(A)、建立支持性环境。

A.生活方式的改变　　B.饮食方式的改变　　C.运动方式的改变　　D.睡眠方式的改变

3.健康管理服务的特性(ABCD)。

A.无形性　　　　　B.不可分割性　　　　C.不稳定性　　　　D.易逝性

4.健康管理提供的是"(C)"。通过对个体或群体健康状况及影响健康的危险因素进行全面检测、评估和干预,实现以促进健康为目标的全人、全程、全方位的医学服务过程。

A. 产品   B. 管理产品   C. 服务产品   D. 生产产品

5. 健康管理服务落实到实际的操作流程,即(A)是前提,(B)是手段,(C)是关键,(D)是最终目的。

A. 健康体检   B. 健康评估   C. 健康干预   D. 健康促进

6. 健康管理服务常采取的方法主要包括以下几个方面:(ABCD)。

A. 技术   B. 廉价   C. 形象   D. 优质服务

7. 保健品可大概分为保健食品、保健化妆品、(AB)。

A. 保健用品   B. 保健器械   C. 保健鞋   D. 电子病历

8. 健康管理服务的形式有健康调查与监测、(CD)。

A. 健康信息   B. 健康保险   C. 健康评估   D. 健康干预

9. 实验室检查监测设备有(AB)。

A. 全自动生化分析仪   B. TCT 检测仪   C. 心电图仪   D. 胶囊式内镜

10. 提高健康认知水平的常用方法包括通讯手段、宣传画、(ABCD)等。

A. 公益广告   B. 健康知识专家讲座   C. 专题工作坊   D. DVD

二、简答题(5题)

1. 健康监测设备有哪些?

2. 健康管理的行业本质是什么?

3. 健康管理服务特性是什么?

4. 健康管理服务营销过程是怎样的?

5. 健康管理服务营销方法是什么?

任务三 流行病学与健康医学统计

课件资源

案例导入：

小王是某社区卫生服务中心的一名健康管理师，需要针对本社区老年（年龄≥60岁）常见慢性病患者进行健康管理，计划2年之内增加高血压、糖尿病等的检出率、建档率和随访干预覆盖率，5年之内减少因高血压、糖尿病发病和死亡等指标，那么他应该从什么地方开始动手呢？小王提出的问题是：

1. 该小区人群一般人口学特征如年龄、职业、婚姻状况、性别等情况如何分布？

2. 该小区人群常见慢性病（高血压、糖尿病、周围血管疾病、冠心病等）患病率如何？

3. 影响这些慢性病患者的危险因素有哪些？特别是可改变和调整的生活方式方面的危险因素有哪些？进而如何进行干预？

4. 社区中高血压、糖尿病患者的远期心血管病（主要是冠心病和脑卒中）发病和死亡风险如何，怎样预测？

5. 在进行12个月的干预后，如何评价效果？

在明确这些问题之后，小王能在充分调查本小区的基线情况下制订干预计划，实施干预方案。具体的慢性病健康管理相关流程示意图应该如何完成？

任务实施：

【理论学习（知识准备）】

一、流行病学的研究方法

（一）流行病学的定义

流行病学是研究疾病、健康状态和事件在人群中的分布、影响和决定因素，用于控制疾病、促进健康的学科。

该定义的基本内涵有四点：①它的研究对象是人群，是研究所关注的具有某种特征的人群；②它不仅研究各种疾病，而且研究健康状态和事件；③它的重点是研究疾病、状态和事件的分布、影响和决定因素；④它的落脚点是为了预防和控制疾病为实现健康提供科学的决策依据。

（二）流行病学的任务

流行病学的任务大体上可以分为三个阶段：第一阶段的任务是"揭示现象"，揭示流行（主要是传染病）或分布（其他疾病、伤害与健康）的现象。第二阶段为"找出原因、影响或决定因素",即从分析现象入手找出流行与分布的规律、原因或影响因素。第三阶段为"提供措施",即合理利用前两阶段的结果找出预防或干预的策略与措施。依序完成上述三个阶段的任务,才算完整的流行病学工作。结合健康管理的实际流行病学第二和第三阶段的任务对应的就是"健康信息收集""健康风险评估""健康指导和风险因素干预"。

(三)流行病学研究的方法

常见的流行病学方法及分类见图4-3-1。

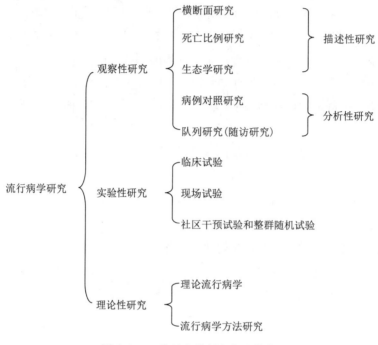

图4-3-1 流行病学研究方法分类

二、常用指标

(一)率和比

(1)比例(proportion)是表示同一事物局部与总体之间数量上的比值。分子和分母的单位相同,而且分子包含于分母之中。

比例有两类,一类是反映事物静止状态内部构成成分占全体的比重,通常称构成比例,它可以反映某种概率的数值。另一类为发生频率比例,它与动态的发生变化率密切相关,反映一定时间内,发生某种变化者占全体的比例。

(2)比或相对比:比(ratio)也称相对比,是表示两个数相除所得的值,说明两者的相对水平,常用倍数或百分数表示。相对比=甲指标/乙指标(或×100%)。

(3)率(rate):是表示在一定的条件下某现象实际发生的例数与可能发生该现象例数之比,来说明单位时间内某现象发生的频率或强度。一般用百分率、千分率、万分率或10万分率表示。

率＝(某现象实际发生的例数/可能发生该现象的总人数)×k

式中:k＝100%、1000‰、10000‰₀。

率必须包括受累人群数量(可以是某病的临床症状、死亡、残疾、实验室异常)、被观察到的受累人群所处的总体数量和规定的时间三方面内容才能构成"率"。

(二)发病指标

1. 发病率

(1)定义:发病率(incidence rate)是指一定时期内特定人群中某病新病例出现的频率。

发病率＝(一定时期某人群中某病新病例数/同期暴露人口数)×k

式中:k＝100%、1000‰、10000‰₀或10万。

计算发病率时,可根据研究的病种及研究的问题特点来选择时间单位。一般多为时间单位,常用10万分率来表示。

(2)暴露人口数:发病率的分子为新发病例数,新病例是指观察期间发生某病的患者,有时一个人在观察期间内可能多次发生同种疾病,可分别计算为几个新病例。分母中所规定的暴露人口也称危险人口,是指在观察期间内,观察地区的人群中有可能发生所要观察的疾病的人,才能作为分母;对那些不可能患该病的人,如研究传染病的发病率时已获得免疫者不应包括在分母之中。由于在实际工作中暴露人口数不易获得,一般使用年平均人口数。

(3)用途:发病率是一个重要和常用指标,对于死亡率极低或不致死的疾病尤为重要,反映得该病的风险。常用来描述疾病的分布、探讨发病因素,提出病因假设和评价防治措施的效果。

(4)注意事项:发病率的准确性受很多因素的影响,如报告制度不健全、漏报、诊断水平不高等,在比较不同地区人群的发病率时,应考虑年龄、性别构成不同,即进行发病率的标准化。

2. 患病率

(1)定义:患病率(prevalence rate)也称现患率、流行率。患病率是指在特定时间点、特定人群中某病新病例和旧病例的人数总共所占的比例。

患病率＝(特定时间点某人群中某病新旧病例数/同期观察人口数)×k

式中:k＝100%、1000‰、10000‰₀或100000/10万。

(2)影响因素:影响患病率的因素很多,但患病率主要受发病率和病程的影响,当地某病的发病率和病程在相当长的时间内保持稳定时,则患病率(P)、发病率(I)和病程(D)三者之间存在下述关系:

患病率＝发病率×病程

即$P＝I×D$,因而可以根据患病率和发病率计算出平均病程。

(3)用途:患病率对于病程短的疾病价值不大,而对于一些病程长的慢性病的流行状况能提供有价值的信息,可反映某地区人群对某疾病的疾病负担程度。可依据患病率来合理地计划卫生设施、人力物力及卫生资源的需要,研究疾病流行因素,监测慢性病的控制效果。

（4）患病率与发病率的区别：①患病率的分子为特定时间点所调查人群中某病新旧病例数，而不管这些病例的发病时间，发病率的分子为一定时期暴露人群中新发生的病例数；②患病率是由横断面调查获得的疾病频率，衡量疾病的存在或流行情况，是一种静态指标，其本质上是一种比例，不是一种真正的率。而发病率是由发病报告或队列研究获得的单位时间内的疾病频率和强度，为动态指标，是一种真正的率。

（三）死亡指标

（1）死亡率（mortality rate）是指某人群在单位时间内死于所有原因的人数在该人群中所占的比例。死亡率是测量人群死亡危险最常用的指标之一。其分子为死亡人数，分母为该人群年平均人口数。常以年为单位时间。

$$死亡率 = （某人群某年总死亡人数/该人群同年平均人口数）\times k$$

式中：$k = 1000‰$或 10 万。

死于所有原因的死亡率是一种未经调整的死亡率，称为粗死亡率（crude death rate）。按疾病的种类、年龄、性别、职业、种族等分类计算的死亡率称为死亡专率（specific death rate）。

（2）病死率（case fatality rate）表示一定时期内患某病的全部患者中因该病而死亡的比例。病死率与死亡率不同，病死率并非真正的率，只是一个比值。

$$病死率 = （一定时期内因某病死亡人数/同期确诊的某病病例数）\times 100\%$$

如果某病的死亡专率与发病专率处于比较稳定的状态，病死率也可由死亡专率与发病专率推算而得。

$$某病病死率 = （该病死亡率/该病发病率）\times 100\%$$

病死率通常用于病程短的急性病，如各种急性传染病、脑卒中、心肌梗死及肿瘤等，以衡量疾病对人生命威胁的程度。病死率受疾病严重程度和医疗水平的影响，同时也与能否被早期诊断、诊断水平及病原体的毒力有关。因此，用病死率评价不同医院的医疗水平时，应注意不同医院入院患者的病情严重程度及医院的医疗设备条件等因素的影响。在不同场合下病死率的分母是不同的，如计算住院患者中某病的病死率，分母为该病患者的住院人数；如计算某种急性传染病的病死率，其分母为该病流行时的发病人数。

（3）生存率（survival rate）又称存活率，是指患某种病的人（或接受某种治疗措施的患者）经 n 年的随访，到随访结束时仍存活的病例数占观察病例的比例。

$$n 年生存率 = （随访满 n 年的某病存活病例数/随访满 n 年的该病病例数）\times 100\%$$

生存率常用于评价某些慢性病，如癌症、心血管病等病程长、病情较重、致死性强的疾病的远期疗效。应用该指标时，应确定随访开始日期和截止时间。开始日期一般为确诊日期、出院日期或手术日期；截止时间可以是 1 年、3 年、5 年、10 年，即计算 1 年、3 年、5 年或 10 年的生存率。

为了更充分地利用随访观察所获得的信息，近年来，生存率分析较多地应用于多种疾病队列研究中对结局的衡量。

(四)相对危险度

(1)相对危险度(relative risk)或率比(rate ratio)是指暴露组发病率(Ie),与非暴露组发病率(Io)之比,它反映了暴露与疾病的关联强度。

相对危险度计算公式:$RR = Ie/Io$

RR 的意义:说明暴露组的发病危险是非暴露组的多少倍。

相对危险度(RR)无单位,比值范围在 0 至 ∞ 之间。$RR=1$,表明暴露与疾病无联系,$RR<1$,表明存在负联系(提示暴露是保护因子);反之,$RR>1$ 时,表明两者存在正联系(提示暴露是保护因子)。

(2)比值比(odds ratio,OR)又称优势比、交叉乘积比。指病例组中暴露人数与非暴露人数的比值除以对照组中暴露人数与非暴露人数的比值。

与 RR 相同,OR 反映暴露者患某种疾病的危险性较无暴露者高的程度。若能满足以下两个条件,则 OR 值接近甚至等于 RR 值:①所研究疾病的发病率(死亡率)很低;②所选择的研究对象代表性好。

(五)归因危险度(人群公共卫生意义)

1. 归因危险度

(1)定义:归因危险度(attributable risk,AR)或率差(rate difference,RD)是指暴露组发病率与非暴露组发病率之差,它反映发病归因于暴露因素的程度。

(2)计算公式:$AR=Ie-Io$

(3)AR 的意义:表示暴露者中完全由某暴露因素所致的发病率或死亡率。

2. 归因危险度百分比

归因危险度百分比(AR%)是指暴露人群中由暴露因素引起的发病在所有发病中所占的百分比。计算公式:$AR\%=(Ie-Io)/Ie\times100\%$

3. 人群归因危险度百分比

人群归因危险度百分比(PAR%)表示全人群中由暴露引起的发病在全部发病中的比例。

$$PAR\%=P(RR-1)[It(RR-1)+1]\times100\%$$

式中:It 为全人群发病率。

或　　　　　　　　$$PAR\%=\{[Po(RR-1)/Po(RR-1)+1]\times100\%\}$$

式中:Po 为某因素在人群中的暴露率。

三、健康医学统计

(一)管理统计学基础

1. 医学统计学的定义和研究对象

(1)定义。

统计学(statistics)通常被定义为"关于数据收集、表达和分析的普遍原理和方法"。医学统计学则可定义为"根据统计学的原理和方法,研究医学数据收集、表达和分析的一门应用学科"。

（2）研究对象。

医学统计学的研究对象是具有不确定性的医学数据,其基本的研究方法是通过收集大量资料（data）,通常是人、动物或生物材料的测量值,发现蕴含其中的统计学规律。

2.统计学的几个重要概念

（1）同质与变异。

研究对象具有相同的前景、条件、属性称为同质（homogeneity）;同一性质的事物,其个体观察值（变量值）之间的差异,在统计学上称为变异（variation）。统计学所研究的对象是以同质为基础,并具有变异的事物或现象。例如,调查 1998 年所有 20 岁健康男大学生的身高。它的同质基础是同一地区、同一年份、同为 20 岁健康男大学生,这些 20 岁健康男大学生的身高值有的相同,有的不相同,存在差异,这种身高值之间的差异就是变异。

（2）总体与样本。

总体（population）是根据研究目的确定的同质观察单位的全体,是同质的所有观察单位某种变量值的集合。这里的观察单位也称个体,是统计研究中最基本的单位之一。有的总体是在确定的同质基础上明确了一定时间、一定空间的有限观察单位,称有限总体。有时总体是抽象的,观察单位数是无限的,该总体称无限总体。

医学研究中的很多情况是无限总体,而即使是有限总体,由于总体较大,要收集所有观察单位的数据既费时、费力还容易产生误差,所以医学研究的资料多数是通过抽样研究去获得。即从总体中随机抽取有代表性的一部分观察单位,其测量值（或观察值）的集合称为样本（sample）。抽样研究的目的是用样本信息推论总体特征。

（3）参数与统计量。

参数（parameter）指总体指标,如总体均数本、总体标准差等。统计量（statistic）指样本指标,如样本均数、样本率、样本标准差等。一般情况下,参数是未知的,需要用统计量去估计。用统计量推论参数的方法,统计学上称为参数估计和参数检验。

（4）误差。

任何周密设计的科学研究,都不可能没有误差（error）。医学科学研究中的误差通常指测量值与真实值之差,即抽样误差。系统误差应该通过周密的研究设计和调查（或测量）过程中的严格质量控制措施予以解决。随机测量误差及抽样误差都属于随机误差,随机测量误差是不可避免的,但应尽量地小;抽样误差是抽样机遇所致,是客观存在的,不可避免的。这种误差可以通过统计方法估计,也可以通过增大样本含量使其减小。

（5）概率与频率。

概率（probability）是对总体而言,频率（frequency）是对样本而言。概率指某随机事件发生的可能性大小的数值,常用符号 P 来表示。随机事件的概率在 0 与 1 之间,即 $0 \leqslant P \leqslant 1$,常用小数或百分数表示。$P$ 越接近 1,表明某事件发生的可能性越大,P 越接近 0,表明某事件发生的可能性越小。频率指一次实验结果计算得到的样本率。统计中的许多结论都是带有概率性的。一般常将 $P \leqslant 0.05$ 或 $P \leqslant 0.01$ 称为小概率事件,表示某事件发生的可能性很小。

3.医学统计学的主要内容

(1)统计设计。

包括调查设计和实验设计。调查设计主要有抽样方法、调查技术、质量控制技术等;实验设计主要有各种实验设计模型、分组方法、样本量估计等。由于统计设计关系资源分配的可行性、数据收集的正确性和结论的科学性,一旦出现设计上的失误或缺陷,有可能导致整个研究的失败。因此,统计设计是保证统计描述和推断正确的基础。

(2)统计描述。

对原始数据进行归纳整理,用相应的统计指标,如率、均数等,表示出研究对象最鲜明的数量特征,必要时选择统计表或统计图。

统计表是以表格的形式,表达被研究对象的特征、内部构成及研究项目分组之间的数量关系。统计表包括标题、标目、线条、数字等部分,有些统计表还有备注。标题是表的总名称,标目包括横标目和竖标目,横标目说明横行数字的属性,位于表格的左侧,纵标目说明每一列数字的属性,位于表格的第一横行。统计表要求重点突出,简单明了。一张表只有一个中心内容,明确显示需要说明的问题。主谓分明,层次清楚。合理安排横纵标目,使人一目了然。

统计图是通过点的位置、线段的升降、直条的长短和面积的大小来表现事物的数量关系。其特点是直观、形象、利于对比等。常用统计图的类型有直方图、折线图、误差条图、箱式图、圆柱图、百分条图。

统计描述分为:

①数值变量资料的统计描述。

频数表:相同观察结果出现的次数称为频数。将所有观察结果的频数按一定顺序排列在一起便是频数表(frequency table)。编制频数表的主要目的,一是简化数据,二是便于考察观察结果的分布特征。

频数分布图:为了更直观地反映计量资料的分布特点,可进一步绘制频数分布图,频数分布图又称直方图,它能直观地反映连续变量各种取值出现的机会。

描述集中趋势的指标:算术均数、中位数、几何均数。

描述离散趋势的指标:方差与标准差、极差、百分位数、变异系数。

②分类资料的统计描述。

频数表:在一个样本中,相同情形出现的次数称为频数,将互不相容的各情形的频数用统计表的形式列出就是频数表。

相对数:包括比例(proportion)和率(rate)。

(3)统计推断。

在统计描述的基础上,对统计指标的差别和关联性进行分析和推断。

统计推断是用样本信息推断总体特征,包括总体参数的估计和假设检验,它是统计学的核心内容。数值变量资料的统计推断主要包括总体均数估计、t 检验、方差分析以及数值变量资料的秩和检验;分类变量资料的统计推断包括总体率的估计以及分类变量的 z 检验、x^2 检验和秩的检验。

4. 医学统计工作的基本步骤

研究设计、收集资料、整理资料和分析资料是统计工作的 4 个基本步骤。这 4 个步骤是紧密联系、不可分割的,某一环节发生问题,都将影响最终的统计分析结果。研究设计按研究者是否施加干预(即处理因素),可以分为调查设计和实验设计两大类。收集资料的任务是取得准确可靠的原始数据,整理资料的任务是整理原始数据,使其系统化、条理化,以便进一步计算指标和分析。分析资料的任务是按研究设计的要求,结合资料的类型计算有关指标,阐明事物的内在联系和规律。

（二）SPSS 软件入门简易教程

SPSS 软件入门简易教程

【技能训练】

一、案例分析

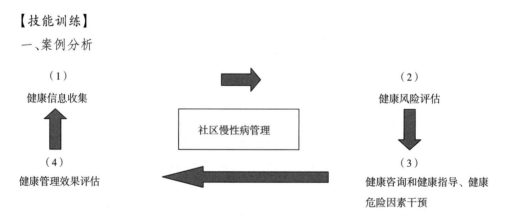

（1）健康信息收集

（2）健康风险评估

社区慢性病管理

（4）健康管理效果评估

（3）健康咨询和健康指导、健康危险因素干预

二、技能演练

1. 统计表制表原则和要求有哪些?

（1）制表原则:重点突出,简单明了。一张表只有一个中心内容,明确显示需要说明的问题。主谓分明,层次清楚。合理安排横纵标目,使人一目了然。

（2）制表的基本要求。

①标题:概括说明表的内容,位于表的上方,内容简洁扼要。

②标目:用于指明表内数字含义,横标目为主语,表示被研究事物;纵标目为谓语,表示被研究事物的各项统计指标。

③线条:除必需的顶线、底线、标目线以外,应尽量减少其他不必要的线条,不使用竖

线、斜线。

④数字:一律使用阿拉伯数字,应准确无误;同一指标的数字的小数位应一致,位次对齐。

2. 统计图制图的基本要求是什么?

(1)根据资料的性质和分析目的,选择合适的图形。

(2)统计图要有标题,位于图体下方的中央位置。

(3)绘制有坐标轴的图形,纵、横轴要有标目,标注原点、尺度、单位等,纵、横轴的比例以 5:7 为宜。

(4)同一张图内比较不同事物时,须用不同颜色或样式的线条区别表示,并附图例说明。

过程性考核:

一、选择题(10题)

1. 在一组数据中对某一个体记录的一组数据为(D)。

A. 值　　　　　　B. 变量名　　　　　　C. 变量　　　　　　D. 案例

2. 在处理过程中其值可以改变的量为(A)。

A. 变量　　　　　　B. 变量名　　　　　　C. 值　　　　　　D. 案例

3. 同一性质的事物,其个体观察值(变量值)之间的差异,在统计学上称为(B)。

A. 同质　　　　　　B. 变异　　　　　　C. 概率　　　　　　D. 频率

4. (C)指某随机事件发生的可能性大小的数值,常用符号 P 来表示。

A. 同质　　　　　　B. 变异　　　　　　C. 概率　　　　　　D. 频率

5. 统计量(statistic)指样本指标,如(ABD)等。

A. 样本均数　　　　　　B. 样本率　　　　　　C. 样本标准　　　　　　D. 样本标准差

6. (C)是以表格的形式,表达被研究对象的特征、内部构成及研究项目分组之间的数量关系。

A. 统计图　　　　　　B. 统计指标　　　　　　C. 统计表　　　　　　D. 统计量

7. 流行病学的任务大体上可以分为三个阶段,第一阶段的任务是(D),第二阶段为(C),第三阶段为(A)。

A. "提供措施"　　　　　　　　　　B. "搜集健康风险评估"

C. "找出原因、影响或决定因素"　　　　　　D. "揭示现象"

8. (A)又称存活率,是指患某种病的人(或接受某种治疗措施的患者)经 n 年的随访,到随访结束时仍存活的病例数占观察病例的比例。

A. 生存率　　　　　　B. 病死率　　　　　　C. 患病率　　　　　　D. 发病率

9. 流行病学常用指标中发病指标有(CD)。

A. 生存率　　　　　　B. 病死率　　　　　　C. 患病率　　　　　　D. 发病率

10. 数据是 SPSS 处理分析的主要对象,即(BCD),可以是某次实验或调查结果的记录等。

A. 视图   B. 符号   C. 字母   D. 数字

二、简答题(5 题)

1. SPSS 软件的特点是什么?

2. 常见的流行病学方法及分类是什么?

3. 发病率的用途和注意事项是什么?

4. 医学统计学的定义和研究对象是怎样?

5. 流行病学的定义和基本涵义是什么?

参考文献

[1] 菲利普·科特勒托马斯·海斯,保罗 N·布姆. 专业服务营销[M]. 2 版. 北京:中信出版社,2003.

[2] 米尔 P 奥唐奈. 工作场所健康促进[M]. 3 版. 北京:化学工业出版社,2009.

[3] 胜田. 医疗服务营销[M]. 北京:经济管现出版社,2010.

[4] 郭清. 健康管理学概论[M]. 北京:人民卫生出版社,2011.

[5] 陈君石. 黄建始健康管理师[M]. 北京:中国协和医科大学出版社,2007.

[6] 李立明. 流行病学[M]. 5 版. 北京:人民卫生出版社,2003.

[7] 王建华. 流行病学[M]. 6 版. 北京:人民卫生出版社,2003.

[8] 郭祖超. 医学统计学[M]. 北京:人民军医出版社,1999.

[9] 黄悦勤. 预防医学[M]. 北京:北京大学医学出版社,2004.

[10] 方积乾. 卫生统计学[M]. 5 版. 北京:人民卫生出版社,2003.

项目五　健康管理的工作领域

课程思政

任务一　健康体检与健康管理

课件资源

案例导入：

受检者信息：张大宝，男，52岁，既往糖尿病史检验科：空腹血糖：11.62(mmol/L)，参考值：3.9~6.1(mmol/L)，尿糖：2+，参考值：阴性，体重指数：26.77(kg/m²)，腰臀比：6.92，近视，牙结石，牙列缺损，双侧甲状腺结节，脂肪肝，两肺上叶纤维灶，血尿素升高。正确解读健康体检报告。

任务实施：

【理论学习（知识点）】

一、认识健康体检

（一）健康体检历史及发展趋势

1. 健康体检发展历史

健康体检在国际上已经发展了150余年。1861年，英格兰皇家胸科医生 Horace Dobell 首先提出了健康体检概念，他指出通过健康体检发现疾病前期状态，可以提供有效的治疗和治愈疾病的机会，Horace Dobell 被称为"体检之父"。美国费城医生 George Gould 进一步指出，定期体检是预防疾病，提高生活质量的重要手段。目前健康体检已经成为世界各国预防疾病、控制健康风险因素、提高生活质量的重要手段，体检在各国卫生保健中起到重要的作用。

1913年，美国成立了第一个专门从事年度体检的机构——EHE（Executive Health Exams International），该机构致力于通过每年一次的健康体检，早期发现疾病，促进健康的生活方式。1923年，美国医学会发表了《周期性体检：内科医生手册》，并分别在1932年、1940年、1947年进行了修订。第二次世界大战以后，无症状人群普遍接受了年度全面健康体检。

美国从20世纪80年代开始注重定期健康体检，发展到现在形成了健康体检、专病筛查、生活方式干预、健康教育和培训、疾病预防和慢性病护理等较为全面的健康管理体系。

1954年，日本医院协会开始设置体检科，1959年体检正式作为一种常规检查项目在医疗工作中正式实施。2005年成立综合体检学会，成为日本医院协会下属的一个独立专业学。日本健康体检服务是一种体系完善、覆盖率高、立法明确，针对不同年龄、不同阶层进行的各种各样的健康诊查服务，几乎每位公民每年要接受一次全面的身体健康检查。

早期的体检没有专门的场所，而是在一般的医疗机构中进行，其执行医生也是由一般的门诊医生承担，属于"诊疗性体检"。我国在2000年前，体检仅局限于就业、参军及求学等目的而进行的强制性专项体检，体检的实施单位也是政府制定的非营利性医疗机构。

2000 年后,由于人们对健康需求的逐年递增,医疗机构逐渐面向健康人群开展健康体检服务,随着民营机构的进入和社会资本的投入,健康体检市场得到快速发展。在行业标准方面,我国原卫生部已于 2009 年 9 月 1 日出台并实施了《健康体检管理暂行规定》。

健康体检与健康管理的理念在我国可以追溯到距今 2000 年前。公元前 8 世纪至公元前 7 世纪《周易·既济》曰,"君子以思患而豫(预)防止"。公元前 4 世纪至公元前 3 世纪《黄帝内经》云"圣人不治已病治未病,不治已乱治未乱""大病已成而后药之""乱已成而后治之"。唐代孙思邈在医著《千金要方》中提到"上医治未病,中医治欲病,下医治已病"。

2. 健康体检发展趋势

(1)健康体检与医疗服务结合。

强化后续服务,将体检机构与其他医疗机构相结合,形成纵向一体化,以体检为突破口,开展健康体检—健康管理—医疗服务全程健康管理。健康体检成为解决看病难的有效手段之一。

(2)健康体检与保险结合。

医疗保险未将健康体检纳入医保范畴,体检费用还是由单位或个人支付,从某种程度上来讲,制约了健康体检机构整体推进的速度,如果有第三方商业健康保险为部分客户支付,将极大推进健康体检与健康保险双方市场规模的发展。

(3)健康管理全覆盖。

健康体检后,积极主动进行健康跟踪、健康教育和干预,利用先进的现代化科技手段,如电话、邮件、短信、微信、网络等方式进行检后服务。

(4)健康体检智能化。

健康体检机器人应用软件的开发和使用,能够对受检者的身高、体质量、血压、血糖、心电图、血氧饱和度、运动耗能等人体生物医学信号进行准确测量和记录。智能采集和智能分析,推进健康管理智能化发展。

(5)精准医学和健康体检。

健康体检中引入精准医疗计划开展基因检测,将推动精准医疗向临床实践提供科学依据,促进健康体检向更高水平发展。

总之,健康管理学科是新兴的、有待发展的学科,有着巨大的发展前景。随着社会的进步,经济的发展,相信健康体检的理念将被国人普遍接受,健康体检服务的质量也将不断地提高,健康体检必将在实现"健康梦""中国梦"中发挥举足轻重的作用。

(二)健康体检的概念

健康体检(health examination)是依据现代健康新概念与现代医学模式,通过医学手段和方法对受检者进行身心整体检查,了解受检者整体健康状况、早期发现疾病线索和健康隐患的诊疗行为;是用于个体和群体健康状况评价与疾病风险预测、预警及早期筛查的一种医学行为、方法与过程;是以健康为中心的身心整体医学检查。

健康体检有别于"诊疗性体检(diagnostic examination)"。诊疗性体检是以临床疾病诊治为目的、针对症状或疾病及其相关因素的诊察行为与过程,主要通过临床医学手段和方法对受检者的躯体生理等进行检查,以确诊或排除疾病。健康体检是指受检者在"身体健康"时,主动到医院或专业体检中心对整个身心进行的医学检查,目前,具备成熟理论体系职称的健康体检内涵包括躯体生理健康体检(即传统的辨病体检)、心理健康体检与中医健康体检(体质辨识与四诊和参)(见表 5-1-1)。

表 5-1-1　健康体检与诊疗性体检的区别

内容	分类	
	健康体检	诊疗性体检
理论体系	健康管理学	临床医学
方法体系	检测手段:健康问卷、诊疗性体检、心理体检、中医体检、生活方式评估等	依靠临床检测手段,主要为体格检查、临床检验、影像学检查
体检目的	发现是否有潜在的疾病,以便及时采取预防和治疗措施,通过健康分级评估、疾病风险评估,开展健康教育、健康促进与疾病风险干预等,为健康管理提供科学依据	根据病痛症状,通过体检发现其原因和部位,明确诊断,为临床治疗提供依据
服务对象	主动防病查体的"健康人"	因疾病或伤痛而就医的"患者"
指导思想	健康促进、预防为主、治未病	治病救人、救死扶伤
围绕中心	以"健康"为中心的体检过程	以"疾病"为中心的体检过程
体检项目	心理健康体检、中医体质辨识属于健康体检的常规项目	未列入必检项目
体检结果	健康评估报告,出具健康管理方案,通过健康管理来促进健康、预防疾病	疾病诊断,为临床诊疗提供依据,通过临床治疗来消除病痛和症状
体检场地	具有独立空间,实行医检分离,有男女不同性别体检线	依托临床辅助检查科室,完成全项检查多需与患者交叉接触,增加感染机会

(三)健康体检的应用

随着社会经济发展与生活水平的提高,人们的健康意识逐渐增强,健康观念从看病转向保健、从治病转向防病,健康体检逐渐成为预防保健的主要方式,也是我国贯彻预防为主的卫生工作方针的重要措施。对健康人群开展健康检查是未来卫生事业的重要发展方向,是各级政府与组织的重要社会责任,也是各级各类医疗卫生单位未来的重要业务工作之一。具体而言,加快体检主要有以下方面的应用(见表 5-1-2)。

表 5-1-2　健康体检的应用

应用
1.招生、招工、招干、征兵体检
2.对学生、官兵、企事业单位职工和社会人群定期进行健康体检
3.对出国、入境、食品和公共场所从业人员进行健康体检
4.开展婚前健康体检
5.对职工工伤和职业病进行诊断和劳动力鉴定
6.普通人群健康体检
7.开展医学科研的一个方法,研究疾病发病规律
8.获得大量体检数据,为制定国家体检标准提供依据

（四）健康管理与健康体检的关系

1. 健康体检是健康管理的重要内涵和基础

健康体检是健康管理信息收集的主要途径。通过健康体检收集的健康信息包括遗传因素,如种族、年龄、性别、身高、体重等;既往病史、家族病史、预防接种史、生长发育史、婚育史等,以及体格检查、相关实验室检查、健康问卷、心理测评、中医体质辨识、仪器设备检查信息等。高质量、全方位的健康体检是保证高质量健康管理顺利实施的前提与基础。

2. 健康体检的目标是健康管理

健康体检的目的是为健康管理提供科学依据。即根据健康体检所收集的健康信息,通过健康管理专家及各种健康风险评估工具对受检者的健康状况及未来患病或死亡的危险性进行定性或定量评估,系统分析受检者健康状况及在未来患病的危险程度、发展趋势及相关危险因素,从而制订个性化的健康管理计划。

3. 健康管理指导与规范健康体检行为

健康管理理念与思想需要贯彻到健康体检的全过程。在进行健康体检之前,首先需根据受检者的性别、年龄、工作性质、生活方式等进行全面的健康分析,指导受检者挑选合适的体检套餐或体检项目。从而避免健康体检流于形式,降低漏诊率,达到通过健康体检,及时发现健康问题及潜在健康问题的目的。为确保健康体检结果能真实、准确地反映受检者的健康状况,尽量降低各种因素对体检结果的影响,受检者在进行体检前应被给予相应的健康管理与检前指导,提醒受检者体检前各检查项目注意事项及体检中配合要点,保证体检结果的真实可靠。体检之前的指导实质上属于健康教育内涵,也是健康管理的一部分。

4. 健康管理与健康体检相互促进、互为一体

健康管理是一个系统化工程,从信息采集、体检、分析、预测、评估、干预、落实、跟踪、总结每个细节的连贯性来看,任何环节都不能缺少,才能达到健康管理的目的。健康管理不是在进行完信息采集—健康评估—健康教育—健康促进等环节后便完成了它的使命,它是一个循环往复、螺旋式上升的连续动态管理过程。健康体检与健康管理相互交替、相互推动,健康体检数据的动态变化牵动着健康干预计划的变化,同时,健康体检信息指标也是健康管理效果评估的重要指标;健康管理又反过来指导健康体检的计划及项目,从而周而复始,不断完善健康管理,实现健康管理效益最大化。

二、为客户制定健康体检项目

（一）健康体检基本项目设计原则

遵照中华人民共和国卫生部(2009)(2013 年,卫生部与国家人口和计划生育委员会的计划生育管理和服务职能合并组建国家卫生和计划生育委员会)相关法规和固定指示精神,中华医学会健康管理学分会和《中华健康管理学杂志》编委会基于健康体检循证医学证据和 10 年来健康体检服务实践,同时借鉴国内外成功经验制订体检基本项目。健康体检项目选择充分考虑不同年龄、性别、地域特点和相关循证医学研究证据,以 WHO 多维健康标准为依据,生理与心理健康并重。

体检基本项目制订的原则如下:

①基本项目的设置遵循科学性、适宜性及实用性的原则,采用"1+X"的体系框架,"1"为基本体检项目,包括健康体检自测问卷、体格检查、实验室检查、辅助检查、体检报告首页5个部分。"X"为专项体检项目,包括健康体能检查和主要慢性非传染性疾病风险筛查项目。备选慢性病项目提出了每个专项检查的适宜人群和年龄范围,以满足当前我国民众对健康体检及健康管理服务多样化的要求,为我国健康管理(体检)机构的体检项目及套餐设置提供了基本学术遵循,并为进一步研究制定相关技术标准与操作指南打下基础。

②"基本项目(必选项目)"与"专项检查(备选项目)"的关系:"必选项目"是基础,是开展健康体检服务的基本检测项目,也是形成健康体检报告及个人健康管理档案的必需项目;"备选项目"是个体化深度体检项目,主要针对不同年龄、不同性别、不同职业人群、家族史、个人史、既往史或既往体检异常发现选择必要的复查,根据个人经济状况及慢性病风险个体进行的专业化筛查项目。

(二)健康体检基本项目

体检基本项目主要有:

(1)一般情况:主要检查身高、体重、胸围差、腹围、臀围等,对照《中国成年人体质测定标准》,评估营养、形态发育等一般情况。

(2)内科:主要检查血压、心肺听诊、腹部触诊、神经反射等项目。

(3)外科:主要检查皮肤、淋巴结、脊柱四肢、肛门、疝气等。

(4)眼科:检查视力、辨色、眼底、裂隙灯显微镜,判断有无眼疾。

(5)耳鼻咽喉科:检查听力、耳疾及鼻、咽部的疾病。

(6)口腔科:包括口腔疾患和牙齿的检查。

(7)妇科:已婚女性的检查项目,根据需要行宫颈刮片、分泌物涂片、TCT(液基薄层细胞检测)等检查。

(8)放射科:进行胸部X线片。

(9)检验科:包括血、尿、便三大常规,血生化(包括肝功能、肾功能、血糖、血脂、蛋白)等检查。

(10)心理体检(SCL-90)。

(11)中医体质辨识(中医体质量表)。

(12)辅诊检查科室:包括心电图、B超(肝、胆、胰、脾、肾、前列腺、子宫、附件、心脏、甲状腺、颈动脉)、乳腺红外线、TCD(经颅多普勒超声检查,判断脑血管的血流情况)、骨密度等各项检查。

(三)特色检查项目

糖尿病相关检查、内分泌学检测、肿瘤标志物检测、血液流变学检查、24小时动态心电图检查(Holter)、24小时动态血压、脑功能检查、风湿免疫全套检查、微量元素检查、肺功能检查、体能测试、核素显像(ECT)检查、CT、MRI、双源 CT、PET-CT、胃肠镜、胶囊胃镜、乳腺钼靶等。

(四)女性检查项目

女性在成长的每一个阶段都面临着不同的问题。青春期女性特征突显,怀孕期女性面临着妊娠、临产、孕后保健等,还有更年期、老年期。其中,年轻女性是一个尤为值得关注的群体,现代人基本冲破以往的传统婚姻观、恋爱观,未婚同居、婚前性行为等在年轻人当中已较为普遍,而且大多数女性很少定期做妇科体检,从而为妇科疾病埋下隐患。患妇科感染性疾病、慢性宫颈炎、乳腺疾病等比例逐年增大,且呈年轻化趋势。可见,定期体检对保证女性身体健康至关重要。

妇科体检项目:包括一般妇科检查、宫颈脱落细胞学检查(宫颈刮片)、妇科 B 超、乳腺检查及性激素水平检测,对于高危人群可进行高危型人乳头瘤病毒(HPV)检测、肿瘤标志物检测等。

1. 一般妇科检查

一般妇科检查包括腹部、外阴、阴道、宫颈、子宫、盆腔、双附件触诊等。排除妇科常见的阴道炎、宫颈炎及妇科肿瘤等疾病。

(1)宫颈脱落细胞学检查:包括外阴、阴道、宫颈细胞学检查,对早期宫颈癌的发现很有帮助。

(2)妇科超声检查:了解子宫、附件有无肿瘤、囊肿等疾病。

(3)性激素检查:常用的性激素检查,即性激素 6 项,包括卵泡生成激素(FSH)、黄体生成激素(LH)、雌二醇(E2)、孕酮(P)、睾酮(T)、催乳激素(PRL)。通过测定性激素水平来了解女性内分泌功能和诊断与内分泌失调相关的疾病。

(4)人乳头瘤病毒(HPV)检测:了解 HPV 感染情况。

(5)肿瘤标志物检测:见肿瘤筛查相关检查项目。

2. 乳房检查

(1)乳房视诊:包括乳房形态与轮廓、乳房皮肤、乳头等的检查。

(2)乳房触诊:包括乳房一般触诊、肿块触诊、局部皮肤温度及乳房挤压等检查。

(3)乳腺红外线检查:用于乳腺增生、乳腺肿块等初步筛查。

(4)乳腺 X 线钼靶摄片:用于乳腺癌的筛查。

(5)乳腺超声检查:了解乳腺肿块及区域淋巴结情况。

(6)乳腺磁共振(MRI)检查:用于补充钼靶摄片检查。

(五)肿瘤筛查检查项目

世界癌症基金会提示:近 10 年来,全世界癌症的发病人数增加 20%,也就是说如果 10 年前全世界每年新发癌症患者 1000 万余人,已经上升为每年新发癌症患者 1200 万余人。我国居民因癌症死亡的概率是 13%,全国恶性肿瘤发病率前 10 位排名为:肺癌、胃癌、结肠癌、直肠癌、肝癌、胆管癌、乳腺癌、胰腺癌、淋巴癌、膀胱癌、甲状腺癌。前 10 位恶性肿瘤占全部恶性肿瘤的 76.39%。前 10 位恶性肿瘤占全部恶性肿瘤死亡率的 84.27%。因此,现有的健康体检检测项目中,肿瘤的筛查检查项目就显得尤为必要。

1. 头颈部肿瘤相关检查项目

头颈部肿瘤主要包括甲状腺癌、鼻窦癌、鼻咽癌、喉癌、舌癌、牙龈癌、腮腺癌、头颈部皮肤癌、硬腭癌、鼻息肉、颈部肿块等。35 岁以上男女育龄者均可参加此项目检查。

检查项目包括头皮部、耳部、鼻部、口腔、甲状腺及颈部情况;耳镜、鼻镜、喉镜、B 超检查,必要时行 CT、核磁等影像学检查。对发现异常者应登记留档,并尽快通知受检者到专科进一步诊治。当然,最终诊断应以病理报告为"金标准"。

2. 肺癌相关检查项目

对于 35 岁以上男女育龄者每年常规检查 1 次。了解受检者日常吸烟初始年龄、性别、吸烟连续时间、每日吸烟支数,并作严密细致的登记。

检查项目包括痰细胞学检查、胸部 X 线检查、低剂量 CT 检查、必要时行增强 CT 检查、纤维支气管镜检查。肿瘤标志物主要检查神经元特异性烯醇化酶(NSE)、非小细胞肺癌相关抗原(CYFRA21-1)、癌胚抗原(CEA)、鳞状细胞抗原(SCC)等。以上肿瘤标志物检测结果数值一定要结合其他物理检查,在结论提示中要谨慎,不可轻易下结论。对异常受检者,建议及时到专科进一步做诊断;对可疑受检者建议定期复查,一定要严密随访,最终诊断以局部肿物病理活检报告结果为"金标准"。

3. 胃癌相关检查项目

建议 35 岁以上男女育龄者每年常规检查 1 次。对有胃部慢性病史,如慢性萎缩性胃炎、胃溃疡、糜烂性胃炎等病患者要定期体检。了解家族肿瘤史(明确高危群体)。

检查项目包括大便常规+潜血、消化道造影检查、纤维胃镜检查、上腹部 CT 检查。肿瘤血清标志物检查:癌胚抗原(CEA)、糖类抗原 CA19-9、糖类抗原 CA72-4、糖类抗原 CA242。以上肿瘤标志物检测结果数值一定要结合其他物理检查,在结论提示中要谨慎,不可轻易下结论。发现可疑受检者,要及时建议去专科进一步诊治。最终诊断以局部肿物病理活检报告结果为"金标准"。有上消化道肿瘤家族史的受检者,建议每年做 1~2 次体检。

4. 食管癌相关检查项目

40 岁以上育龄男女均应每年常规检查 1 次。对日常有不良生活饮食方式者,如酗酒、吸烟、进食快、喜饮烫食者;有反流性糜烂性食管炎、食管平滑肌瘤等疾病者;有上消化道肿瘤家族病史者为高危人群,应定期检查。

检查项目包括颈部触诊、颈部 B 超检查、食管、上消化道造影检查、纤维食管镜、细胞学检查、CT 检查。肿瘤血清标志物检查鳞状细胞抗原(SCC)。发现疑似病例,尽量建议患者去专科做进一步诊治。受检者有进食发噎症状,不可轻易下诊断,建议专科进一步诊治;最终诊断以病理报告为诊断的"金标准"。对于有上消化道肿瘤家族病史的高危人群,建议每年做 1~2 次定期体检。

5.大肠癌相关检查项目

40 岁以上男女群体每年应做 1 次检查。凡是有消化道肿瘤家族病史者,应每年做 1~2 次检查。近期大便经常出现异常变化,大便潜血阳性者,要严密随访。检查项目包括肛门指诊检查,影像学检查包括下消化道造影检查、纤维结肠镜检查(如有息肉可随时镜下手术切除)。血清肿瘤标志物:癌胚抗原(CEA)、糖类抗原 CA19-9、糖类抗原 CA15-3、糖类抗原 CA242。以上肿瘤标志物检测结果数值一定要结合其他物理检查,在结论提示中要谨慎,不可轻易下结论。对于阳性报告、可疑受检者,建议及时到专科进一步诊治,并定期严密随访,力求有明确结果的档案资料统计。对于结直肠内有息肉、溃疡的受检者,建议最好每年做 1 次纤维结肠镜检查,必要时将息肉摘除。

6.肝癌相关检查项目

40 岁以上男女群体均可行此项目检查。以往有慢性乙型肝炎、丙型肝炎、戊型肝炎病史者建议常规行此项目检查。

检查项目包括腹部 CT、腹部彩色 B 超检查;血清生化检查(肝功能、乙肝五项);血清肿瘤标志物检测[甲胎蛋白(AFP)、癌胚抗原(CEA)、糖类抗原(CA50)、a-1 岩藻糖苷酶(AFU)]。以上肿瘤标志物检测结果数值一定要结合其他物理检查,在结论提示中要谨慎,不可轻易下结论。以上检查指标有异常的受检者,建议到专科做进一步诊断。有肿瘤家族病史的受检者,建议每年做 1~2 次预防体检;有慢性肝炎病史的受检者建议每年做一次预防体检。

7.前列腺癌相关检查项目

40 岁以上男性建议每年做 1 次体检。检查项目包括尿常规、肛门指诊、泌尿系彩色 B 超、磁共振、血清肿瘤标志物检查[总前列腺特异性抗原(TAFP)、游离前列腺特异性抗原(FPSA)]。以上肿瘤标志物检测结果数值一定要结合其他物理检查,在结论提示中要谨慎,不可轻易下结论。有血尿者、B 超提示有可疑病灶,应建议进一步检查,同时建议专科诊治。最终诊断以病理结果为"金标准"。

8.乳腺癌相关检查项目

凡是育龄妇女均应每年定期做 1 次预防体检。有肿瘤家族史的受检者每年最好做 1~2 次预防体检。检查项目包括乳腺触诊、彩色 B 超、X 线钼靶检查(40 岁以上已婚女性,可每年做 1 次乳腺 X 线钼靶检查),20~40 岁的妇女,如无危险因素、无症状且体格检查为阴性,建议每 1~3 年进行体格检查和强调乳房知晓,不建议进行乳腺 X 线钼靶检查。而对于 30~39 岁女性,有选择地对高危青年女性进行 X 线检查、细胞学检查(乳头溢液者)、血清肿瘤标志物检查(糖类抗原 CA15-3、糖类抗原 CA72-4、糖类抗原 CA242)。以上肿瘤标志物检测结果数值一定要结合其他物理检查,在结论提示中要谨慎,不可轻易下结论。如有异常一定要到专科做进一步明确诊断,最终诊断以临床病理报告结果为"金标准"。

9.宫颈癌及卵巢癌相关检查项目

育龄妇女均应每年定期做 1 次妇科常规检查,有肿瘤家族病史受检者,建议每年做

1~2 次预防体检。检查项目包括妇科检查、宫颈刮片、人乳头瘤病毒(HPV)、彩色 B 超(以阴道式 B 超检查为主)、盆腔部 CT 检查、血清肿瘤标志物[鳞状细胞癌抗原(SCC)、糖类抗原(CA125)、人类附睾蛋白(HE4)、甲胎蛋白(AFP)、癌胚抗原(CEA)、糖类抗原(CA19-9)]。以上肿瘤标志物检测结果数值一定要结合其他物理检查,不可轻易下结论。绝经后妇女有阴道间断出血者,要慎重处置;宫颈中~重度糜烂时,建议行阴道镜检查;双侧卵巢有结节者,可考虑 B 超引导下局部穿刺检查。最终诊断以病理报告为"金标准"。

三、健康体检流程与服务模式

(一)向客户介绍健康体检流程

健康体检是否顺利,首先要设置合理的健康体检流程(health examination process)。健康体检和医疗服务的最大区别在于健康体检在短时间内人员相对集中,需要因人而异地处理,所以统一、规范的流程设置显得十分重要。其各个环节的畅通、连贯,直接影响体检秩序和体检质量。检前的科学指导、检中的优质服务、检后的健康管理服务的顺利实施,不仅能保证体检的质量,减少漏检,而且能合理疏散人群,保证受检者在和谐有序的环境下进行,减少候检时间,克服环境因素带来的拥挤、嘈杂等弊端,让体检者高兴而来、满意而归,见图 5-1-1。

(二)解答客户体检服务咨询

1. 检前健康咨询服务模式及注意事项

(1)检前服务模式。

检前咨询的主要目的是通过沟通深入了解受检者的需求和基本情况,合理设计体检项目,详细告知检前注意事项,全面介绍体检相关情况,初步确定体检相关事宜等,为顺利实施体检做好充分的准备。咨询的方式有多种,最常用的有电话咨询、微信咨询、网络咨询、面对面咨询或实时导检几种方式,受检者可根据自己的需求和情况从中选择适合自己的咨询方式。

(2)检前注意事项。

应在健康体检前提前告知受检者时间、陪伴、饮食、活动、用药、着装等方面注意事项。体检时带上既往就诊或体检资料,指导此次健康体检项目选择,以及完善健康管理档案。体检前三五天饮食清淡,不宜进食过多油腻、不易消化的食物,体检前一天应告知注意休息,避免剧烈的运动和情绪激动,保证充足的睡眠,以免影响体检结果。

2. 检中差异化服务模式及注意事项

(1)检中服务模式。

差异化服务是企业面对较强的竞争对手在服务内容、服务渠道和服务对象等方面所采取的有别于竞争对手而又突出自己特征,以期战胜竞争对手,立足市场的一种做法。

①从体检目的看,可以分为健康体检和专项体检(入职体检、中招体检、高招体检)。健康体检是预防保健性体检,其主要目的除了对疾病的早发现、早诊断、早治疗外,同时还

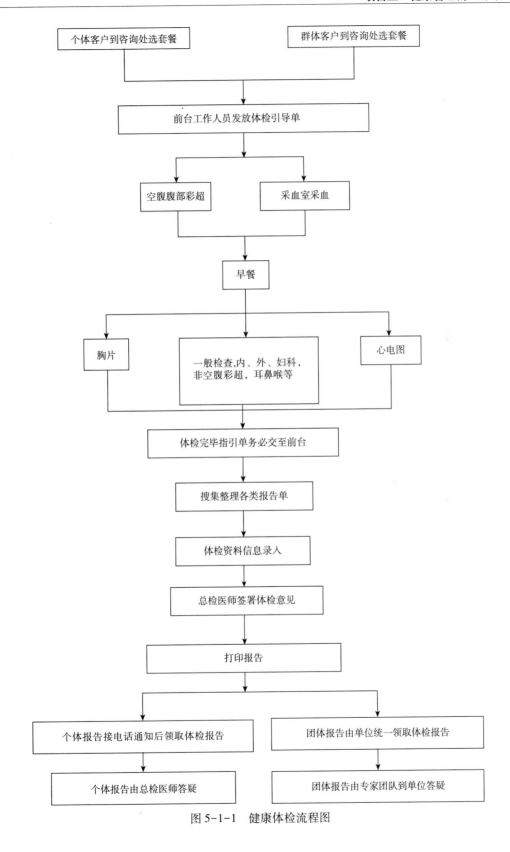

图 5-1-1 健康体检流程图

要寻找健康危险因素。专项体检主要是为求职、求学而进行的体检,服务内容主要围绕求职、求学的健康标准展开。

②从体检项目组合看,可以分为全面体检和专病体检。全面体检即健康体检,是针对受检者的整体而言的,专病体检则是针对如高血压、糖尿病、脑卒中、慢阻肺、乳腺癌等某一特定疾病而言的,两者在服务的内容上存在差异。

③从是否整合其他功能看,可以分为单纯体检和复合体检。复合体检是在单纯体检的基础上增加一些附属的服务功能,如水疗、休养、理疗和中医保健等,以提高体检的内涵,比较常见的是疗养院体检。

④从受检人群看,可以分为团体体检和个人体检。对于团建,可以安排专车接送、安排专人协调、安排专属时段体检等服务;而对于个人体检,可根据受检者个人特点和需求开展个性化的体检服务。

(2)检中注意事项。

体检过程中受检者需精神放松,向主检医生如实反映既往病史,详细了解留取标本的注意事项等。例如受检者在体检时若精神紧张可引起血收缩,以致采血困难、血压升高,有时还可能发生晕血,从而影响检查结果的真实性。在留取尿液标本时尽量留中段尿,避免污染;在大便检查的前 3 天,不进食含血食品,如猪肝,防止出现假阳性;如大便带有黏液或血液,应注意选取黏液及血液部分,以便提取准确的信息。B 超检查易受消化道气体干扰的深部器官时,需空腹检查或进行严格的肠道准备,同时尽量要求检查前 3 日禁食牛奶、豆制品、糖类等易于发酵产气的食物,检查前一日晚餐宜清淡,检前 8 小时内需禁食、禁水。

3. 检后跟踪随访服务模式

(1)检后服务模式。

检后跟踪随访的主要目的是掌握受检者健康状况,体检异常指标动态演变情况、危险因素干预及效果评价,既是督促受检者提高健康干预依从性的重要手段,也是定期评估健康干预效果和调整健康干预方案的重要举措。

检后跟踪随访的主要服务模式有下列内容:

①从疾病管理入手,提高国民对健康体检的认识,通过微信(或短信)、电话、电子邮件服务等形式进行检后高位结果跟踪。

②广泛进行健康教育,强化国民健康管理的依从性,以严谨的疾病管理为前提,赢得受检者及受检群体的信任,从而建立长久的服务合同,有利于建立健康档案,为开展健康管理打下基础,帮助健康的人群或个体知晓影响健康的危险因素,有计划、有目的、有评价地开展宣教工作,如体检后的点评,团体人员的健康危险因素分析,慢性病的防治知识讲座等。

③深入开展健康促进活动,培养国民健康管理的自觉性,如举办相关疾病知识的讲座,开展文体娱乐活动,建立心理调适室、压力释放室,开设健康管理门诊(与专业科室合作)。

④尝试个性化健康管理,运用功能医学,提高国民健康管理的主动性。针对客户开展个性化的健康管理,运用国际先进的功能医学,引进先进的能量监测仪器,针对个体健康状

况和实验,制订科学的生活方式,重点干预、风险监控、改善现状,逐步养成良好的生活习惯,掌握主动维护健康的方法,从而提高健康水平。

⑤针对代谢综合征的客户,遴选自愿参加健康管理者,在进行健康教育基础上,实施下列措施:

第一步:针对个体情况,将可控制的因素作为管理重点,制订个性化的管理计划;

第二步:面对面的评价个体膳食结构,监测每日的有效运动时间及能量消耗指标,指导客人拟定降低血脂、血糖及减重的最佳运动模式和膳食标准;

第三步:专业人员每周一次评价各项相关指标改善情况,酌情调整计划,逐步养成良好的生活方式和习惯,在专业人员的指导下选用医疗级营养素。

经过一个周期(三个月)的管理及训练,每个客户均取得了良好的成绩,达到了预期的效果。

(2)检后注意事项。

①及时出具健康体检报告:关于健康体检报告(health examination report)具体出具时间的限定,目前尚无相关医疗规范明确。但原卫生部颁布的《健康体检管理暂行规定》中明确规定健康体检报告属于病案范畴,因此,健康体检报告也应参照原卫生部在《病历书写基本规范》中对相关医疗文书的书写时间限定,在合理约定时间内及时出具体检报告。严禁因为工作人员的疏忽而拖延报告出具时间。

②保护受检者隐私权:健康体检机构应牢固树立尊重和保护受检者隐私权的服务意识和法制观念。通过健康体检,体检机构掌握了大量的受检者个人信息。其中不仅包括受检者的健康情况(甚至身体缺陷),还包括受检者的个人基本信息、通信资料、生活习惯和不良嗜好,在健康体检报告的制作、包装、管理、存档和发放的过程中,这些关系到个人隐私的资料信息都应得到体检机构的有效保护,任何随意散布和泄露受检者个人信息的行为均视为对受检者隐私权的侵犯。

③保护受检者的知情权和自由选择权:体检结束后,体检机构应如实告知受检者的检查结果,以及检查结果的临床意义和临床价值,即这种结果都有哪些可能,会有可能是什么情况,概率是多大,该受检者最有可能的情况是什么。针对这种检查结果,受检者下一步有哪些可提供的选择,选择的利与弊是什么。其中需特别注意的是,对于究竟采取何种应对方式,应由受检者自行决定。

四、规避健康体检中的风险

健康体检与临床医疗工作一样,具有一定的风险性,充分了解健康体检人群的特点,有效控制健康体检中的风险因素,规避健康体检中的各种风险,对减少健康体检中的投诉、确保健康体检的质量和效果,均具有十分重要的意义。

(一)健康体检人群的特点

健康体检人群的特点因健康体检类别的不同而异。目前,健康体检主要分三类:

第一，预防保健性体检。这是健康体检中最主要的一类。这类体检绝大部分是由单位组织安排，以对疾病早发现、早诊断、早治疗为目的的健康体检，但也有少部分个人自愿的保健体检。

第二，社会性体检。这类体检是出于社会因素，按照国家制定的有关政策文件要求，对从事相关专业的人员进行的上岗前、上岗期间和离岗前的身体检查，应急性职业健康体检，因某种特定行为、求职就业、从事特殊行业如食品、托幼、酒店服务、药店服务等工作的从业人员的体格检查。

第三，鉴定性体检。这类体检是指人们因工伤、职业病或交通事故进行致残程度等情况的医学鉴定或对某些体检结果，特别是社会性健康体检结果存在异议，需要进一步检查。虽然不同类型健康体检的人群各有其特点，但无论是哪一类体检，均有其共同的特点。鉴于社会性体检和鉴定性体检均属于特殊需求情况下的体检，因此，下面我们就重点介绍预防保健性体检的人群特点：

①年龄特点：资料显示，30~60 岁年龄段的人是个人事业发展由上升到顶峰时期的重要阶段，这个阶段的人是目前健康体检最主要的对象。

②职业特点：工作强度高、精神压力大、职业风险大是这部分人群的主要职业特点。

③经济条件：受检者的经济条件比普通者较优越，生活水平较高。

④生活方式：非健康饮食、无规律生活、缺乏必要运动、心理压力大。

⑤身体状况：大部分处于亚健康状况，部分已经出现疾病临床早期表现。

（二）健康体检中的风险种类

与健康体检相关的风险主要分为医疗风险、行政管理风险和疾病风险。

1. 医疗风险

包括体检项目选项风险、医疗风险。

（1）选项风险。

如果不细致了解受检者的健康状况与体检需求，则可能为受检者选择了不能做或不适宜做的检查，导致受检者受损，出现医疗风险。

（2）医疗风险。

由于体检工作，使受检者潜在的疾病或问题表现了出来。

2. 行政管理风险

（1）环境风险。

①跌倒损伤：体检人群中中、老年人居多，如果卫生间湿滑，在受检者留取尿便标本时，可能会跌倒损伤；由于前列腺及子宫、附件超声检查一般需要憋尿，在膀胱极度充盈后排尿，可能会引发排尿性晕厥而跌倒损伤。

②消防器材的齐备、消防通道的畅通，都是体检中心必不可少的。

（2）流程风险。

①体检信息错误：在体检工作中，经常不同团体同时进行，每个团体又按年龄、性别、岗

位、职级分层,使每天执行的体检项目套餐种类多,极易出现错误。

②体检执行顺序有误:随着受检者对体检的个性化需求的增加,体检项目已经不可避免此类错误的发生,有赖于体检软件的成熟、员工对工作内容的熟练掌握,更有赖于严格的查对制度。

③体检报告内容有误:有体检信息输入有误、特殊检查报告汇总有误、装订方式有误等。

(3)告知风险。

因健康体检前未告知或者告知不全面,使受检者体检前准备工作不充分、体检时对有些要求的理解发生偏差,而医务人员又未给予及时补救所产生的失误。如未能嘱咐高血压患者体检前应照常服药,导致体检时患者血压骤然上升;怀孕或者可能怀孕的女性在不知情的情况下接受了放射检查等。这是比较容易忽略,但却是非常重要的一类健康体检相关风险。

(4)服务风险。

由于健康体检流程中某个环节的服务不到位,导致受检者不满引发投诉,如憋尿时间太长而得不到及时检查、餐厅等候时间太长致饥饿难忍、信息录入迟缓致人员情绪急躁等,这是最常见,也是比较容易控制的一类健康体检相关风险。

(5)意外风险。

由于健康体检场所设施陈旧不全、缺乏安全措施或其他原因所发生的意外事件。如茶炉开水烫伤、物品坠落伤人、贵重物品丢失等。这主要是由于安全意识淡漠所致的一类完全可以避免的健康体检相关风险。

3.疾病风险

参加健康体检的人不一定都是完全健康的人群,有亚健康人群,有各种慢性病的早期人群,也有临床期和康复期的患者。无论是哪一类人群,在体检的过程中,由于种种原因,都有突患急症的可能性,如心脏猝死、低血糖昏迷、高血压危象和脑中风等,这种情况并不常见,但却很重要,也是最难控制的一类健康体检相关风险。

(三)规避健康体检中的风险

规避体检风险是确保体检质量和效果的重要组成部分,应该引起所有健康体检机构管理者的高度重视。要规避风险,至关重要的是要把握以下几点原则:

第一,要有风险意识。有了风险意识,才能够及时发现风险,识别风险,从而应对风险。

第二,要有风险应对措施,这样才能确保及时化解风险。

第三,要有风险管理办法。风险管理办法包括建立组织、职责分工、应急流程、物质准备等,确保风险处理的顺利实施。

鉴于健康体检风险种类的不同,对各类风险的规避又有其不同的特点,除把握以上基本原则外,要规避健康体检汇总的风险主要还应该抓住以下两个方面:掌握受检者情况,制订应急预案;与受检者充分沟通,确保告知到位。

（四）处理健康体检中的投诉

健康体检所面临的对象来自社会各个阶层，因其年龄、性别、职业、性格、受教育程度等的不同，受检者对体检机构的需求也不同，即使面对同样的体检服务也会有不同的反应和诉求，因此，也难免会有各种各样的不满甚至投诉。能否及时有效地处理投诉直接关系到健康体检机构的社会声誉和后续发展，因而应引起健康体检机构管理者的高度重视。健康体检中投诉的处理应该把握好以下几点：

1. 设立投诉渠道

在体检机构内设立投诉受理办公室、投诉电话、投诉意见薄和投诉信箱，以方便受检者在需要投诉时选择。

2. 明确相关内容

应详细记录投诉内容，特别注意记录投诉事项、时间、地点、当事人、旁证人、投诉目的和需求、投诉人单位和联系方式等。

3. 组织相关调查

将投诉的事项分门别类，由相应的责任人负责对投诉事项进行全面调查，并根据调查的结果提出初步的处理意见。

4. 反馈处理结果

根据调查的结果，结合投诉人的目的和需求，在规定的时限内将处理意见反馈给投诉人。

5. 聘任法律顾问

条件许可时，可考虑聘任一名法律顾问，专门提供各类投诉的处理咨询，以避免因处理不当给体检机构留下法律层面上的隐患。

【技能训练】

一、案例分析

正确解读健康体检报告。

1. 糖尿病

内科提示：既往糖尿病史；检验科：空腹血糖：11.62（mmol/L），参考值：3.9～6.1（mmol/L），尿糖：2+，参考值：阴性。糖尿病是一种慢性全身性代谢疾病，因胰岛素绝对或相对不足而导致的以糖代谢紊乱为主的病变，是一种可导致心脑血管疾病、眼部疾病、末梢神经病变等并发症，糖、蛋白质、脂肪代谢紊乱的综合征。长期高血糖，会导致动脉粥样硬化，引发肾脏病。

建议：按医师指导控制饮食，适度运动。定期复查血糖、尿糖、糖化血红蛋白等相关项目。

2. 超重、腰臀比增高

体重指数：26.77（kg/m²），腰臀比：6.92。

腰臀比增高表明脂肪存在于腰腹部。累积在腰腹部的脂肪，比大腿或臀部脂肪对健康的影响更大,导致糖尿病、高血压、高血脂等病症。

建议:适量运动,促进腰腹部脂肪的代谢,防止代谢性疾病的发生。

3.近视

建议:注意用眼卫生,随访视力。

4.牙结石

建议:可以到医院口腔科做超声波洁治。

5.牙列缺损

牙列缺损是指上颌或下颌牙列内因龋病、牙周炎、外伤及发育障碍引起的部分牙齿缺失,导致牙弓形态不完整。

建议:医院口腔科修复。

6.双侧甲状腺结节

彩超提示:双侧甲状腺结节。甲状腺结节是临床常见的病症,可由多种病因引起。临床上有多种甲状腺疾病,如甲状腺退行性变、炎症、自身免疫,以及新生物等都可以表现为结节。甲状腺结节可以单发,也可以多发,多发结节比单发结节的发病率高。

建议:定期复查超声,医院内分泌科或外科进一步检查。

7.脂肪肝

彩超提示:脂肪肝。脂肪肝是指脂肪在肝细胞内的过多积聚,与长期饮酒、肥胖、糖尿病、营养不良、血脂高等有关,轻者无症状,如不控制可发展成肝硬化。脂肪肝具有可逆性,合理进行生活干预,常可恢复。

建议:忌酒,低脂低热量饮食,适度运动,控制体重,定期复查。

8.两肺上叶纤维灶

CT提示:两肺上叶纤维灶,常为肺部感染后,自然愈合后遗留的纤维化病灶。

建议:定期复查,如有咳嗽等不适,医院呼吸科复查随诊。

9.血尿素偏高

血尿素:7.50(mmol/L),参考值:1.43~7.14(mmol/L)。

常见于摄入高蛋白质饮食、严重脱水、急性心功能不全、上消化道出血、大手术后、急性或慢性肾功能不全、尿路结石等。

建议:低蛋白饮食后择期复查。

二、技能演练

[正确解读健康体检报告注意事项]

1.建立生理数据的关联思维模式

体检出来的各种检验数值指标,有些可直接判断,有些则需全面考虑,综合分析,不是"1+1=2"那样简单,不能完全"对号入座",生化指标的参考值也会因为检验设备的不同有所差别,不是千篇一律。当某些数据高于或低于参考值时,有时有确诊价值,有时可能只是一个警讯,还需要其他检查结果来综合分析,如单个系统的关联,相关系统的关联,把握纵横两条线。

2. 解读体检报告应注意的问题

①一次阳性结果不轻易下诊断。

②注意体检细节不误读。

③一个结果多种考虑。

④解读体检报告要透彻。

3. 面谈与体检报告相结合

当面对体检者解读体检报告,是一个绝佳的解读时机,可以通过面谈,了解受检者更多的信息,并结合体检报告,帮助受检者解除认识上的误区,使其真正了解自己的健康状况,采取积极措施,步入健康生活轨道。需要注意寻找主要风险、警示风险危害、寻找干预措施。

三、能力拓展

[描述健康测量的相关概念与内涵]

现代健康是指一种身体上、精神上和社会活动上的良好状态,而不仅是无病或虚弱,这在一定意义上强调了生活的整体性和健康的多维性。目前,自测健康已成为国际上比较通用的健康测量方法之一。随着健康测量技术的不断改善,对健康测量逐渐从单一的躯体健康测量走向对多维度的躯体、心理、社会、生理满意度等的测量,从以患病或死亡为终点的测量走向以患病后个体的功能状况和社会适应能力为终点的测量。

1. 健康测量概念

健康测量的一般概念是指通过医学技术方法和手段对健康进行主观或客观检测评价的过程。由于健康概念内涵涉及多种维度、不同模式、复杂的指标体系及判别标准,因此健康测量一般采用主观量表与客观医学检查设备相结合的综合方法及手段。健康维度测量是按照健康的多维度概念及内涵要素进行相关指标量化评价的过程,即依据一定的规则,根据被测对象的性质或特征,用数字来反映健康维度及健康相关因素或现象,健康测量已从过去对死亡和疾病时的负向测量逐步扩大到今天的以健康为中心的多维度正向测量;从对生物学因素的测量扩大到对心理、行为因素和生活因素的综合测量。

2. 认识健康测量维度

健康测量维度伴随着健康概念研究的不断深入、健康模式的不断转变而变化及进步。包括最初的单维健康、世界卫生组织(WHO)的三维健康,以及后来发展的多维健康。

(1)单维健康:是建立在传统生物医学模式基础上的健康观与思维定式。健康就是没有疾病或经过医学检查没有发现疾病。这是典型的健康单元论,是形而上学健康观的集中体现。可悲的是直到今天仍然有不少人持这种观点。

(2)三维健康:1948年,在WHO宪章中首次从生理、心理和社会适应能力三个方面全面表述了健康的多维度概念,即健康不再是没有疾病和虚弱,还应包含生理、心理和社会适应三个维度的内涵,这一概念不但较单维健康维度概念有了历史性的突破与发展,而且符合现代生物—社会—心理医学模式的要求,是目前最具代表性和影响力的主流健康概念之一。

(3)多维健康:1998 年,哈恩提出了健康的七维理论。包括健康的生理维度、健康的情绪维度、健康的社会维度、健康的智力维度、健康的精神维度、健康的职业维度、健康的环境维度。

2007 年,Vuorisalmi. M. 又研究提出了老年健康自测的七个维度。包括日常活动——具备日常活动的基本能力运动和出行能力,对日常生活设施设备的利用和使用能力或主动参与社会活动的能力。心理健康功能——良好的认知功能;是否存在精神心理异常表现。社会心理功能——社会文化背景下的良好情感状态。身体健康功能——自我感知的健康状况、身体症状和疾病诊断、健康维护设施的利用、能力丧失程度的测量。社会资源——能够获得家庭与社会支持的能力;个体获取需求社会资源的能力。经济资源——个人收入水平。环境资源——适宜的生活与居住环境、居住的地点便于交通、购物及公共服务。

3. 健康测量基本方法

健康测量是健康信息采集过程,分为主观采集法和客观采集法,主观采集法包括健康调查问卷、健康咨询交流和交谈等;客观采集法是借助客观检测设备、仪器与技术进行健康信息的采集与收集,仪器设备检测技术包括心理健康检测技术、生理信号检测技术、社会适应性检测技术、健康风险因子检测评估技术、身心负荷状态检测技术、中医健康辨识技术等。健康监测技术包括便携式健康监测技术、可穿戴式健康监测技术、信息化健康监测技术、一体化健康信息采集技术、健康风险因子监测跟踪技术等。

4. HRA 功能医学设备检测新技术

(1)HRA 功能医学设备原理(图 5-1-2):HRA 采用生物电感应技术,结合人体电阻抗测量技术,应用计时电流统计分析方法,通过生物电传感器,采集测量组织细胞的电阻、电传导性、pH 值、电压及动作电位,进行人体 3D 数学模型重建,根据各器官、组织和系统的电阻抗变化情况,对人体目前的功能状态进行健康风险评估。同时具有完善的健康指导系统,根据各脏器细胞的电生理活性,给出科学健康的生活饮食指导。

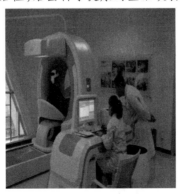

图 5-1-2　HRA 功能医学设备检测准备中

(2)功能医学设备特点:经济、快捷安全、全面、智能、预警、准确。

(3)功能医学设备应用:医院、体检中心、健康管理机构、院校、体育系统、健康保险行业。

(4)功能医学检测经常处于临床科学最前沿的位置。新技术、新方法、新设备不断出现,是一个进行中的、动态的研究,它可以帮助我们用新的、前沿的方法来测量评估健康。

问题:请结合自己及家人健康体检经验讨论如何理解健康测量?

过程性考核:

一、单项选择题(10题)

1.我国于(B)出台并实施了《健康体检管理暂行规定》。

A.2008年 　　　B.2009年 　　　C.2010年 　　　D.2012年

2.1861年,(A)皇家胸科医生 Horace Dobell 首先提出了健康体检概念。

A.英格兰 　　　B.美国 　　　C.沙特 　　　D.日本

3.健康体检主要分三类,不包括下列哪一项(D)。

A.预防保健性体检 　B.社会性体检 　　C.鉴定性体检 　　D.赠送性体检

4.世界癌症基金会提示:近10年来全世界癌症的发病增加(C)。

A.5% 　　　B.10% 　　　C.20% 　　　D.30%

5.对于(C)以上男女育龄者每年常规检查1次。

A.70岁 　　　B.45岁 　　　C.35岁 　　　D.55岁

6.体检基本项目制订采用"1+X"方法,其中1为基本体检项目,"X"为(A)。

A.专项体检项目 　B.X线检查 　　　C.B超检查 　　　D.CT检查

7.癌症诊断时,最终诊断以(B)为"金标准"。

A.体检 　　　B.病理报告 　　　C.目测 　　　D.X线

8.(A)岁以上已婚女性,可每年做一次乳腺X线钼靶检查。

A.40岁 　　　B.50岁 　　　C.52岁 　　　D.25岁

9.解读体检报告应注意的问题是(D)。

A.一次阳性结果可以下诊断 　　　B.多次阳性结果不轻易下诊断

C.两次阳性结果不轻易下诊断 　　　D.一次阳性结果不轻易下诊断

10.(D)是健康信息采集过程,分为主观采集法和客观采集法,主观采集法包括健康调查问卷、健康咨询交流和交谈等。

A.健康干预 　　　B.健康促进 　　　C.健康体检 　　　D.健康测量

二、简答题(5题)

1.如何正确理解健康体检?

2.说出健康体检与健康管理的关系?

3.介绍健康体检的发展趋势?

4. 健康体检中的注意事项有哪些?

5. 健康测量包括哪些维度?

课件资源

任务二　健康保险与健康管理

案例导入:

上海的张女士去年在朋友的建议下,投保了一份保额为 2 万元的保险。今年五月份,张女士一次住院花费了 25000 元的医药费用。按照保险赔付比例计算,她可以从保险公司那获得 17780 元的赔偿款。但是由于她之前已经从社保中报销了 18800 元的医药费。因此,保险公司只赔偿了她实际费用与报销费用的差额部分,共计 6200 元。这让秦女士很不能接受,保险公司的做法正确吗?

任务实施:

【理论知识(知识点)】

一、健康保险概述

(一) 基本概念

1. 保险

保险是指投保人根据合同约定,向保险人支付保险费,保险人对于合同约定的可能发生的事故因其发生所造成的财产损失承担赔偿保险金责任,或者当被保险人死亡、伤残、疾病或达到合同约定的年龄、期限时承担给付保险金责任的商业保险行为。

2. 风险

某一特定危险情况发生的可能性和后果的组合。通俗地讲,风险就是发生不幸事件的概率。换句话说,风险是指一个事件产生我们所不希望的后果的可能性。

3. 疾病风险

疾病风险是指疾病发生及其所造成健康损失的不确定性。疾病风险具有一般风险的共同特征,即疾病风险具有客观性、严重性和不确定性。

4. 健康保险

健康保险是以人的身体健康为目标的,是对因疾病或意外伤害所发生的医疗费用或因疾病或意外所致收入损失的保险,同时健康保险还包括因年老、疾病或伤残需要长期护理而给予经济补偿的保险。

5. 疾病保险

疾病保险是指以约定疾病的发生为给付保险金条件的人身保险。

6. 医疗保险

医疗保险是指以约定医疗行为的发生为给付保险金条件,为被保险人接受诊疗期间的医疗费用支出提供保障的保险。

7. 失能收入损失保险

失能收入损失保险是指以因约定疾病或者意外伤害导致工作能力丧失为给付保险金条件,为被保险人在一定时期内收入减少或者中断提供保障的保险。失能收入损失保险一般分为短期失能收入损失保险和长期失能收入损失保险。而这两种形式既可以作为团体保险,也可以是个人保险。目前国际市场上较为普遍的是团体失能收入损失保险,可以由雇主和雇员共同支付保险费,也可以是政府强制的社会失能收入损失保险。

8. 护理保险

护理保险是指以因约定的日常生活能力障碍引发护理需要为给付保险金条件,为被保险人的护理费用支出提供保障的保险。

9. 税优健康险

税优健康险是指能够享受个人所得税优惠政策,由商业保险公司承保的健康保险。只有经过保监会审批的、专门的个人税优健康保险产品才能享受个税优惠政策,这款保险主要用于基本医保报销后剩余医疗费用的补偿。"税优健康险"的具体保险责任一般包括住院医疗费、住院前后门诊费用、特定门诊治疗费用、慢性病门诊治疗费用。

10. 医疗意外保险

医疗意外保险是指按照保险合同约定发生不能归责于医疗机构、医护人员责任的医疗损害,为被保险人提供保障的保险。

(二)健康保险的分类和特点

按保险性质不同,健康保险可分为社会医疗保险和商业健康保险。社会医疗保险是国家实施的基本医疗保障制度,是为保障人民的基本医疗服务需求,国家通过立法形式强制推行的保险制度。商业健康保险是在被保险人自愿的基础上,由商业保险公司提供的健康保险保障形式。

我国 2019 年修订的《健康保险管理办法》规定,健康保险是指由保险公司对被保险人因健康原因或者医疗行为的发生给付保险金的保险,主要包括医疗保险、疾病保险、失能收入损失保险、护理保险,以及医疗意外保险等。

主要健康保险的特点见表 5-2-1。

表 5-2-1　主要健康保险的特点

名称	特点
疾病保险	保险金的给付条件只依据疾病诊断结果,不与治疗行为的发生或医疗费用相关; 疾病保险的主要产品类型是重大疾病保险,给付被保险人罹患保险合同中规定的重大疾病或疾病状态并符合其严重程度的定义时,保险公司按照约定保险金额履行给付责任的保险; 为了防止被保险人带病投保,降低逆选择的风险,疾病保险合同通常设有等待期

续表

名称	特点
医疗保险	医疗保险的保险金的给付条件是以医疗行为的发生或医疗费用支出作为依据,与疾病诊断不直接相关; 医疗保险产品具有不同的分类方法; 医疗保险风险因素多,经营管理复杂
失能收入损失保险	该保险界定的核心包含两点:一为工作能力丧失,二为失能导致收入损失,失能分为全部失能和部分失能或永久部分失能; 该保险主要满足被保险人因暂时或永久丧失工作能力后的基本生活需求,而不是承诺保证以往的生活方式; 保险的给付期可长可短; 在失能收入损失保险的合同中通常设有免责期条款; 实际操作中,最大的困难和风险是判断被保险人是否持续满足赔付条件,并在被保险人恢复工作能力的情况下及时终止保险金给付; 特殊条款,保险合同中经常提供保费豁免,即约定在全残发生之后并持续处于全残状态时的保费将无须交纳
护理保险	主要形式是长期护理保险,以50岁以上的中老年人为主要消费群体,可以个人购买,也可以由企业为员工购买; 护理保险需要制定理赔判别标准表; 长期护理保险具有多种形式的保险责任,一般包括三种护理类型:专业家庭护理、日常家庭护理和中级家庭护理; 在保险合同中承诺保单的可续保性,保证了长期护理保单的长期有效性
医疗意外保险	通常情况下,意外医疗保险是作为意外保险的附加险形式存在的; 被保险人无论一次或多次发生意外伤害保险事故并接受治疗,保险公司给付的意外保险医疗保险金累计不超过本附加合同约定的保险金额; 当被保险人治疗跨两个保险年度时,本公司以意外伤害事故发生日当年度本附加合同约定的保险金额为限给付医疗保险金; 被保险人因他人责任造成伤害而引起的医疗费用中依法应由他人承担的部分,本公司不负给付医疗保险金的责任

(三)健康保险的原理

健康保险的产品设计是保险标的、保险责任、保险费率、保险金额、保险期限等重要内容进行不同排列组合,从而形成满足消费者需求的保险商品的过程。健康保险的产品设计要遵循市场、简明、互补、平衡等原则,设计要素包括投保范围,保险责任,责任免除,保险期间,续保,保险费,投保人解除合同的处理,被保险人的年龄、性别、职业等,以及其他风险要素。其中,保险责任是最重要的部分,直接关系到最终保险产品的质量。

健康险经营管理的基础工作之一是精算工作,主要分为费率制定、赔付率计算和准备金提取三大部分。其中主要任务就是费率制定(即所谓定价),基本原理是保费收入恰好等于赔款支出。因此,健康保险的定价贯穿于业务管理工作的始终,其基本要素包括索赔总额、费用、等待期、免赔额、保单续保率和失效率、利率和安全余量等。等价和公平是健康保险费率制定的两大基本原则,前者是指保险公司所承担的对被保险人的保险责任应与被保险人所交纳的保险费等价,后者是指风险程度相同的被保险人所交纳的保险费应相等。

(四)健康保险的风险控制

1. 健康保险的风险特点

风险是指某种损失发生的不确定性。健康风险是世间存在的若干风险中直接作用于人的身体、影响人的健康的一种风险。

被保险人的健康保险的分类与特点见表5-2-2。

表 5-2-2　被保险人的健康保险的特点

特点
1.一旦必须去医院就医,可能产生巨额医疗费用而无力承受的风险
2.工作能力的丧失或降低,不能从事任何工作,或者必须改变工作,从而带来收入损失并可能导致健康状况恶化的风险
3.生活不能自理,可能导致无法承受高额护理费用而使健康状况恶化的风险

健康保险的风险除了有风险理论上的一般特征:如风险存在的客观性、风险存在的普遍性、风险存在的社会性、某一风险发生的偶然性、大量风险发生的必然性、风险的可变性外,还具有如下特点(表5-2-3)。

表 5-2-3　健康保险的特点

特点	具体内容
不确定性	与普通人寿保险相比较,健康保险具有不确定性的风险特点。健康保险的精算依据是经验数据,随时都可能发生变化。在实际生活当中,由于疾病是人身体中的各种因素积累所致,呈现出复杂的过程,增加了疾病风险发生的不确定性
多发性	与意外伤害风险相比较,健康保险具有多发性的特点。人身意外伤害的发生率往往以千分之几计,疾病发生率则以百分之几甚至十分之几计
长期性	对于人寿保险和意外险来说,一次保险事故也许就意味着保险责任的结束。但对健康保险来说,只要在保险责任期内,发生一次保险事故对今后的风险发生率影响不大。健康因素的改变、体质的下降反而有可能会带来疾病发生率的增加,这种风险是伴随着人的终生存在的

2. 健康保险风险控制的原理和方法

在健康保险业务经营过程中,保险人通过向投保人收取保险费来承保被保险人发生伤病后的损失风险,而实际的医疗费支出和收入损失由于种种原因经常会偏离预期的结果,使健康保险的经营充满了变数。保险人、投保方和医疗服务提供者三方在追求各自利益最大化时的冲突,以及保险人较为粗放的经营管理方式是健康保险风险产生的主要原因。

健康保险的风险因素主要分为内在风险因素和外在风险因素。内在风险因素主要是指因为保险公司企业经营管理不规范、不严格所带来的风险,体现在业务流程上,就是产品设计、承保,以及理赔过程中的一系列风险。外在风险主要是指来自投保方的风险、开放保险市场带来的风险,以及社会经济环境变化所导致的经营风险,主要包括投保方逆选择和道德风险、医疗机构风险、社会环境风险、市场风险等。

风险管理是一个组织或个人用以降低风险负面影响(消极结果)的决策过程。健康保险经营业务的风险管理是专业化的风险管理,需要专业的健康保险风险管理控制技术来寻找并确认存在的各种风险,对风险管理的强度和频度进行排列,制订并执行各种行动方案来控制风险的发生,减少、消除、转移或避开这些风险。

就专业的风险管控而言,一般包括目标设定、风险识别、风险评价、识别和评价可选方案、选择方案、实施方案和监督管理等环节。对商业健康保险公司控制风险的过程来说,主要包括公司经营的对内外风险影响程度进行评价、排序和制订管理控制目标和体系。特别是需要注意观察风险防范、风险识别和选择、可保风险限制,以及风险转嫁和规避等原则,运用对健康保险的风险管理的一般方法、现代风险控制理论和技术,进行可行性分析和多目标处理,以期达到对整个经营活动和风险的控制。商业健康保险风险控制的传统方法如下:条款设计时的风险控制。核保时的风险控制。理赔时的风险控制。对风险转移的方法——再保险。

3. 健康保险风险控制方法的新进展

除了传统的风险控制措施外,健康保险的经营随着多年来不断的发展,出现了新的趋势,演变出更多的风险控制方法。

(1)对医疗服务过程的控制。

保险公司越来越意识到,对医疗服务过程进行严格的监控,才能真正实现对医疗费用的控制,最终降低给付成本。因而,保险公司除了利用全国性的医疗服务数据与医疗机构协商确定合理服务价格外,还广泛采用以下风险控制措施:医疗服务利用审查、第二诊疗意见、医疗服务监测。

(2)医疗服务补偿方式。

随着商业健康保险业务的发展,被保险人越来越愿意接受由保险人向医疗机构直接支付费用的保险金给付方式,同时,为了更好地控制医疗费用,保险公司也在积极探索直接对医疗服务进行有效补充方式。

保险公司与医疗机构间通常以经济合同的方式来确定费用的支付方式。如按服务项目付费,由于医院和医生的收入与提供的服务量直接相关,极易诱导向被保险人提供过度的医疗服务。因而,随着商业健康保险的不断发展,特别是风险控制技术的进步,保险公司对医疗服务的补偿方式越来越少地采用按服务项目付费的后付制,更多地采用按病种付费、按人头预付、按诊断相关分类预付费的预付制,保险公司逐渐开始有能力影响医疗机构的行为,并试图对医疗服务过程进行有效的管理。

(3)无赔款优待和其他利润分享措施。

对没有发生索赔的个人或团体提供一定的保费返还,或将优待款用来向客户提供免费体检和健康保险服务等。这些措施可使被保险人更加注意自己的身体健康,加强体育锻炼和预防保健,反过来又会减少被保险人索赔的机会。

(4)健康管理机制。

健康管理是将健康保险的风险控制由单纯重视事后风险管控延伸到包括事前预防在内的全过程管理,从而达到预防风险、促进被保险人健康的目的。一个有效的健康管理机制将对控制健康风险产生重要作用。通过对被保险人提供一系列健康服务,可以将被保险人患病概率降至最低,同时通过定期体检等方式及时掌握被保险人健康状况,为续保提供重要依据。健康管理的具体内容包括定期体检、健身计划、预约专家、设立健康热线、开办保健知识讲座、编印健康知识手册等手段,对被保险人实施健康宣传、预防保健和就医指导等健康干预措施。这种健康服务不仅可以有效化解健康保险经营风险,还可以提高全民保健意识,充分发挥健康保险在社会管理方面的功能;同时通过全方位、个性化的服务满足客户的健康需求,增加客户续保意愿,促进健康保险长期稳健发展。

(5)管理式医疗。

尽管保险公司通过以上多种手段对商业健康保险经营风险进行控制。但健康保险业务还是面临越来越大的挑战。目前,国内外许多保险公司都开始意识到,传统的事后赔付型的商业健康保险方式很难在这方面再有所突破,而将医疗服务的提供与偿付结合起来的管理式医疗则是一种很好的费用控制模式。管理式医疗能促使医疗机构增加保健和预防方面的开支,合理有效地安排治疗,节约服务成本,从而有效地控制整个医疗服务费用,同时可以对医疗服务过程进行管理,保证被保险人得到合理、必需、高质量而又最经济的医疗服务。为了保证被保险人能在网络内获得低成本、高质量的医疗服务,管理式医疗采取建立选择性的医疗服务网络、主管医师的"看门人"制度等措施来进行控制。

(五)健康保险的需求和供给

1. 健康保险的需求

健康保险的需求主要由居民的当前购买力、保险消费意识、医疗费用的上涨和人口老龄化程度决定的。

(1)保险产品购买力。

保险产品购买力对于健康险保费收入增长有决定性的影响。只有经济收入达到一定水平的人才有能力购买健康保险。如果经济收入水平较低,虽然有健康保险需要,也无法形成有效需求。同时,经济收入的高低也决定了其选择何种健康保险,如低收入者往往选择保费较低的健康保险产品。

(2)保险的消费意识。

保险消费意识反映了人们对保险作用的认知程度,保险消费意识越强,对健康保险产品的需求就越大,市场潜力就越大。保险消费意识与健康保险发展的关联极为显著。随着保险公司经营主体的增多和对保险产品的宣传普及,我国居民保险消费意识逐步上升,虽与发达国家相比还有一定差距,但相对我国起步较晚的保险业来说,居民购买健康保险的意识已有很大改观。

(3)医疗费用的增长。

随着经济社会的发展,我国卫生总费用不断增长,2008~2016年复合增长率为14%,2020年比2019年增长7.1%,全国医疗费用的增长幅度高于居民收入的增长水平,2016年卫生总费用达46344.9亿元人民币,占国内生产总值比重达6.2%。医疗费用负担在一定程度上刺激了居民对健康保险的需求。

(4)人口老龄化。

年老者比年轻者购买健康保险的需求更强。尽管老龄化是社会文明和进步的重要标志,但同时也带来了一系列的社会问题。其中一个十分突出的问题就是患病人口,特别是患慢性病人口增加,导致用于老年人的医疗保险费用大幅度上升,这在一定程度上刺激了对健康保险的需求。

对比国外市场,我国个人医疗支出在卫生总费用中占有较大比重,2016年达到28.8%。但是,我国健康险赔付支出占卫生总费用的比例不足2%,与发达国家相比,还存在巨大差距。在以商业健康保险模式为代表的美国,这一数字达37%,而德国、加拿大、法国等发达国家的平均水平在10%以上。上述差距正说明我国市场存在巨大的发展空间。

2.健康保险的供给

我国商业健康保险是医疗保险市场的重要组成部分,在和谐社会建设、发挥经济补偿和社会管理功能、完善社会医疗保障体系方面正在发挥越来越大的作用。近年来,我国健康保险市场呈现快速发展的局面。一是保费收入大幅增长。2017年,我国健康保险业务保费收入4390亿元,同比增长8.6%,2012年到2016年,我国健康险保费收入复合增长率达36%。二是市场主体众多。除7家专业健康保险公司外,几乎全部的寿险和财险公司均开展健康保险业务。三是保险产品品种丰富。目前健康保险产品已超过两千种,不仅包括医疗费用补偿型产品、住院津贴型产品、疾病保险产品和长期护理产品,一些保险公司还开展了健康管理服务。四是积极服务于政府基本医疗保障体系建设。党中央和国务院高度重视商业健康保险在医疗保障体系中的作用,要求积极发展商业健康保险,鼓励商业健康保险业承担相应的社会责任,开发适应不同要求的健康保险产品,满足中高收入群体的高端医疗健康需求和多元化的健康保险需求。

近年来,健康保险业进行了大量的探索和实践,在健康保险产品开发、精算和风险管理、核保理赔、信息管理系统等方面的专业化建设迈出实质性步伐。目前,经营健康保险业务的保险公司按照《健康保险管理办法》的要求,基本建立了具有一定专业特点的健康保险经营管理体系,健康保险专业化经营初见成效。

二、国外健康保险实践模式

(一)国外典型的健康保险模式概述

从总体上看,世界医疗保障模式可以分为保健服务型和医疗保险型两大模式。

保健服务型医疗保障模式是政府对所有需要医疗的国民,不论其贫富均提供医疗和保健服务,接受服务的是全体国民。其目的是保障全体国民享受相同的医疗机会,政府直接或通过签有契约的医疗机构来保障医疗服务。实施比较完全的保健服务型医疗保障模式的国家不多。

医疗保险型医疗保障模式是当劳动者及其家属伤病时,主要由社会医疗保险体系提供医疗服务和费用。医疗保险基金的主要来源是雇主和雇员缴纳的保险费。没有筹资能力的低收入贫困人群可以不缴纳医疗保险,但也能够获得一定的医疗扶助。医疗保险型模式考虑的重点是医疗费用而不是医疗服务,主要是"保证参保人患病时所花销的医疗费用能获得部分或全部补偿"。

1. 德国的社会保险模式

德国是世界上第一个建立医疗保险制度的国家。其特点是,医疗保险基金由社会统筹、互助共济,主要由雇主和雇员缴纳,政府酌情补贴。目前,世界上有不少国家采取这种模式。

国民按收入的一定比例缴纳保险费,高收入者多缴,低收入者少缴,但无论多缴少缴,有病都能得到治疗。月收入低于一定数额的雇员,保险费全部由雇主承担,而失业者的医疗保险金大部分由劳动部门负担。18 岁以下的无收入者和家庭收入低于一定数额的国民,可免缴某些项目的自付费用。

2. 美国的商业保险模式

美国商业保险模式的特点是参保自由,灵活多样;既有高档的保险,也有低档的保险,适合多层次需求。

具体来说,这种模式既有国家建立的公立医疗机构为国民提供具有社会保障性质的医疗服务,又有私立医疗机构提供营利性的医疗服务,还有民营的非营利性医疗组织提供医疗服务。在 20 世纪 60 年代以前,美国国民只能享受带有营利性的医疗保障服务。1968年,美国为 65 岁以上的退休老年人建立医疗社会保险。另外,美国还有专门针对低收入者的医疗困难补助制度,以及针对少数民族的免费医疗制度。尽管取得了如此显著的成就,但医疗保健费用昂贵、医疗保险缺乏一直是美国最严重的社会保障问题之一。虽然美国的医疗保险开支惊人,但仍有相当一部分人得不到最基本的医疗保障。不难看出,与德国相比,美国的医疗保障制度是不经济的。

美国这种以商业医疗保险为主、按市场规则经营的、以营利为目的的医疗保障制度,往往会拒绝接受那些条件差、收入低的国民的投保,因此公平性较差。同时,这也造成其总费用的失控(占国内生产总值的 14%),美国的医疗费用是世界上最高的,但仍有 3000 万人得不到医疗保障。目前健康保险出于控制经验风险的需求,以美国为代表,正在推出管理式医疗保健(Managed Care Organizations,MCOs),管理式医疗保健是一种集医疗服务提供和经费管理为一体的医疗保险模式,关键在于保险人直接参与医疗服务体系的管理。这种健康保险形式出现于 20 世纪 60 年代,初衷是提供医疗服务的质量和持续性,并提供预防保健服务,后来发展成为一种以控制医疗费用为主要目的的医疗保健模式。1973 年颁布的《健康维持组织法案》正式明确了这种管理型医疗保健的形式。除健康维护组织(HMOs)外,还有优先选择提供者组织(PPOs)、专有提供者组织(EPOs)、服务点计划(POS)等,甚至部分政府提供的老年人医疗保险和穷人医疗保险也采用了管理型医疗保健形式。

3. 加拿大的全民保险模式

加拿大全民保险模式的特点是政府直接举办医疗保险事业,国民纳税,政府收税后拨款给公立医院,公立医院直接向国民提供免费或低价收费服务。

保险内容覆盖所有必需的医疗服务,医药适当分离。除特殊规定的项目外,国民免费享受所有其他基本医疗保险。同时,鼓励发展覆盖非政府保险项目的商业性补充医疗保险。凡非政府保险项目均有雇主自由投资,其所属雇员均可免费享受补充医疗保险项目。

加拿大国家医疗保险制度也在进行着一些改革。1991年,其卫生费用占GDP份额达到10.1%,列世界第2位。卫生资源浪费、医疗费用无限度增长困扰着加拿大政府。从加拿大的经验中我们不难看出,人均医疗卫生支出的增长速度比人均国民生产总值的增长速度还要快。经济发展的周期性告诉我们,快速增长是不可能长期持续的,繁荣的尽头就是经济发展速度的下降。而医疗保障待遇并不会因经济增长速度下降而同步下降。因此,在经济高速发展时,不应迅速提高医疗保障待遇,而应留有适当的缓冲余地。

4.新加坡的储蓄保险模式

新加坡法律规定,必须把个人消费基金的一部分以储蓄个人公积金的方式转化为医疗保险基金。这部分的缴纳率为职工工资总额的40%,雇主和雇员分别缴纳18.5%和21.5%。国家则设立中央公积金,分担部分费用。此外,政府还拨款建立保健信托基金,帮助贫困国民支付服务费。新加坡向所有国民执行统一的医疗保健制度,政府高级官员和一般雇员享受同样的医疗保健服务。经过几十年的努力,新加坡取得了突出成效:人口预期的平均寿命提高,达到了发达国家水平;婴儿死亡率锐减。

(二)保健服务型模式与医疗保险型模式的差异(表5-2-4)

表5-2-4 保健服务型模式与医疗保险模式的差异

内容	保健服务型模式	医疗保险型模式
覆盖范围	全体国民	大多是低收入者或其他居民
服务项目	预防服务、治疗服务、康复服务	治疗、医疗护理
费用来源	税收	保险费
管理运营	一般由地方政府或社会团体负责管理运营	中央政府负责管理运营

从保障所有国民都有基本、均等的医疗机会的角度考虑,保健服务型模式是比较理想的选择,但这一模式往往受资金来源和经济承受能力的限制。而医疗保险型模式则有所不同,因为医疗保险费用是一项独立的基金,具有特定用途,而且由于其标准与劳动者的收入挂钩,来源比较稳定且具有增长性,因此为大多数国家所采用。即使那些基本上采用保健服务型模式的国家,近年来也出现了向医疗保险型模式转化的趋势。

三、健康管理在健康保险中的应用

在欧美国家保险行业的发展历史中,早在健康管理概念还没有正式提出前,健康保险公司就已经用公共健康管理思路为客户提供健康服务。1929年,美国蓝十字和蓝盾保险公司对工人和教师提供了基本医疗保健服务。20世纪50年代后,由于健康保险赔付率的快速上升,健康保险行业不得不寻求从根本上降低赔付风险、保障经营效益的途径。此时,随着预防医学、信息技术和管理科学快速发展营运而生的健康管理,成为健康保险公司的重要风险控制手段。此后,健康保险行业始终是健康风险评估、人群分类干预和指导、疾病管理、康复管理等健康管理技术发展的主要促进力量和运用渠道。目前,健康管理已经成为以健康保险为核心的健康产业中不可或缺的组成部分。健康管理对健康保险行业的巨大促进作用,在国外得到了普遍认可。至2016年,美国传统的医疗费用保险已基本推出雇员保险市场,占比不超过1%,管理型医疗保险所占份额达到99%。国际健康研究学会证明在不降低医疗服务质量的同时,健康维护组织与传统的赔偿支付保险相比,效率要高18%。研究显示,美国管理式医疗使一些高新技术服务的价格下降了30%。

(一)健康保险行业中健康管理的定义

在健康保险行业中,健康管理的概念与医疗行业中略有不同,是指保险管理与经营机构在为被保险人提供医疗服务保障和医疗费用补偿的过程中,利用医疗服务资源或利用与医疗、保健服务提供者的合作,以控制医疗风险或实现差异化服务为目标,对客户实施的健康指导和诊疗干预等服务活动。

(二)健康保险行业中健康管理的分类

在健康保险行业中应用健康管理,其主要目的是提供健康服务与控制诊疗风险,因此可以将其分为健康指导和诊疗干预两类,具体如下。

1.健康指导类

主要包括不与诊疗直接相关,而与其他健康行为相关的健康指导活动,以预防医学为主要技术,通过降低疾病的发生率降低赔付风险。包括两种类型:一是健康咨询,从为客户建立健康档案和提供专业性信息服务入手,通过家庭咨询医师或健康咨询热线实现的个性化健康和诊疗信息的采集,为风险分析和采取控制措施奠定基础;二是健康维护,为客户提供不同需求的健康体检、健康评估和健康指导等健康促进服务,实现更具便捷性与及时性的疾病预防保健和护理服务。

2.诊疗干预类

诊疗干预类主要指参保人员在医疗机构享受诊疗服务时,针对服务选择、服务方式与服务过程等进行建议和管理的活动。它可以通过引导参保人员的诊疗行为,降低诊疗过程中不合理的医疗费用支出。包括两种类型:一是就诊服务,指依托合作医院网络的建立,为参保人员提供就诊指引、门诊或住院预约等绿色通道式的就诊服务,提高其就医的便捷性、及时性与合理性;二是诊疗保障,指依托合作医院网络与医师队伍的组建,为客户提供专家会诊、家庭医生和医护上门等全程式的诊疗管理,满足参保人员的诊疗需求。

(三)健康管理在健康保险中的作用

健康保险是以经营健康风险为核心内容的金融服务行业,而健康管理具备健康服务与风险管控的双重功能,因此,健康管理在健康保险领域中主要发挥延伸保险服务、控制保险赔付风险、拓宽保险投资领域的重要作用。

1.延伸保险服务内容

健康保险作为一种金融服务行业,除保险合同中约定的费用保障服务内容以外,还有其他特殊性,即其他保险行业通常为参保人员提供的投保、理赔、保全等一般性服务,因健康险业务的特殊性,其服务内涵已经逐步延伸到与参保人员关系密切、专业性很强的医疗、预防、保健等服务范畴,这对树立企业服务形象、形成专业品牌优势、创造差异化竞争优势等都发挥着至关重要的作用。

2.控制保险赔付风险

健康保险行业有效控制各个经营环节的潜在风险是实现盈利的关键。由于健康风险的多发性与易变性,以及医疗服务提供相关的诸多不确定性,现有防控举措仅局限在事前预防与事后补救方面,无法深入至参保人员的诊疗过程中,风险控制效果很不理想,已成为制约整个健康保险行业发展的核心问题与瓶颈。

在健康保险行业中,健康管理的一个重要任务就是在延伸与扩展健康服务的同时,实施面向各个健康诊疗环节的事中风险管控。健康管理的风险管理功能不仅丰富了已有的事前与事后风险控制手段,提高其技术含量与技术水平,还通过搭建医疗网络服务平台提供医疗保健服务,有效介入参保人员的诊疗活动过程,充分发挥监测与管理作用。作用一是通过预防疾病发生、延缓疾病发展,降低疾病的发生率,在一定程度上减少保险事故的发生率;作用二是通过提供健康指导与诊疗干预,加强参保人员对健康常识与医疗机构的了解,缓解医患之间的信息不对称,同时提高舆论服务提供者诊疗的合理性,避免滥用诊疗技术与开大处方;作用三是通过开展优质的健康咨询与指导服务,解决参保人员的部分医疗保健需求,减少不必要的诊疗行为,同时有效提高参保人员的生活质量与满意度,规避道德风险的产生。

3.拓宽保险投资领域

为实现公司业务多元化发展、提升保险公司的盈利能力、提高收入的稳定性,很多国外保险公司将健康管理作为关注对象,进行资本投入,形成与健康险主营业务的良性互动模式,为保险主业的发展形成了强有力的支撑。美国联合健康集团(UnitedHealth Group,以下简称"联合健康")分为健康保险业务(UnitedHealthcare)和健康管理产业链(Optum)两个板块。联合健康通过一系列收购,拓展健康服务领域,增加业务规模。联合健康的健康管理产业链主要由健康管理公司(OptumHealth)、健康信息技术服务公司(OptumInsight)及药品福利管理公司(OptumRx)三家子公司组成。其中,OptumHealth 构建了包括门诊、护理中心、家庭健康服务的医疗护理体系,向用户提供医疗、健康管理服务。截至 2016 年年底,OptumHealh 签约了超过 2 万名医生,拥有近 200 个护理中心,当年进行了 100 万例家庭健康评估,服务了 8300 多万用户。OptumInsight 定位为技术服务,为医院、健康保险公司、政府等提供信息系统、数据、咨询业务,2013 年推出了 optum360,供大型医院和卫生系统进行收入管理和医疗文件记录。OptumRx 作为联合健康旗下药品福利管理公司,通过全美 6.7 万个零售药店、多个快递公司为 6500 万人提供药品服务。2017 年度,联合健康总收入达到 2012 亿美元。

(四)健康保险对健康管理的意义

在健康管理行业较为发达的美国,健康保险对健康管理行业的产生与发展,一直都起到了非常重要的作用。一方面,通过健康保险业已经建立的完善的销售网络与平台,健康管理服务与产品得以更好地向社会民众进行推广;另一方面,随着健康保险业的不断发展和经营管理体系的逐步健全,健康管理的应用技术、行业标准、效果评价等也获得了足够的运用与发展空间。

1. 健康保险促进健康管理的资源配置与整合

组织松散是包括我国在内的多数国家医疗健康产业所面临的共同问题。保险业具有较强的社会管理与资金管理能力,市场化机制较强,随着其逐步参与医疗保健服务提供领域,将有能力整合并协调好各种类型的健康诊疗服务,为参保人员提供便捷、高效的全程服务。此外,健康保险业还能够通过激励机制以及所掌握的客户资源,利用市场化机制,促进医疗资源的合理配置与费用支付体系的健康发展。

2. 健康保险可作为健康管理的战略性市场渠道

健康管理作为服务产品在国内市场上刚刚出现,通过健康保险公司已经建立的市场渠道与销售平台,将健康管理服务与健康保险产品进行有机融合,将会对健康管理业的发展起到重要推动作用,双方相互结合协调发展的同时,通过与保险机构的合作降低健康管理公司市场开拓的费用,有助于健康管理机构将更多精力投入到健康管理技术研发中。

3. 健康保险能够加强健康管理的良好认同度

由于健康管理在国内的发展尚处在初级阶段,其服务理念、技术原理、内在价值和操作流程还不完善,如果缺乏对健康保险经营者的支付,客户自然在享受健康管理的必要性和紧迫性上犹豫不决,也没有更好的激励机制。借助健康保险公司已有的社会声誉和市场影响力,健康管理可更快地被市场认识与接受。

(五)健康保险与健康管理的结合模式

根据市场战略、技术能力、人力资源和管理能力不同,健康保险与健康管理的合作可分为三种不同模式。一是服务完全外包模式。在该模式下,服务完全由健康管理机构提供,健康保险机构采用整体购买方式。对于自身服务与管理能力不够,且需要近期占领市场的保险机构而言,通常采用此种模式。二是自行提供服务模式。该模式由健康管理机构提供核心技术,服务实施方式和内容由保险机构与健康管理机构协商确定,最后由保险机构直接面向客户提供服务。对于将健康管理作为长期发展战略的保险机构,通常采用这种模式。三是共同投资模式。由健康保险与健康管理机构共同投入资金和人力,建立用于提供健康管理服务的机构。一方面,服务成本支出由双方按协议分担、服务实施由机构内相关人员进行开展;另一方面,服务实施与项目开展的利润和风险也由双方共同分享与承担。

四、我国商业健康保险的现状与发展趋势

(一)我国商业健康保险的现状

我国商业健康保险发展处于初级阶段,我国医疗卫生资源配置不合理,初级卫生保健资源利用不足,除了财政投入、物价体系、医疗卫生行业等方面的原因外,很重要的原因就

是长期以来这一领域缺乏保险人的充分参与,造成过去医疗卫生资源配置和费用支出始终缺乏来自第三方的促进动力或激励机制,缺乏可以更加合理进行监控的手段和促进其发展的有效因素等。缺乏健康保险经营者的支付,民众自然在享受健康管理的必要性和紧迫性上犹豫不决,也没有更好的激励机制,促使民众主动地关注自己日常的健康生活。

国际经验显示,一个成熟的保险市场,健康险保费收入占总保费的比例一般要在 30%左右。我国商业健康保险发展不足,在社会保障体系中的作用没有得到充分发挥。另外,商业健康保险存在整体规模小、产品单一、专业化程度较低、风险控制能力薄弱、保障人群杂、覆盖人群少、外部经营环境还有待改善等问题,与构建社会主义和谐社会的要求不相适应,与建立完善的社会主义市场经济体制不相适应,与经济全球化、金融一体化和全面对外开放的新形势不相适应等问题。

我国商业健康保险发展存在的不足和问题,具体来说,主要有以下 5 点。

第一,专业化经营理念认识还不够清晰,专业化经营模式还没有成形。健康保险的发展必须走专业化经营道路。但是一些保险公司在战略层面对专业化经营认识不够。

第二,数据基础建设相对滞后。经验数据缺乏是困扰我国健康保险发展的老问题,经过十余年的积累发展,却依然没有明显改观。可见,问题的核心不是保险公司缺乏数据,而是保险公司缺乏数据积累和数据分析的能力。数据是风险管理的基础,是健康保险专业化经营的依托,没有强大有效的数据库,健康保险专业化难以取得实效。

第三,与医院合作模式尚未取得实质性突破。由于我国医疗资源分布严重不均,保险公司与病源充足的大医院谈判能力有限,很难建立可以影响医院医疗行为和医疗费用的深层次合作机制;保险公司还主要依靠报销患者的医疗单据进行理赔,没有实现对医院的直接供款,没有实现"风险共担、利益共享"的利益联系纽带,难以介入医疗服务过程,难以控制医疗费用。

第四,客户服务有待改进提高。由于过去健康保险主要依赖于寿险,在产品销售、核保、健康管理、医疗服务等许多客户服务环节,还没有体现出健康保险投保人的要求,还没有完全落实"以人为本"原则。此外,投保人对健康越来越关心,但是保险公司的健康管理服务刚起步,仅在常识健康咨询、健康提醒、定期体检等方面进行简单服务,还难以开展糖尿病等慢性病管理一类的服务,还不能满足客户不断提高的服务要求。

第五,社会医疗保险保证水平与商业医疗保险发展空间失衡。作为社会医疗保险的必要补充,商业医疗保险的发展空间在于 6 个方面:

①社会医疗保险中规定的个人自付比例部分和医疗费用超封顶线部分;包括门诊、住院起付标准以下个人自付部分;统筹基金支付需个人按比例自付部分;门诊、住院大额医疗互助支付需个人自付部分;超封顶线部分。

②社会统筹医疗保险不保的特殊药品。

③社会统筹医疗保险不保的诊疗项目,如健康体检护理费用、高科技移植手术费用等。

④社会统筹医疗保险不保的医疗服务设施和非指定医疗机构,如康复治疗、陪护费、急

救车费、高级床位费、私人诊所、特需病房等。生活水平的提高和对健康的关注,必然引发护理、看护、私人门诊、健康咨询、好的病房环境等消费需求。

⑤收入补贴型和护理津贴型费用。

⑥社会统筹医疗保险的未覆盖人群,包括非就业群体或职工家属,如幼儿、学生、老年退休人员、个体业主、乡镇企业职工及农民。

(二)我国商业健康保险的发展方向

随着宏观环境的不断改善、人民生活水平的不断提高和健康保障意识的不断增强,我国商业健康保险发展迎来了难得的发展机遇。在未来的发展过程中,我国健康保险将呈现以下发展方向。

1. 健康保险专业化经营进程将不断推进

商业健康保险对服务要求更高,专业性更强,需要投入更多的人力、物力。专业化是健康保险发展的核心,如果没有了专业化经营,商业健康保险就成了无源之水。因为医疗保险具有涉及方面多(保险人、投保人、被保险人、医疗服务提供者)、风险类型多、风险控制难度大等特点,专业化要求很强,专门的健康保险公司可以专注于提高服务质量,促进业务发展。

2. 医疗服务提供者和保险机构之间将建立战略利益联盟

风险控制是保险公司盈利能力的根本保证,我国商业健康保险的发展一直受阻于赔付率较高的问题,其原因就在于缺乏有效的医疗风险控制机制,影响了保险公司的盈利能力。目前,保险监管部门也在积极争取卫生部门的支持,同时鼓励保险公司探索与医院有效合作的各种方式,促进保险公司和医院建立"风险共担、利益共享"的合作关系,这不仅是突破健康险发展瓶颈的重要措施,更是完善我国商业健康保险发展机制的必要条件,对完善健康保险的风险控制体系和长远发展大有益处。

3. 健康保险外部政策环境将逐步改善

根据我国国民经济"八五"计划(1991—1995 年)至"十五"计划(2001—2005 年)时期,国家对健康保险行业的支持政策经历了从"大力发展"到"规范发展"再到"深入改革健全发展"的变化。

自 2000 年以来,国务院、中国保监会、保险行业协会、中国医师协会等多个部门陆续印发了支持、规范健康保险行业的发展政策及规范,内容涉及健康保险行业的经营销售规范、健康保险产品的保障责任范围、健康保险产品的合同条款、健康保险产品定价等内容。2016 年 10 月发布的《"健康中国 2030"规划纲要》指出,到 2030 年,商业健康保险赔付支出占卫生总费用比重显著提高,同时发展中医养生保健治未病服务。2018 年 1 月发布的《健康保险管理办法》突出了健康保险保障属性,适应健康保险经营和监管的新形势和新要求,着力满足人民群众日益增长的健康保障需求。

4. 健康保险产品将逐步差异化、多元化,产品体系将不断完善

我国地域辽阔,人口众多,各地经济发展水平的不平衡导致了保险市场不均衡,呈现出明显的需求差异性。目前,有些保险公司已经开始根据自身的业务规模和管理水平,积极

拓展健康保险新的业务领域,逐步完善健康保险产品体系。

(三)我国商业健康保险的未来展望

健康保险的发展需要健康管理的支撑。在国外,无论是商业保险(通过保险公司),还是自我保险(企业自己进行保险业务的管理)均是如此。对于投保人,这种办法提高了个人的健康水平,减少了患病的风险;对于保险行业,这种办法有效地减少了医疗费用的支出,增加了收益。因此,是一种双赢的办法。如果健康管理不与健康保险结合,对健康管理事业的发展也是不利的。健康管理事业需要保险人的参与才能充分发展。将健康保险与健康管理、费用补偿服务、健康管理服务结合成为发展的必然。要实现健康管理与健康保险的结合,主要应做两项工作:一是要延伸和扩展对客户实施的健康服务;二是要对健康诊疗的各个环节和内容实施全程化的风险管理。上述两项工作构成了健康管理体系的核心任务:健康指导和诊疗干预。因此,需要搭建良好的运营和服务支持平台,建立一整套服务体系,建立健康诊疗风险控制模式。

健康产业是一个国家的重要产业,完善的健康产业不仅可以为保障人群健康起到关键作用,也是社会和谐稳定的重要一环。美国著名经济学家保罗·皮尔泽在《财务第五波》中将健康产业称为继信息技术产业之后的全球"财务第五波"。健康产业中的核心就是健康保险,健康保险产业延伸到与医药产品、保健用品、营养食品、医疗器械、休闲健身、健康管理、康复护理等多个与人类健康紧密相关的生产和服务领域,其中新兴的健康风险管理业更成为健康保险的"孪生兄弟"。健康保险是一个有巨大市场潜力的新兴产业,并且具有抗经济周期的特性,将成为我国经济产业中一大"朝阳产业"和"绿色产业"。

【技能训练】

一、案例分析

健康保险分为费用型、补贴型两种。费用型:保险公司会根据合同中规定的比例,按照投保人在医疗中所有费用单据上的总额来进行赔付,如果社保已经报销,报销公司就只能按照报销补偿原则,补足所耗费用的差额。补贴型:又称紧贴型医疗险,如果被保者是意外伤害或疾病导致收入中断或减少时,由保险公司提供补偿的收入保障型保险。

本案例中,由于张女士购买的是费用型商业保险,所以在社保报销后,只能获得差额部分的赔付。如果投保的是补贴型商业医疗保险,那么张女士无论是否社保报销了医药费,都可获得2万元的赔偿金。

二、技能演练

[解读2019健康保险管理办法]

健康保险管理办法是为促进健康保险的发展,规范健康保险的经营行为,保护健康保险活动当事人的合法权益,提升人民群众健康保障水平,根据相关法律法规制定的。该办法已经在中国银保监会2018年第6次主席会议通过。自2019年12月1日起施行。

请解读该管理办法的部分内容

第三十九条　保险公司销售健康保险产品,应当以书面或者口头等形式向投保人说明

保险合同的内容,对下列事项作出明确告知,并由投保人确认:

(一)保险责任;

(二)保险责任的减轻或者免除;

(三)保险责任等待期;

(四)保险合同犹豫期以及投保人相关权利义务;

(五)是否提供保证续保以及续保有效时间;

(六)理赔程序以及理赔文件要求;

(七)组合式健康保险产品中各产品的保险期间;

(八)银保监会规定的其他告知事项。

三、能力拓展

某寿险公司于 2015 年推出首款糖尿病并发症专项保险产品,适用 2 型糖尿病患者、有早期糖尿病症状人群,当发生保险条款约定的严重并发症,将按约定金额进行理赔。在产品配套健康管理方面,通过血糖仪检测设备、手机移动端血糖管理软件监测血糖波动,进行药物、饮食干预,并提供糖尿病电话医生服务以及糖尿病患者并发症专家快速就诊通道,协助客户做好慢病管理,从而改善客户健康水平,有效延缓病程,降低严重并发症的发生率。

健康保险相关健康管理基本实践技能如下:

1. 健康档案

客户健康档案是指客户提供的与健康相关的个人信息,以及以健康检查为基础建立的生命体征数据记录及所经历的与健康相关的一切行为与事件记录。客户健康档案根据不同采集类型可分为个人健康问卷、健康体检报告、电子病历报告、医学影像报告、移动健康数据等。客户健康档案的应用包括为客户建立历年健康体检、日常健康信息数据库;查阅客户健康档案,在服务过程中记录,补充相应内容;客户在接受就诊、复诊、转诊等医疗服务时,提取存档的健康档案作为医学资料参考;健康档案作为建立健康大数据的基础数据支持。

2. 健康咨询

通过多种形式的健康咨询,回答客户提出的健康相关问题,包括诊前咨询、就医指导、疾病预防、康复护理、慢性病管理、养生保健等。能够主动推送个性化健康资讯,包括节假日问候、节气养生知识、疾病相关知识等。在全面了解客户健康需求的同时,能够较为精准推荐介绍健康服务。

3. 健康评估

能够根据医学专家对客户健康体检报告等健康档案的解读结果,整理并撰写健康评估报告,包括客户的基本信息、需关注的主要问题、其他需关注的问题、医学专家建议 4 部分内容。

4. 健康体检

了解客户健康体检需求,协助客户进行体检预约,并核实客户预约信息。在客户体检前,主动联系客户,如在客户健康体检前为客户发送提醒短信。在客户健康体检完成后,与客户沟通,了解客户健康体检情况,进行记录。

5. 就医服务

具备提供包括诊前、诊中、诊后的全流程服务能力。诊前服务,如主动与客户进行沟通,获知客户病情,收集相关病历资料,为客户建立健康档案。就诊前向客户提示就诊信息,包括时间、地点、所需资料、天气、交通等。诊中服务,如提前到达就诊医院等候,将客户导引至相关诊室候诊。客户就诊完成后,在诊室门口迎候。根据医嘱,引导客户进行检查和检验,并协助客户取药、缴费,整理收费单据、处方及化验单等资料,并具有处理应急情况的能力。诊后服务,根据医嘱及客户疾病情况为客户提供诊后指导,包括医生诊疗建议、疾病相关知识、疾病康复建议等服务。

6. 远程医疗

能够熟知各种病情及症状在远程会诊或二次诊疗中所需的准备材料,包括门诊病历、住院病历、检查、检验报告、医学影像胶片等,能够为客户匹配合适的专科。在远程会诊中能够记录医生的会诊意见及建议,并记录整理给客户。

7. 慢病管理

根据医学专家的指导意见,针对高血压、糖尿病等常见慢性疾病,能够提供健康咨询、健康评估、就医指导、健康教育、体检管理和健康提醒等服务,并为客户建立健康档案,当被保险人申请就医服务时,提供陪诊服务和探视服务。

过程性考核:

一、单项选择题(10题)

1. 从总体上看,世界医疗保障模式可以分为(B)和医疗保险型两大模式。

A. 高质量服务型　　B. 保健服务型　　C. 有偿服务型　　D. 无偿服务型

2. (A)年颁布的《健康维持组织法案》正式明确了这种管理型医疗保健的形式。

A. 1973　　　　B. 1978　　　　C. 1968　　　　D. 1958

3. 我国商业健康保险发展处于(D)。

A. 中级阶段　　B. 高级阶段　　C. 成熟阶段　　D. 初级阶段

4. 我国个人医疗支出在卫生总费用中占有较大比重,2016年达到(C)。

A. 15%　　　B. 18%　　　C. 28.8%　　　D. 38%

5. 健康险经营管理的基础工作,主要分为(CD)费率制定、赔付率计算和准备金提取三大部分。

A. 累积计算　　B. 速算工作　　C. 精算工作　　D. 粗算工作

6. 税优健康险:是指能够享受个人所得税优惠政策,由(A)承保的健康保险。

A. 商业保险公司　　B. 单位　　　C. 个人　　　D. 家庭

7. 疾病风险具有一般风险的共同特征,即疾病风险具有客观性、严重性和(D)。

A. 必要性　　B. 确定性　　C. 可行性　　D. 不确定性

8.我国医疗卫生资源配置不合理,除了财政投入、物价体系、医疗卫生行业等方面的原因外,很重要的原因就是长期以来这一领域缺乏(A)的充分参与。

A. 保险人   B. 医生   C. 病人   D. 政府官员

9.(D)能促使医疗机构增加保健和预防方面的开支,合理有效地安排治疗,节约服务成本。

A. 快速医疗   B. 临床医疗   C. 消费式医疗   D. 管理式医疗

10. 健康保险的需求主要由居民的当前购买力、保险消费意识、医疗费用的上涨和(D)决定的。

A. 人口年轻化程度   B. 人口流动程度

C. 人口数量   D. 人口老龄化程度

二、简答题(5题)

1. 简介健康保险风险控制的方法。

2. 简述健康保险的概念与分类。

3. 试分析健康保险业对健康管理的意义。

4. 简述健康保险业对健康管理的意义。

5. 简介什么是管理式医疗。

2019年健康保险管理办法

课件资源

任务三　功能社区健康管理

案例导入：

GE：健康管理的成本账

通过"健康创想"项目，GE 着力强化更加健康的办公环境，由此衍生出的繁多项目并非"秀场"，而是公司管理层精确计算过投资收益后的结果。2009 年 10 月 27 日，GE 分布在全球 160 个国家的员工一起度过了公司历史上的第一个"GE 全球健康日"，当天 30 万雇员一起为健康暂时放下工作 3 小时。

在上海张江的 GE 中国总部，从下午两点开始，原本空旷的办公大堂和休闲广场上人头攒动，数百名员工除了可以参加免费的血压和骨密度测量、学习营养保健知识，还能够在健身器材、瑜伽和各种球类项目中施展拳脚。就连研发中心的篮球、羽毛球俱乐部也开始借此机会招兵买马。GE 大中华区董事长兼 CEO 罗邦民通过网络对全国员工说："健康就是财富。健康创想关系公司的业务战略，更是关系到我们每个人、每个家庭的重要使命。我现在决心每周至少锻炼 4 次。希望每个人都从现在做起，过更健康的生活，保持快乐的心情。"

员工发现，公司继几年前实施了"绿色创想"环保战略后，今年 5 月又启动了"健康创想"战略，而加强员工健康保障，引导员工建立良好的生活方式就是这个战略中最重要的组成部分之一。在 GE，所有的员工都了解"0""5""10""25"这几个数字的含义，也就是零吸烟人数、每天至少食用 5 种蔬菜水果、每天走路 10000 步并让自己的体重指数小于 25，实际上，这些都属于公司健康管理 wellness 中的宣教部分，GE 的工程师很多，他们对数字更加敏感，GE 会用适合雇员的方式告诉大家怎样可以更健康。

问题：读完上述案例，你有何想法？你对企业员工健康管理有了什么新认识？

任务实施：

【理论学习（知识准备）】

一、开展社区健康管理，践行职业健康保护行动

（一）明确功能社区相关概念

1. 相关概念

（1）社区：是生活在一定地域内的个人或家庭，出于对政治、文化、社会、教育等目的而形成的特定范围，不同社区间的文化、生活方式也因此区别开来。从开展健康管理的角度

看,社区可分为工作社区、居住(生活社区)、学校社区、军队社区等。

(2)功能社区:特指对同一特定核心功能具有统一诉求的专有人群组成的实际或虚拟的社区。在健康管理场所的分类上一般分为生活社区和功能社区。

(3)工作场所:工作场所主要指日常工作所在的场所。比如环卫工人的工作场所可以是公路,白领的工作场所是写字楼的办公室,医生的工作场所是医院的诊室和病房等。工作场所的功能是:①学习的场所;②个性、能力发挥的场所;③获得生活费用的场所;④人机关系的场所;⑤生活的重要场所;⑥一个竞争的场所。

2. 相关定义

(1)工作场所健康管理:按照 WHO 的定义,工作场所健康管理是指"促使工作场所提高对影响健康的因素的控制能力,以及改善工作组织所有成员健康的过程"。

(2)功能社区健康管理:是一项专门针对工作场所用户开发的服务。工作场所管理结合健康医疗服务和信息技术,从社会、生理、心理等各个角度来系统地关注和维护工作场所员工的健康状态。

(3)电子健康档案:是居民健康管理(疾病防治、健康保护、健康促进等)过程的规范、科学、数字化记录。是以居民个人健康为核心、贯穿整个生命过程、涵盖各种健康相关因素、实现信息多渠道动态收集、满足居民自身需要和健康管理的信息资源。

(4)基于电子健康档案的功能社区健康管理信息系统:是面向功能社区(如学校、工作场所、机关单位等)特定人群,由该人群健康管理部门(工作场所医院、干保科、工作场所体检中心等)建立,以医疗卫生服务机构及其外部技术支持单位为依托,以专业电子健康档案为信息载体,开展健康管理和服务信息操作、管理和服务的平台。系统强调以个人、家庭为单位,以动态、连续的特定健康问题的电子健康档案为载体,结合特定人群各项卫生服务工作的实际特点,系统、连续地采集、存储和运用特定健康资料,从而提高卫生服务工作的科学性、系统性、针对性、有效性和及时性,实现"生物、心理、社会"三个维度的有效健康管理。

(5)功能社区健康管理模式(4C8M 模式):4C 即健康体检、健康档案、风险评估、健康促进。8 主要指 8 个健康管理模块,即营养学、社会学、运动学、生物学、心理学、环境学、传统中医、自然疗法。M 主要是指远程健康管理。

(二)实施职业健康保护行动

1. 背景介绍

人民健康是民族昌盛和国家富强的重要标志,预防是最经济最有效的健康策略。2019年 7 月 15 日,国发〔2019〕13 号发布《健康中国行动(2019—2030 年)》,提出 15 个重大专项行动,包括健康知识普及、合理膳食、全民健身、控烟、心理健康促进等。其中,第 9 个行动为实施职业健康保护行动。该行动提出劳动者依法享有职业健康保护的权利。针对不同职业人群,倡导健康工作方式,落实用人单位主体责任和政府监管责任,预防和控制职业病危害,完善职业病防治法规标准体系,鼓励用人单位开展职工健康管理,加强尘肺病等职业病救治保障。到 2022 年和 2030 年,接尘工龄不足 5 年的劳动者新发尘肺病报告例数占年度报告总例数的比例实现明显下降,并持续下降。辖区职业健康检查和职业病诊断服务覆盖率分别达到80%及以上和90%及以上;重点行业的用人单位职业病危害项目申报率达到90%及以上;工作场所职业病危害因素检测率达到85%及以上,接触职业病危害的劳动者在岗期间职业健康检查率达到90%及以上;职业病诊断机构报告率达到95%及以上。

提倡重点行业劳动者对本岗位主要危害及防护知识知晓率达到90%及以上并保持;鼓励各用人单位做好员工健康管理、评选"健康达人",其中国家机关、学校、医疗卫生机构、国有企业等用人单位应支持员工率先树立健康形象,并给予奖励;对从事长时间、高强度、重复用力、快速移动等作业方式以及视屏作业的人员,采取推广先进工艺技术、调整作息时间等措施,预防和控制过度疲劳和工作相关肌肉骨骼系统疾病的发生;采取综合措施降低或消除工作压力。

2. 职业健康保护行动主要内容

职业健康保护行动主要包括劳动者个人、用人单位和政府三个方面的内容。

(1)劳动者个人行动主要包括倡导职业健康工作方式;树立职业健康意识;强化职业病防治法律意识,知法、懂法;加强劳动过程防护,严格按照操作规程进行作业,自觉、正确地佩戴个人防护用品;提升急性职业病危害事故的应急处置能力;加强防暑降温措施;除了企业职工外,加强长时间伏案低头工作或长期前倾坐姿人员、教师、交通警察、医生、护士、驾驶员等特殊职业人群的健康保护7个方面。

(2)用人单位行动主要包括为劳动者提供卫生、环保、舒适和人性化的工作环境;建立健全各项职业健康制度;加强建设项目职业病防护设施"三同时"管理;优先采用有利于防治职业病和保护劳动者健康的新技术、新工艺、新设备、新材料;加强职业病危害项目申报、日常监测、定期检测与评价,在醒目位置设置职业病危害公告栏,对产生严重职业病危害的作业岗位,应当在其醒目位置,设置警示标识和中文警示说明;建立职业病防治和健康管理责任制;建立职业健康监护制度;规范劳动用工管理,依法与劳动者签订劳动合同,为劳动者缴纳工伤保险费7个方面。

(3)政府行动包括研究修订职业健康法律法规、标准和规章;研发、推广有利于职业健康的新技术、新工艺、新设备和新材料;完善职业健康技术支撑体系;加强职业健康监管体系建设;加强职业健康监督检查、优化职业病诊断程序和服务、加大保障力度;改进信息管理机制和信息化建设;组织开展"健康企业"创建活动,拓宽丰富职业健康范围,积极研究将工作压力、肌肉骨骼疾病等新职业病危害纳入保护范围,营造职业健康文化7个方面。

二、重点职业人群与疾病的健康管理

(一)职业病的管理

1. 职业病概念

《中华人民共和国职业病防治法》将职业病定义为"企业、事业单位和个体经济组织的劳动者在职业活动中,因接触粉尘、放射性物质和其他有毒、有害物质等因素而引起的疾病"。

2. 职业病分类

我国的职业病分为 10 大类 132 个病种,包括①职业性尘肺病及其他呼吸系统疾病:尘肺病 13 种、其他呼吸系统疾病 6 种;②职业性皮肤病 9 种;③职业性眼病 3 种;④职业性耳鼻喉口腔疾病 4 种;⑤职业性化学中毒 60 种;⑥物理因素所致职业病 7 种;⑦职业性放射性疾病 11 种;⑧职业性传染病 5 种;⑨职业性肿瘤 11 种;⑩其他职业病 3 种,包括金属烟热、滑囊炎(限于井下工人)和股静脉血栓综合征、股动脉闭塞症或淋巴管闭塞症(限于刮研作业人员)。

如果职业因素不是疾病发生和发展的唯一直接因素,而是诸多因素之一,并且职业因素影响了健康,促使潜在的疾病显露或加重已有疾病的病情,而且通过控制有关职业因素,改善生产劳动环境,可使所患疾病得到控制或缓解,这类疾病称为工作有关疾病。常见的工作有关疾病有:矿工的消化性溃疡;建筑工的肌肉骨骼疾病(如腰背痛);与职业有关的肺部疾病等。工作有关疾病应与职业病相区别。

3. 职业病的特点

职业病具有下列 5 个特点:

①病因明确,为职业性有害因素,控制病因或作用条件,可消除或减少疾病发生。

②病因与疾病之间一般存在接触水平(剂量)—效应(反应)关系,所接触的病因大多是可检测和识别的。

③群体发病,在接触同种职业性有害因素的人群中常有一定的发病率,很少只出现个别患者。

④早期诊断、及时合理处理,预后康复效果较好。大多数职业病目前尚无特殊治疗方法,发现越晚,疗效也越差。

⑤重在预防,除职业性传染病外,治疗个体无助于控制人群发病。

职业病诊断应当由经省、自治区、直辖市人民政府卫生行政部门批准的医疗卫生机构承担。职业病诊断证明书应当由参与诊断的取得职业病诊断资格的执业医师签署,并经承担职业病诊断的医疗卫生机构审核盖章。

职业健康检查应当由取得《医疗机构执业许可证》的医疗卫生机构承担。卫生行政部门应当加强对职业健康检查工作的规范管理,具体管理办法由国务院卫生行政部门制定。

4. 职业病管理

职业病的管理主要涉及职业病诊断管理、职业病报告管理及职业病患者的治疗与康复、处理办法等内容。《中华人民共和国职业病防治法》(简称《职业病防治法》)是职业病管理的国家法律。《职业病防治法》规定、职业病诊断应由省级以上政府卫生行政部门批准的医疗卫生机构承担,这就是实行必要的准入制度;该法对职业病诊断的依据和标准、职业病鉴定的组织与鉴定行为、用人单位在职业病诊断与鉴定期间的法律义务、职业病的报告以及职业病患者的待遇等,都做出了详细规定。

(二)识别职业病病损的危害因素

凡是在生产、劳动过程以及作业环境中存在的危害劳动者健康的因素,统称为职业性有害因素。除产生职业病病损的危险因素之外,还包括社会心理因素、个人行为、生活习惯、卫生素养、个人防护等。

1. 职业性有害因素

(1)生产工艺过程中产生的有害因素。

化学因素:①有毒物质,如铅、汞、苯、氯、一氧化碳、有机磷农药等;②生产性粉尘,如矽尘、煤尘、石棉尘、有机粉尘等。

物理因素:①异常气象条件,如高温、高湿、低温;②异常气压,如高气压、低气压;③噪声、振动;④电离辐射,如 X 射线、γ 射线等;⑤非电离辐射,如可见光、紫外线、红外线、射频辐射、激光等。

生物因素:如附着在动物皮毛上的炭疽杆菌、甘蔗渣上的真菌、医务工作者可能接触到的生物传染性病原物等。

(2)工作过程中的有害因素。

工作组织和制度不合理,工作作息制度不合理,如夜班等;精神心理性职业紧张;工作强度过大或生产定额不当,如安排的作业或任务与作业者生理状况或体力不相适应,导致过劳死等;个别器官或系统过度紧张,如长时间紧盯电脑工作,易导致电脑眼病等;长时间处于不良体位或使用不合理的工具,易导致颈椎病。

(3)工作环境中的有害因素。

自然环境中的因素,如夏季炎热高温易导致中暑、寒冷季节的低温易导致冻疮;厂房建筑或布局不合理,如有毒工段与无毒工段安排在一个车间;工作过程不合理或管理不当导致环境污染。

2. 社会心理因素

(1)社会经济因素。

经济全球化,企事业单位之间竞争力度加大,导致就业压力和工作压力增大;因国家经济实力,对职业环境的改善投入不足,相关的法律法规制度不健全,也是影响职业人群健康的因素之一。

(2)人际关系。

人际关系不和谐,同事间或上、下级间关系紧张,彼此间缺乏信任和支持,影响情感和工作兴趣,造成工作时心情不愉快,紧张,易导致工作失误、事故或工伤。

(3)文化教育水平。

职工文化教育水平低,缺乏相应的有害作业防护知识,自我保护意识淡薄,不能正确采用个人防护用品等,也是造成职业性病损的原因之一。

(4)职业卫生服务水平。

医疗卫生工作水平和医护人员的服务意识,是预防和治疗职业人群发生职业性病损的重要影响因素之一。

3.行为生活方式

职业人群除了存在特定的职业危害因素外,日常的行为生活方式会也会影响职业性病损的发生和发展进程。例如,吸烟会提高石棉接触者诱发肺癌的危险性,酗酒易导致意外伤害和工伤;高脂饮食会增加机体对二硫化碳诱发心血管病损的易感性;吸毒、不洁性行为等易增加患性传播疾病和艾滋病的风险。

(三)预防控制的策略和措施

职业人群发生职业性病损存在三个环节,即职业危险因素、一定的作用条件和接触者个体特征。如果可以控制职业有害因素,减少接触机会,加强个人防护等,职业性病损是可以预防的。职业性病损的预防和控制,应该遵循预防医学的三级预防原则。

1.第一级预防

又称病因预防,即从根本上杜绝危害因素对人的作用,如改进生产工艺和生产设备,合理利用防护设施以及个人防护用品,以减少工人接触机会和程度;建立健全安全管理制度,制订和完善相关的法律法规,制订职业接触限值和安全操作规程;加强职业卫生健康教育,进行就业前健康体检,检出易感者,避免其接触职业有害因素;改变个人的行为生活方式,如低脂饮食、戒烟、进行适当的体育运动等。

2.第二级预防

又称临床前期预防,即早期检测职业人群是否受到职业危害因素而导致相应的疾病。其主要手段是定期进行环境中职业危害因素的监测和对接触者的定期体格检查,以达到早期发现病损,及时预防和处理的目的。体格检查通常使用较特异及敏感的生物检测指标进行评价,如肺通气功能的检查或X线肺部摄片,常用于对接触粉尘作业者的功能性和病理性改变的指标;血铅浓度是接触铅作业者首选的生物监测指标,面尿铅浓度则是反映近期铅吸收水平的敏感指标之一;其他如心电图、脑电图、听力检查等,也可作为早期的特异性检查方法。

3.第三级预防

又称临床期预防,即对已发展成为职业有关疾病的患者,给予积极的治疗和合理的康复处理,延缓病程,延长寿命,提高生命质量。预防原则有:①对已受损害的接触者应调离原工作岗位,并给予合理的治疗;②根据接触者受到损害的原因,改进生产工艺过程、生产环境和劳动条件;③促进患者康复,预防并发症。

(四)职业人群健康管理的程序

1.基本资料收集

一般情况调查、协同因素调查、职业危险因素调查、职业病相关疾病检查、体检及实验室检查。

2.风险评估

根据一般情况调查和基本资料进行一般性慢性非传染性疾病的风险评估,控制血压、血糖、血脂和体重等。

对职业有害因素进行评估,主要包括职业有害因素的接触评估和危险度评估。接触评估的内容包括:①接触人群的数量、性别、年龄分布等;②接触途径、方式等接触条件评估,如鉴定有害因素进入机体的主要途径及接触的时间分布等;③接触水平的评估,除了采用环境监测和生物监测的资料来估算接触水平外,还应注意职业人群通过皮肤污染、食物与饮水、生活环境等其他方式的接触而吸收的有害因素的计量。

接触评估的方法主要包括询问调查、环境监测和生物监测。询问调查的内容主要包括职业史、接触人群特征、接触方式、接触途径、接触时间等。环境监测必须深入现场详细了解、实际调查有害因素的种类、来源、存在的形式、形态和浓度(强度)等,确定采样点、采样方式、采样时机和采样时间,跟班观察并记录作业者的操作过程、活动范围、接触途径以及接触时间等。生物监测用来反映职业人群接触职业有害因素的内剂量或生物效应剂量。直接测定生物样品中的生物标志物是相对简单有效的评估方法。职业有害因素的危险度评价是通过对毒理学研究、工作环境监测、生物监测、健康监护和职业流行病学调查的研究资料进行综合分析,定性和定量地认定和评价职业性有害因素的潜在不良作用,并对其进行管理的方法和过程。

对社会心理因素和行为生活方式进行评估,根据社会心理因素和行为生活习惯,评估职业人群是否存在工作紧张,人际关系不和谐,自我保护意识差,以及医疗卫生服务水平是否欠缺,职业人群是否存在不良的行为习惯等。

3. 健康干预

(1)加强职业卫生监督,改善作业环境。

《中华人民共和国职业病防治法》第八条明确规定"国家实行职业卫生监督制度"。职业卫生监督是卫生监督的重要组成部分,它是卫生行政机关对管辖范围的用人单位执行职业卫生法规的情况所实施的卫生监督活动。开展职业卫生监督的目的,在于确保用人单位职业卫生条件处于良好的状态,预防和消除职业性有害因素对劳动者健康的损害,保证和促进职业活动的有序进行。职业卫生监督按其性质可分为预防性职业卫生监督和经常性职业卫生监督。

(2)职业健康监护。

职业健康监护是对职业人群的健康状况进行各种检查,了解并掌握人群健康状况,早期发现职业人群健康损害征象的一种健康监控方法和过程。职业健康监护的内容包括接触控制(职业性有害因素的环境监测、接触评定)、医学监护和信息管理等。

我国已经颁布《职业健康监护技术规范》,建议参考学习。

医学监护的内容主要包括以下内容。

①就业前健康检查:目的在于掌握职业人群就业前的健康状况及有关健康基础资料和发现职业禁忌证,如对拟从事铅、苯作业的工人着重进行神经系统和血象的检查,对拟从事粉尘作业的工人进行胸部 X 线检查,以确定该工人的健康状况是否适合从事该项工作。

②定期健康检查:目的是及时发现职业性有害因素对职业人群健康的早期损害或可疑

征象,为生产环境的防护措施效果评价提供资料;定期健康检查的时间间隔可根据有害因素的性质和危害程度,从业人员的接触方式、接触水平,以及生产环境是否存在其他有害因素而定;健康检查的内容应根据国家颁布的《职业病诊断标准及处理原则》中的有关规定执行。

③离岗或转岗时体格检查:目的是掌握职工在离岗或转岗时,职业性有害因素对其健康有无损害或可疑征象,为离岗从事新工作的职工和接受职工新工作的业主提供健康与否的基础资料。

④职业病的健康筛检:指应用快速、简便的实验和检查方法对职业人群中进行筛选性医学检查,以达到早期发现可疑患者,早期采取干预措施和治疗措施,或者评价暴露控制措施和其他预防措施效果的目的。

职业健康监护的信息管理主要包括建立健全的健康监护档案、对职工的健康监护资料进行健康状况分析,以及对健康监护档案进行管理等。职业健康监护档案主要包括生产环境监测和健康检查两方面资料,例如,对每名职工设立健康监护卡,卡上的记录项目主要有职业史、既往病史、职业性有害因素接触水平、家族史、基础健康资料和日常行为生活方式等信息。健康状况分析是指对职工健康监护的资料应及时加以整理、分析、评价并反馈,使之成为开展和搞好职业卫生工作的科学依据,常用的指标有发病率、患病率、平均发病工龄、病伤缺勤率等,通过统计分析,发现对职工健康和出勤率影响较大的疾病及其所在部门与工种,从而深入探索其原因,采取相应的防护策略。职业健康监护档案管理是一项非常重要的工作,管理得好可以起到事半功倍的效果,但我国目前对职业健康监护的管理制度尚不够完善,应加强其制度建设,完善相关的法律法规,落实相关的管理权限、责任和义务。

(3)职工援助项目与社会支持。

职工援助项目包括为职工个人问题提供相关的心理咨询,例如,婚姻不和睦、临危家庭、饮酒、药物滥用、抚养费用、焦虑和抑郁、法律问题、职业问题、经济和健康等;给企业主管、职工以及工会代表有关员工的工作绩效问题提供咨询,例如,在员工出现明显的个人问题之前,可以根据他们较差的工作绩效确定和寻求帮助。

社会支持指的是社会关系的功能性内容,通常包括情感支持、设备支持、认知支持、社会身份的保持和社会活动范围延伸。情感支持使人产生愉悦感,让人感到被关心和爱护,受到别人的肯定和尊重。设备或原料的支持包括提供商品和服务,如提供经济帮助、提供食物、帮忙照顾孩子等一些解决实际问题的帮助。认知支持是指提供信息和建议,帮助个体理解自身所处的世界并适应外界的变化。社会身份的保持包括通过行为反馈建立起来的共同世界观的确认。

社会活动范围延伸是指社会接触和发挥作用的通路。大量的研究表明,社会支持可以缓解工作压力,帮助孀居和离异,减轻失业带来的身心效应,减轻生活常见压力和过劳对个体的影响。

(4)健康教育与健康促进。

加强职业卫生宣传,如加强职工岗前培训,提高职业人群对职业有害因素、防护原则等相关知识的认知,自觉提高其自我防护能力,进一步加强《中华人民共和国职业病防治法》等相关法律法规的宣传,提高职业卫生监督管理人员的法律意识、危害防范意识及其管理水平,动员全社会的力量,提高社会对职业卫生工作的认识及其关注程度,共同维护职业人群身心健康。

(5)个体防护用品。

个人防护用品(personal protective equipment,PPE)是指作业者在工作过程中为免遭或减轻事故伤害和职业危害,个人随身穿(佩)戴的用品。个人防护用品的作用,是使用一定的屏蔽体、过滤体,采取阻隔、封闭、吸收等手段,保护人员机体的局部或全部免受外来因素的侵害。在工作环境中尚不能消除或有效减轻职业有害因素和可能存在的事故因素时,这是主要的防护措施,属于预防职业性有害因素综合措施中的第一级预防。

(6)体育运动、营养、体重控制、自我保健、压力管理。

因书中前文已经叙述过,所以不再做介绍。

4.效果评估

对职业人群进行健康干预一段时间后,应对其效果进行评估。例如,通过建设项目预评价及经常性卫生监督,观察控制职业有害因素暴露浓度或强度后,职业人群职业性病损的发病率和患病率是否有所改善,原有的职业性病损的临床表现、体征以及实验室检查指标是否有所改变或好转;进行生活方式干预后,评估体重、血压等是否下降,行为是否有所改善,职业卫生相关健康知识的掌握及知信行方面的变化,职工因身体原因的病假率、缺勤率以及工作效率等是否有所改善,因职业伤害所致医疗费用是否有所降低等。

(五)认识几种常见职业病

1.生产性粉尘与尘肺

生产性粉尘与尘肺是指在生产活动中产生的能够较长时间漂浮于生产环境中的固体微粒。它是污染作业环境、损害劳动者健康的重要职业性有害因素,可引起包括尘肺病在内的多种职业性肺部疾患。尘肺病(pneumoconiosis)是由于在职业活动中长期吸入生产性粉尘而引起的以肺组织弥漫性纤维化为主的全身性疾病。

2.物理因素所致职业病

在工作环境中,与劳动者健康密切相关的物理性因素包括气象条件,如气温、气湿、气流、气压、噪声和振动,电磁辐射,如 X 射线、γ 射线、紫外线、可见光、红外线、激光、微波和射频辐射等。

3.生产性毒物与职业中毒

在一定条件下,较小剂量即可引起机体暂时或永久性病理改变,甚至危及生命的化学物质称为毒物(poison);机体受毒物作用后引起一定程度损害而出现的疾病状态称为中毒(poisoning);生产过程中产生的,存在于工作环境空气中的毒物称为生产性毒物(industrial toxicant);劳动者在生产劳动过程中由于接触生产性毒物而引起的中毒称为职业中毒

（occupational poisoning）。

4. 生物性有害因素所致职业病

生产原料和生产环境中存在的有害职业人群健康的致病微生物、寄生虫及动植物、昆虫等及其所产生的生物活性物质统称为生物性有害因素。例如,附着于动物皮毛上的炭疽杆菌、布氏杆菌、蜱媒森林脑炎病毒、支原体、衣原体、钩端螺旋体、孳生于霉变蔗渣和灰尘上的真菌或真菌孢子之类的致病微生物及其毒性产物等。

5. 职业性皮肤病

职业性皮肤病是指劳动中以化学、物理、生物等职业性有害因素为主要原因引起的皮肤及其附属器官的疾病。皮肤是人体同外界环境接触的第一道防线,也是生产性有害因素首先接触的器官。职业性皮肤病的发病原因比较复杂,经常是多种因素综合作用的结果,如接触性皮炎、电光性眼炎等。

三、工作场所健康管理

（一）工作场所的健康管理步骤和方法

1. 熟悉工作场所影响健康的因素

（1）环境条件影响员工的健康。

工作环境的物理、化学和生物学危害物与职业健康和安全密切相关。暴露于恶劣的工作环境与不良卫生状况,如空气质量不良、粉尘、噪声、化学物质等,可能会导致许多健康问题的发生,如癌症、失聪、呼吸道疾病、皮肤和眼睛的伤害等。

（2）工作场所组织和文化因素影响员工的健康。

工作组织制度如管理方式、群体的凝聚力与沟通以及工资系统等,这些因素会通过控制幅度、自主性、工作政策、行政程序、分工、命令执行链、沟通方法、工作场所文化、组织结构、工作负荷、决策的参与、工作满意度、工作士气与疏离感来影响员工的工作状态。

（3）工作任务与活动是影响员工健康的重要因素。

工作任务的类型、工作特点如手工操作、工作负荷、重复性动作、不良工作姿势、工作速度、轮班、工作的设计、设备等,都会影响员工的健康。

（4）生活状况和工作场所以外的因素也可能影响员工的健康。

如社会经济、文化、支持网络及工作场所外的生活方式等。

2. 认识工作场所健康管理的相关机构

（1）工作场所保健管理机构。

为工作场所各层领导和员工提供优质、便捷的医疗保健服务;健康管理服务;卫生服务规划、运行监督与考核;健康、疾病状况监测与干预。

（2）专科医院。

业务领域管理向功能性服务个人转变。疾病资源库、专病协作网、现有健康管理、诊疗模式体系的改革创新业务的信息服务与支持。

（3）社区卫生服务机构。

提供基本医疗、基本公共卫生服务以及重大公共卫生服务。

（4）健康管理相关机构。

如体检中心、影像中心、体验中心、心电中心和健康管理中心等。

3. 工作场所健康管理需求分析

根据情况开展工作场所健康需求分析，通常有以下内容：工作场所体检；重大疾病就诊特需服务；慢性病管理，家庭监测康复服务；干部管理服务健康管理；体检、评估、亚健康、慢性病康复；监测、就诊特需服务、健康档案、健康评估、疾病预警等；门诊就诊特需服务干部就诊、特需门诊、资源管理、个性化定制；住院诊疗特需服务干部病房；特需病房、专家参与、资源管理、个性化定制；亚健康状态管理服务预约、会诊、住院、亚健康管理、慢性病管理、康复指导服务、家庭远程监护。

4. 工作场所健康管理的实施步骤

（1）健康监测。

对工作场所员工每年度进行一次健康体检，结合中医体质辨识技术判断职工体质情况，客观了解员工处于何种状态（疾病、疾病临界、亚健康、基本健康），建立和不断完善个人健康档案，纳入健康管理系统中进行动态跟踪管理。

（2）客观健康评估。

首先明确身体现阶段的状态，对处于疾病状态的个体确定病因，给予及时的就医和用药方面的指导、营养指导和个性化的辅助性康复方案。

（3）健康干预。

本阶段以治疗性养生计划为主，促进疾病的康复。对于正在服用药物和保健品者，对其服用的药物和保健品进行筛选，寻找出效果最好、毒副作用最小的药物。同时明确了解所使用的保健品是否有效，真正起到对身体保健的作用，减少不必要的经济支出。

对处于亚健康和基本健康状态的个体，从预防和提高入手，在饮食营养、生活起居、运动保健、心理减压等方面给予个性化、有针对性的指导和调理。采用"对症保健""针对性养生"策略。根据每个人不同的健康状况，一方面提示要注意重点保护哪些脏腑和系统，让每个人都直观地知道自己各脏腑系统功能和结构的强弱趋势；另一方面，每个人养生采用的方法、药物都有了选择依据，养生是针对 3 种健康（躯体、心理、精神）的全方位养生，按照个体临时健康状况的不同，本阶段以提高性养生计划为主，达到理想的健康状态。

对于处于疾病预警、疾病前期的个体，从预防和改善入手，主要针对的是脏器功能性改变的恢复，以阶段性健康用品为主，配合其他健康指导（包括各种自然疗法、民间疗法等）的综合调理方法。调理重点以不适的主诉症状、身体系统低点的改善及病因为主，达到症状消失、远离疾病的目的，恢复健康状态。本阶段以预防性养生为主。制定健康食谱，进行系统的膳食指导，建立每周营养配餐食谱，对整体的营养不平衡的状态进行纠正，结合不同季节进行食疗养生保健。把好饮食营养关,指导职员个体针对性地补充人体必需的营养物质,提高自身抵抗疾病和自愈的能力。

为服务对象设定个性化的运动处方指导,利用现有场地、时间和条件,开展健身锻炼,提高身体整体素质。

5. 工作场所健康管理形式和方法

(1) 网络架构设计。

以工作场所干部保健中心为主体,围绕中心医院以及下属的卫生服务机构、外部大型综合医院、大型专科医院,通过网络组成区域医疗服务专用信息网络平台。

(2) 系统功能设计。

社区诊疗协作平台:是实现功能社区卫生服务机构与外部医疗中心之间开展预约挂号、双向转诊、远程会诊、特需门诊挂号、特需住院、代理检验等协同服务工作的支撑平台。

协作平台功能包括①预约服务:支持基层卫生服务机构预约上级医院的科室挂号和检验检查;②远程会诊:以电子病历共享为基础,支持不同专业、不同机构的医务人员为患者进行网络会诊;③双向转诊:根据患者疾病状况,结合双向转诊指征要求,以电子病历共享为基础,实现患者在不同层级医疗机构间的双向转诊,做到患者未到,信息先行;④干部特需门诊挂号:专家资源共享,实现绿色通道,解决"一号难求";⑤特需病房管理:优先治疗、优先检查、优先手术。

电子病历:采集患者的基础信息(生活史、过敏史、既往史、家族史)、每次诊疗记录(症状、诊断、查体结果、医嘱处方),以及全部的检验检查结果(临床检验、特殊检查、图片报告)。能快速建立慢性病、高血压等疾病患者的终身电子病历。

家庭监测和日常管理:慢性病患者经常利用家用数字化生化检验设备,对慢性病常用评测指标进行监测如血糖、血压,但普遍缺乏定期记录的意识,导致这些基础数据的利用率低下,无法帮助医生进行有效诊断。为改变这种状况,通过该系统的特殊接口,医生可以查看患者在网上录入的服药日记、监测结果、饮食记录、运动日记,掌握患者自我管理的状态。医生将不只是根据每次就诊时片段化的检查结果作出判断,还能从患者日常生活管理中了解更多影响治疗的因素,制订更具针对性的诊疗方案。

个性化患者指导:饮食不合理、缺乏运动等不良生活习惯是导致慢性病如糖尿病等疾病的患者剧增以及病情难以有效控制的主要原因。指导患者配合健康饮食、合理运动是推动患者自我管理的先决条件。

工作场所体检(健康)管理:具体功能包括①客户分级分层:依据体检资料,对客户的健康进行分级分层管理,并按照管理状态,对客户进行分类标识(特定人群健康档案,个性化综合健康体检方案);②疾病/健康状态评估:依据疾病/健康评估模型,对个体的疾病/健康状态进行评估;③疾病/健康管理方案制订:根据客户的健康状态,制订系统的干预方案,包括药物干预;④随访患者管理:系统可以对随访患者进行个性化的管理,根据患者疗效的变化而动态调整患者的随访时间,使患者的随访更加科学化。

(二)实施员工心理援助计划

1. 心理相关概念

(1)员工心理援助项目(EAP):员工心理援助项目是一项为工作场所中个人和组织提供咨询服务的服务项目。它帮助识别员工所关心的问题,并且给予解答。这些问题会影响员工的工作表现,同时影响整个组织机构的业绩目标的实现。员工心理援助的对象是工作场所中个人和组织。

(2)职业压力:职业压力是指来自职业生活当中的压力,是个体在工作环境中其生理和心理对外界刺激的综合不良反应。Caplan 和 Cobb 等人认为,职业压力是威胁个体健康发展的工作环境的任一特征。我国一些学者也相继提出,职业压力是职业环境与个体长期相互作用下的身心、行为反应结果。职业压力往往伴随一些负性体验,譬如焦虑、抑郁、愤怒等,一旦压力过度,还会对个体的身心状况造成严重危害。许多人工作效率降低,睡眠质量低下,有的萌生职业倦怠心理,经常情绪失控,甚至会出现低自我评价,精神状态消极,进而引发一系列生理心理疾病。许多研究表明,职业压力不仅会造成教师职业倦怠,影响他们对自身职业满意度的评判,甚至对广大育人群体的健康状况也产生了威胁。职业压力使部分心理承受能力弱的个体不堪重负,从而导致一些不端行为发生。

2. 员工所关注的主要问题

(1)个人生活:健康问题、人际关系、家庭关系、经济问题、情感困扰、法律问题、焦虑、酗酒、药物成瘾及其他相关问题。

(2)工作问题:工作要求、工作中的公平感、工作中的人际关系、欺负与威吓、人际关系、家庭/工作平衡、工作压力及其他相关问题。

3. 开展员工心理援助项目

在过去的十年中,社会经济环境发生了翻天覆地的变化。同样,企业组织也在日益增加的竞争环境下,面临空前绝后的压力和需求,更加沉重的工作量、更长的工作时间,都需要员工亲自处理。持续的压力对每一个组织和个人都会带来一定的影响。

在这种情况下,员工心理援助项目能够在帮助个人、管理人员和组织机构三个方面作用:处理那些会对工作业绩产生影响的工作、个人问题及挑战;提高生产力和工作效率;减少工作事故;降低缺勤率和员工周转率;提升工作间的合作关系;管理意外事件的风险;树立组织关心员工的形象,吸引及保留员工,减少员工抱怨;帮助解决成瘾问题;提高员工士气和积极性;为业绩分析和改进提供管理工具;证明对员工的关心态度;帮助直线经理确认和解决员工的问题。

员工心理援助项目有自己的一整套机制:除了能够提供心理咨询,它还通过认可的标准,在系统、统一的基础上,给予员工帮助、建议和信息及其他辅助形式。员工心理援助项目同样也是一项战略性项目,它能给组织带来一定的收益,能够通过产出来计算衡量,通过系统的方法进行人力管理。为了使一个组织机构从员工心理援助项目中获得最大益处,它完全可以根据一个组织机构的情况和要求来进行度身定制式的设计。员工心理援助项目是独一无二的,因为它涉及职业保健领域中员工所关注的两类情况和组织的业绩。因此,员工心理援助项目有机会使原本无法得到相关服务的人获得支持和援助。

4. EAP 的核心技术

通过 EAPA,EAP 提供的服务被分为以下 7 类:

(1)管理员工问题、改进工作环境、咨询问题涉及有关员工业绩改进、培训和帮助,提供给所有的组织领导者(经理、工会会员、职员)。同样,也包括对员工和其家属的有关 EAP 服务的教育。

(2)对问题提供保密和及时的察觉和评估服务,以保证员工的个人问题不会对他们的业绩表现有负面影响。

(3)运用建设性的对质、激励和短期的干涉方法,EAP 有影响到业绩表现的个人问题的员工认识到个人问题和表现之间的关系。

(4)转介员工到提供帮助的内部或外部机构,以获得医学咨询、治疗、帮助、转介和跟踪。

(5)为组织提供咨询,帮助它们与服务提供商建立和保持有效的工作关系,如提供治疗、管理和经营的服务提供商。

(6)在组织中进行咨询,使政策的覆盖面涉及了对酗酒、药物滥用、诸如精神和心理紊乱的医学或行为问题进行的医学治疗,并促使员工运用这一方面的内容。

(7)确认 EAP 在组织和/或个人表现中的有效性。

5. EAP 的有效性

依据美国健康和人文服务部(Department of Health and Human Services)在 1995 年的资料,EAP 的投资回收率(ROI)主要体现在以下几个方面:

在美国,对 EAP 每投资一美元,将有 5~7 美元的回报。1994 年 Marsh & McLennon 公司对 50 家企业做过调查,在引进 EAP 之后,员工的缺勤率降低了 21%,工作的事故率降低了 17%,而生产率提高了 14%。根据 1990 年 McDonnellDouglas 对经济增长的研究报告所示,实施 EAP 项目共节约成本 510 万美元。在美国一拥有 7 万员工的信托银行引进 EAP 之后,仅一年,它们在病假的花费上就节约了 739870 美元的成本。据报道,日本公司 Motorola 在引进 EAP 之后,平均降低了 40% 的病假率(2002)。通过这些已得到证明的事实,我们可知,EAP 首先带来了健康和员工工作表现的提高。此外,在一些间接结果上,它推动了业绩,并且在一些诸如员工病假方面,它可以带来成本的削减。

(三)关注职业相关疾病

1. 定义

目前还很难对职业相关疾病作出明确而简练且不易产生歧义的定义。根据现有的研究成果表述为:职业相关疾病包括与职业因素有关的多发病、慢性病、传染病以及综合征。各种职业相关疾病不是一种具有独立病名的特殊疾病,在一般人群中有一定的发病率,单在某种特定工作环境的人群中呈显著高发。职业相关疾病与非职业相关的同种疾病或综合征缺乏明显的特异性,临床上很难找到鉴别诊断的方法,职业相关疾病与职业有害因素引起的职业病不同,往往呈现为多因一果,职业因素在多种因素中表现为职业相关疾病之间存在着较突出的数学统计上的相关关系。

2. 劳动者个人预防疾病

近年来,许多上班族需要长期面对电脑、伏案工作,颈椎病、肩周炎、"电脑眼""鼠标手"等职业病很常见。不过,由于这些疾病目前不属于法定职业病,患病劳动者无法享受国家规定的职业病待遇,也不能申请工伤赔偿。2019 年 7 月 30 日,健康中国行动推进委员会办公室召开新闻发布会,此次职业健康保护行动将颈椎病、肩周炎、腰背痛等列为了劳动者个人应当预防的疾病。

(1)颈椎病。

颈椎病又称颈椎综合征,是颈椎骨关节炎、增生性颈椎炎、颈神经根综合征、颈椎间盘脱出症的总称,是一种以退行性病理改变为基础的疾患。主要由于颈椎长期劳损、骨质增生,或椎间盘脱出、韧带增厚,致使颈椎脊髓、神经根或椎动脉受压,出现一系列功能障碍的临床综合征。表现为椎节失稳、松动;髓核突出或脱出;骨刺形成;韧带肥厚和继发的椎管狭窄等,刺激或压迫了邻近的神经根、脊髓、椎动脉及颈部交感神经等组织,引起一系列症状和体征。多发群体:中老年人、睡眠体位不佳者、长期坐姿不当者。

(2)腕管综合征。

腕管综合征是最常见的周围神经卡压性疾患,正常腕管内组织液压力稳定。腕管内的内容物增加,或者腕管容积减小,导致腕管内压力增高。有时也有其他一些少见病因,如屈肌肌腹过低、类风湿等滑膜炎症,创伤或退行性变导致腕管内骨性结构异常卡压神经,腕管内软组织肿物如腱鞘囊肿等。也有人认为过度使用手指,如长时间用鼠标或打字等,可造成腕管综合征,有"鼠标手"之说,但这种观点仍存在争议。

腕管综合征早在计算机出现前就已经存在,临床上好发人群也不是常用电脑者,女性的发病率较男性更高。腕管综合征还容易出现于孕期和哺乳期妇女中,与风湿、类风湿病、糖尿病等可能有一定关系。

对策:应让长期操作计算机者将腕部垫起,避免悬腕操作。工作一个小时左右应作短暂的休息,同时活动一下腕部。治疗时应该暂时停止使用电脑,并遵从医嘱用物理、封闭、手术等方法治疗。

(3)手机肘。

"手机肘"在医学上被称作"肘管综合征"。患"手机肘"的人每天接打手机、发送短信的时间超过四个小时。"手机肘"肘关节造成神经牵拉受损。症状较重者为持续性疼痛,手臂无力,甚至持物会掉落,在前臂旋转向前伸时,也常因疼痛而活动受限。

对策:专家建议常用手机的人士,打电话时应尽量使用耳机,避免手臂长时间弯曲,或尝试"左右开弓",让双手轮流放松休息。一般打完电话后应进行适当的活动,还可以用毛巾热敷缓解肌肉紧张。专家提醒,如果发现手臂等部位酸痛、麻木等症状出现的频率增高,或者在极短时间内就出现此类症状,应立即去医院就诊。

【技能训练】

一、技能演练

识别职业健康危险因素方法

在建设项目职业病危害评价工作中,通过文献检索、职业卫生学调查、类比调查、经验法、工程分析、工作场所职业病危害因素监测、健康监护、职业流行病学调查以及实验研究等方法,把建设项目工作场所中存在或产生的职业病危害因素甄别出来,称为职业病危害因素识别。常用方法包括文献检索法、职业卫生学调查、类比调查、经验法、工程分析法、工作场所职业健康危害因素监测、健康监护。

请上网查询相关资料,并结合企业实际查找职业健康危险因素。

二、能力拓展

我国企业的员工健康状况令人担忧。据卫生部对 10 个城市的上班族,2008 年调查结果显示,亚健康状态的员工已占48%,尤以经济发达地区为甚,其中北京是 75.3%,上海是73.49%,广东是73.41%,而几乎每个参与市场竞争的个体都或多或少患有慢性病和心理疾患。另据全球最大的员工福利咨询公司美世《2008 年中国员工健康和福利现状调研报告》显示,88%的企业对员工现在和未来的健康状况感到担忧。在这种情况下,企业进行员工健康管理尤为必要。

请分析企业开展工作场所健康管理的好处,以及实施步骤。

过程性考核:

一、单项选择题(10 题)

1.GE 公司实施健康管理过程中"0""5""10""25"这几个数字的含义中,5 是(A)含义。

A.5 种蔬菜水果　　　　B. 5 种色彩　　　　C. 5 种运动　　　　D. 5 个工具

2.接触评估的方法主要包括询问调查、环境监测和(D)。

A. 动态监测　　　　B. 静态监测　　　　C. 电子监测　　　　D. 生物监测

3.在日常操作计算机时,身体与计算机屏幕应保持不少于(D)厘米的距离。

A. 85　　　　B. 80　　　　C. 50　　　　D. 70

4.颈椎病属于(A)。

A. 职业相关疾病　　　　B. 法定职业病　　　　C. 遗传病　　　　D. 传染病

5.职业病的特点是(D)发病,在接触同种职业性有害因素的人群中常有一定的发病率。

A. 个人　　　　B. 家庭　　　　C. 同性别　　　　D. 群体

6.生产过程中产生的,存在于(C)空气中的毒物称为生产性毒物。

A. 车站　　　　B. 公共交通工具　　　　C. 工作环境　　　　D. 家庭

7.工作场所健康管理:促使工作场所提高对影响(D)的因素的控制能力,以及改善工作组织所有成员健康的过程。

　　A. 身体　　　　　　　B. 亚健康　　　　　　C. 疾病　　　　　　　D. 健康

　　8. 职业人群发生职业性病损存在(D)个环节,即职业危险因素、一定的作用条件和接触者个体特征。

　　A. 6　　　　　　　　　B. 5　　　　　　　　　C. 4　　　　　　　　　D. 3

　　9. 我国的职业病分为(A)大类 132 个病种。

　　A. 10　　　　　　　　　B. 5　　　　　　　　　C. 4　　　　　　　　　D. 8

　　10. 职业病诊断应当由经省、自治区、直辖市人民政府卫生行政部门批准的(A)承担。

　　A. 医疗卫生机构　　　　B. 高端诊所　　　　C. 社区卫生服务中心　　D. 工厂领导

　　二、简答题(5 题)

　　1. 请简述社区、功能社区的概念及分类。

　　2. 请分析工作场所的定义及功能。

　　3. 职业病的一级预防有哪些内容。

　　4. 说明职业危害因素接触评估的方法。

　　5. 论述工作场所健康管理实施步骤。

参考文献

[1]孙树菡,毛艾琳.员工安全健康管理[M].北京:中国人民大学出版社,2013:145.

[2]武留信.中华健康管理学[M].北京:人民卫生出版社,2016:866.

[3]薛汉麟.工作引起的疾病及工作有关疾病与职业病[J].中华劳动卫生职业病杂志,2000(5):46.

[4]郭清.健康管理学[M].北京:人民卫生出版社,2015:396-418.

[5]白书忠.健康管理师健康体检分册[M].北京:人民卫生出版社,2014:9-14.

[6]王培玉.健康管理学[M].北京:北京大学出版社,2014:345-354.

[7]郭清.健康管理学[M].北京:人民卫生出版社,2019:426-438.

[8]王陇德.健康管理师健康基础知识[M].2 版.北京:人民卫生出版社,2019:299-314.

[9]王培玉,健康管理学[M].北京:北京大学出版社,2014:345-354.

[10]陈君石,黄建始.健康管理师[M].北京:中国协和医科大学出版社,2017:53-63.

附　录

保健食品相关内容

健康管理实务附表